# SYMPOSION ÜBER KREBSPROBLEME

ARBEITSTAGUNG
DES BERATUNGSAUSSCHUSSES FÜR KREBSFORSCHUNG
BEIM KULTUSMINISTERIUM
DES LANDES NORDRHEIN-WESTFALEN
AM 27. UND 28. JUNI 1960 IN DÜSSELDORF

ZUSAMMENGESTELLT VON


K. G. OBER
KÖLN

H. M. RAUEN
MÜNSTER/W.

J. SCHOENMACKERS
AACHEN

J. ZANDER
KÖLN


MIT 91 ABBILDUNGEN

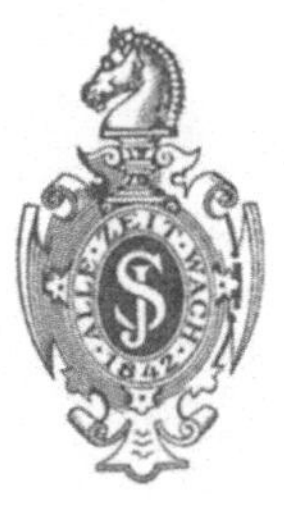


SPRINGER-VERLAG
BERLIN · GÖTTINGEN · HEIDELBERG
1961

ISBN-13: 978-3-540-02756-0     e-ISBN-13: 978-3-642-88333-0
DOI: 10.1007/978-3-642-88333-0

# Inhaltsverzeichnis

# Teilnehmerverzeichnis

BANGE, F., Dr., Medizinische Klinik der Universität Bonn, Venusberg

BREUER, H., Priv.-Doz. Dr., Chirurgische Klinik und Poliklinik der Universität Bonn, Venusberg

BUCHHOLZ, R., Priv.-Doz. Dr., Frauenklinik der Medizinischen Akademie Düsseldorf

DANNENBERG, H., Prof. Dr., Max-Planck-Institut für Biochemie, München 15, Goethestraße 31

DICZFALUSY, E., Priv.-Doz. Dr., Hormonlaboratorium, Karolinska-Sjukhuset, Stockholm (Schweden)

DOMENJOZ, R., Prof. Dr., Pharmakologisches Institut der Universität Bonn

ELERT, R., Prof. Dr., Frauenklinik der Medizinischen Akademie Düsseldorf

GIESEKING, R., Dr., Pathologisches Institut der Universität Münster/Westf.

GREEFF, K., Prof. Dr., Pharmakologisches Institut der Medizinischen Akademie Düsseldorf

HAMPERL, H., Prof. Dr., Pathologisches Institut der Universität Bonn, Venusberg

HANSCHKE, H.-J., Dr., Pathologisches Institut der Medizinischen Akademie Düsseldorf

HAUSS, W. H., Prof. Dr., Medizinische Klinik und Poliklinik der Universität Münster/Westf.

HEINRICHS, D., Dr., Frauenklinik der Universität Köln

HELFERICH, B., Prof. Dr., Bonn, Bonner Talweg 66

HOLLMANN, K. H., Dr., Collège de France, 3, Rue d'Ulm, Paris (Frankreich)

KAUFMANN, C., Prof. Dr., Frauenklinik der Universität Köln

KERSTEN, HELGA, Dr., Physiologisch-Chemisches Institut der Universität Münster/Westf.

KERSTEN, W., Dr., Physiologisch-Chemisches Institut der Universität Münster/Westf.

KERSTING, G., Priv.-Doz. Dr., Neuropathologisches Institut der Universität Bonn

LANGE, J., Priv.-Doz. Dr., Medizinische Klinik der Universität Bonn, Venusberg

LANGER, E., Prof. Dr., Pathologisches Institut der Medizinischen Akademie Düsseldorf

LEHNARTZ, E., Prof. Dr., Physiologisch-Chemisches Institut der Universität Münster/Westf.

MARTINI, P., Prof. Dr., Bonn, Haager Weg 38

MEDEM, Freiherr von, Ministerialrat, Düsseldorf, Kultusministerium

MEESSEN, H., Prof. Dr., Pathologisches Institut der Medizinischen Akademie Düsseldorf

MÜHLBOCK, O., Prof. Dr., Antoni van Leeuwenhoek-Huis, Sarphatistraat 108, Amsterdam (Holland)

NISSEN-MEYER, R., Dr., Aker-Hospital, Department of Medicine, Oslo (Norwegen)

NOCKE, W., Dr., Frauenklinik der Medizinischen Akademie Düsseldorf

OBER, K. G., Prof. Dr., Frauenklinik der Universität Köln

OBERHOFFER, G., Dr., Medizinische Klinik der Universität Bonn, Venusberg

OSSWALD, H., Dr., Pharmakologisches Institut der Universität Bonn

PETRIDES, P., Prof. Dr., Krankenhaus Bethesda, Duisburg, Heerstraße 219

RAUEN, H. M., Prof. Dr., Physiologisch-Chemisches Institut der Universität Münster/Westf.

SCHMIDT, C. G., Priv.-Doz. Dr., Medizinische Klinik der Universität Münster/Westf.

SCHOENMACKERS, J., Prof. Dr., Pathologisches Institut der Städt. Krankenanstalten Aachen

SCHULEMANN, W., Prof. Dr., Pharmakologisches Institut der Universität Bonn

SCHULZ, H., Priv.-Doz. Dr., Pathologisches Institut der Medizinischen Akademie Düsseldorf

STUDT, H., Ministerialdirektor Dr., Düsseldorf, Ministerium des Innern

THEMANN, H., Dr., Abteilung für Medizinische Elektronenmikroskopie Münster/Westf.

TIEMANN, F., Prof. Dr., Bonn, Poppelsdorfer Allee 26

VOGEL, A., Dr., Histopathologisches Institut der Universität Zürich (Schweiz)

WIEST, W. G., Dr., Department of Biochemistry, University of Utah, Salt Lake City (USA)

ZANDER, J., Priv.-Doz. Dr., Frauenklinik der Universität Köln

H. Meessen (Düsseldorf): Ich habe die Ehre, den heutigen Vormittag unseres Symposions zu eröffnen und begrüße Sie alle herzlich und danke Ihnen für Ihr Kommen! Möge dieser ebenso schöne wie zweckmäßige runde Raum im „Haus der Wissenschaften" in Düsseldorf, den wir — so viel mir bekannt ist — mit unserem Symposion zum erstenmal seiner eigentlichen Bestimmung zuführen, unserem gemeinsamen Gespräch förderlich sein. Die verschiedenen technischen Möglichkeiten der Übertragung und Registrierung an unseren Plätzen sollen uns nicht schrecken: die gesprochenen Worte reichen auch ohne diese Hilfen leicht von jedem Platz zu jedem Ohr. Diese günstigen Bedingungen der Verständigung machen aber noch kein Gespräch aus; ein Gespräch kommt nur dann zustande, wenn der eine wirklich etwas zu sagen hat und — was ebenso wichtig ist, aber oft vergessen wird — wenn der andere bereit ist, echt zuzuhören.

# Das beginnende Carcinom der Cervix[1] [2]

Von

K. G. Ober (Köln)

Mit 9 Abbildungen

Seit langem diskutieren Pathologen und Gynäkologen über das histologische Bild des beginnenden Krebses der Cervix. Das ist verständlich. Jeder, der Krebskranke behandelt, erlebt immer wieder Enttäuschungen. Auch die sehr radikalen Operationen, die man heute dank der Fortschritte der Chirurgie ausführen kann, und die moderne Strahlentherapie, die es gestattet, theoretisch an jede Stelle des Körpers große Strahlendosen zu bringen, bewahren uns über kurz oder lang nicht vor der Einsicht, daß unserer Therapie heute bei den eindeutigen klinischen Krebsen Grenzen gesetzt sind. Man kommt dann bald zu dem Schluß, daß eigentlich die sinnvollste Stellung zum Krebs seine rechtzeitige Diagnose wäre.

Was ist nun die rechtzeitige Diagnose ?

Die Bemühungen darum gehen jetzt über Jahrzehnte. Wir wollen 3 besonders wichtige Zeitabschnitte herausgreifen: die beginnenden 30er Jahre, die Zeit um das Ende des 2. Weltkrieges und die Gegenwart.

Vor etwa 30 Jahren begann man mit Nachdruck auf ein Bild hinzuweisen, welches schon vor dem 1. Weltkrieg von Schauenstein beschrieben wurde, welches in seiner vollen Bedeutung aber erst von Robert Meyer, Schiller und

---

[1] Aus der Universitäts-Frauenklinik Köln (Direktor: Prof. Dr. C. Kaufmann).

[2] Gemeinsam mit C. Kaufmann und H. Hamperl erschien eine erweiterte Darstellung unter dem Titel „Carcinoma in situ, beginnendes Carcinom und klinischer Krebs der Cervix uteri. Ihre Diagnose und Therapie sowie ihr Einfluß auf Ergebnisse der Krebsbehandlung" in für die Geburtshilfe und Frauenheilkunde 21, 259, 1961.

Treite erkannt wurde. Man sah, daß am Rande oder im Bereich eines ausgemachten Krebses der Cervix oberflächlich Epithel wucherte, welches auf den ersten Blick viele Eigenschaften mit dem Krebs teilte (Abb. 1), besonders dann, wenn man es mit sehr starker Vergrößerung betrachtete, so wie es Robert Meyer forderte. Im geweblichen Zusammenhang erschienen dann alle diejenigen Eigenarten, die eine krebsige Epithelbrut auszeichnen: unreife, ungeordnet liegende

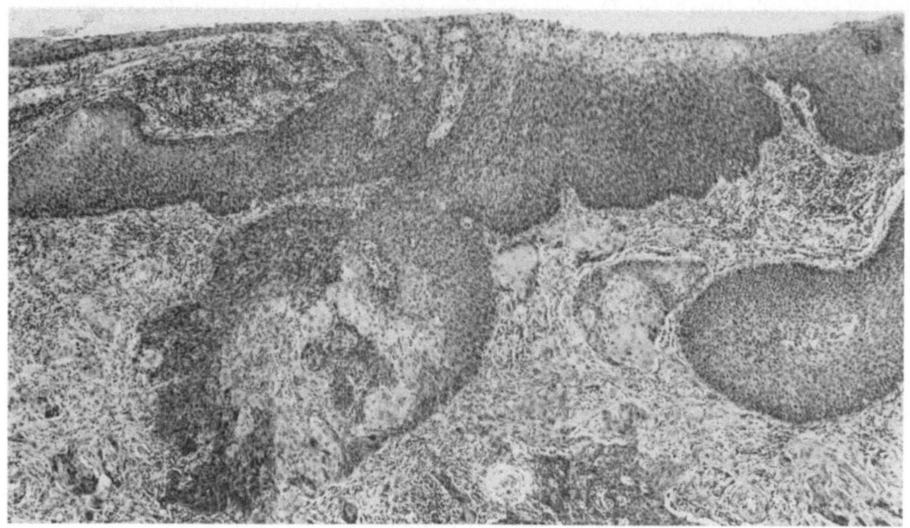

Abb. 1. Aus der Oberfläche eines taubeneigroßen Exophyten der Portiooberfläche. Vermischung eines ausreifenden Plattenepithelkrebses mit dem Bilde eines Carcinoma in situ, welches nach dem Muster des plumpen Vorwucherns wächst (Vergr. 51fach)

Zellen, Kernatypien, Verschiebungen der Kernplasmarelation, zahlreiche, oft atypische Mitosen. Solche Bilder fand man auch isoliert in Probeexcisionen aus der Cervix in denjenigen Fällen, die klinisch nicht sofort als Krebse zu erkennen waren, die klinisch aber einen Verdacht erweckten. In ihnen glaubte man daher, das beginnende Carcinom erkannt zu haben. Da es seinen Mutterboden noch nicht durch infiltrierendes Wachstum überschritten hatte, sprach man vom *Carcinoma in situ* (Oberflächencarcinom, intraepitheliales Carcinom, gesteigert atypisches Epithel). Gegen diese Vorstellung wandten sich zunächst die Pathologen. Ihnen fehlte das zerstörende, infiltrierende Wachstum des Epithels.

Dann folgte eine Zeit der Diskussionen. Sie endete schließlich damit, daß sich viele Pathologen, vor allem aber Gynäkologen dem Standpunkt Robert Meyers und Schillers anschlossen. So meinte man vor 10 Jahren, das Bild des beginnenden Krebses zu kennen. Das Problem schien gelöst. Man stellte die Krebsdiagnose, wenn oberflächliches Plattenepithel der Cervix die genannten Zeichen der Unreife aufwies. Infiltrierendes Wachstum als eine wesentliche Eigenart des Krebses wurde nicht mehr gefordert. Mein hochverehrter Lehrer, R. Rössle, seinerzeit der große alte Mann der Deutschen Pathologie, sah 1953 in unserem histologischen Laboratorium in Marburg solche Präparate. Er diagnostizierte Krebs. Im Standardwerk der gynäkologischen Pathologie, dem Buch von Novak, in der Ausgabe des Jahres 1947, finden wir unter 10 repräsentativen Abbildungen von Cervix*krebsen* 6 Bilder, welche dieses *Carcinoma in situ* zeigen.

Kliniker, die vom Pathologen die Krebsdiagnose bekamen, behandelten diese Frauen genauso, als hätten sie einen eindeutigen, klinisch leicht erkennbaren Krebs. Das ist begreiflich. Einmal zweifelten sie nicht an einer Aussage des Pathologen, vor allem aber hofften sie, mit einer ausgedehnten Therapie in solchen Frühfällen bessere Erfolge zu haben als mit der gleichen Therapie bei klinisch bereits leicht erkennbaren Erkrankungen; hier war die Grenze therapeutischer Möglichkeiten vom Krebs ja schon oft überschritten.

Eine neue Entwicklungsphase setzte mit dem Ende des 2. Weltkrieges ein. Das von MEYER, SCHILLER, NOVAK und anderen beschriebene Bild war im allgemeinen *klinisch* nicht zu diagnostizieren. Solche Frauen boten keine besonderen Symptome. Man konnte bei einer Untersuchung keine auffallenden Veränderungen entdecken. Daher wurden diese Bilder nur mehr oder minder *zufällig* beobachtet. Das wurde anders, als sich alle Bemühungen der Kliniker darauf richteten, solche beginnenden Krebse zu entdecken. Zwei neue Methoden gaben dafür die Voraussetzungen.

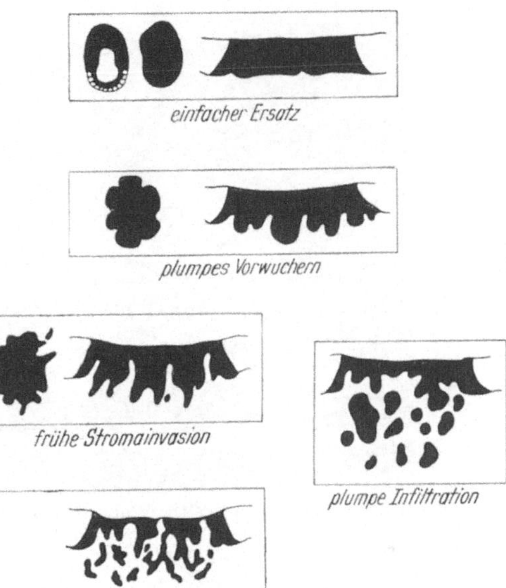


Abb. 2. Gruppeneinteilung der Bilder des Carcinoma in situ bis zum kleinen Krebs (nach HAMPERL 1959)

Zunächst die in Deutschland von HINSELMANN entwickelte *Kolposkopie*, viel mehr aber die von PAPANICOLAOU in den Vereinigten Staaten entwickelte *Cytologie*. Beide Verfahren werden jetzt in der Klinik verwendet. Zu ihnen kam in letzter Zeit die Technik der diagnostischen Konisation. Mit Hilfe dieser Methoden gelingt es, immer mehr Fälle zu entdecken, die krankes Epithel im Sinne des Carcinoma in situ zeigen; bisweilen erkennt man so aber auch kleinste, ganz selten sogar größere infiltrierend wachsende Krebse, sofern man die Methoden auf diejenigen Fälle beschränkt, die sich klinisch nicht auf Anhieb klären lassen.

Zunächst wurden alle diese Frauen wie Krebskranke behandelt, mit allen Risiken der in Frage kommenden Therapieformen.

Dann geschah etwas Merkwürdiges: Ohne daß man das auf eine Klinik oder auf einen Untersucher beziehen könnte, ging man bei solchen Frauen von der Krebstherapie ab. Etwa zwischen 1950 und 1955 hörte man vielerorts, daß Carcinomata in situ entweder nicht regelmäßig das Schicksal der fortschreitenden Krebskrankheiten bedeuten müssen oder daß sie auch durch recht harmlose therapeutische Maßnahmen (etwa die Amputation der Cervix oder die einfache Uterusexstirpation) zu heilen wären. Wir haben oft gefragt, auf wen diese Entdeckung zurückgeht. Eine Antwort haben wir nicht bekommen. Die Erkenntnis war auf einmal da. Am ehesten wohl deshalb, weil einige Frauen mit solchen Carcinomata in situ unbeabsichtigt nicht wie Krebse behandelt wurden (sie hatten sich

entweder der Behandlung entzogen, oder man hatte die Diagnose zunächst nicht gestellt). Später zeigte sich dann, daß das den meisten nicht geschadet hatte. Daraufhin ist man in den letzten Jahren bewußt immer zurückhaltender mit einer Krebs-

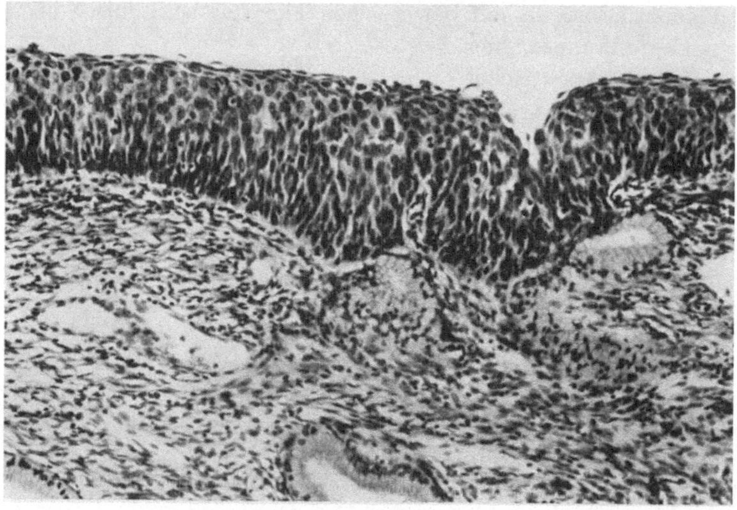

Abb. 3. Carcinoma in situ: Wachstum durch einfachen Ersatz; (Vergr. 115fach)

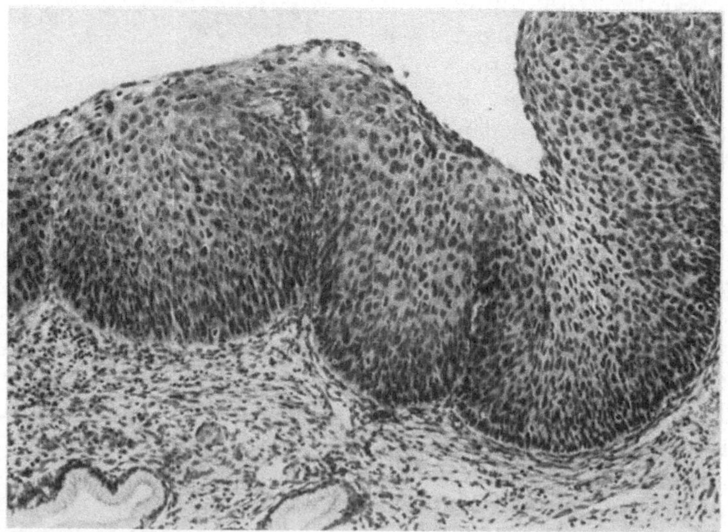

Abb. 4. Carcinoma in situ: Wachstum durch plumpes Vorwuchern; (Vergr. 100fach)

behandlung in solchen Fällen geworden, wohl immer zum Nutzen der betroffenen
Frauen. Die Voraussetzung einer solchen Einstellung ist allerdings, daß die Diagnose mit ausreichender Sicherheit gestellt wurde (Untersuchung der Veränderung
in toto).

*Heute unterscheiden diejenigen, die mit der Problematik vertraut sind, das Carci-
noma in situ unter therapeutischen Gesichtspunkten vom Krebs.* Sie bemühen sich
zwar, das Carcinoma in situ so früh wie möglich zu erkennen, da sein Zusammen-

hang mit einem später auftretenden Krebs erwiesen scheint, betrachten aber seine Behandlung, welche eigentlich immer recht harmlos ist, nur als eine Art Krebsprophylaxe. Wir müssen uns allerdings darüber im klaren sein, daß es sich hier noch um eine Einstellung sehr interessierter Kliniken handelt, daß in der Praxis aber auch gegenwärtig noch viele Frauen mit solchen Veränderungen wie Krebskranke behandelt werden. Sie müssen dann auch alle Folgen der Krebstherapie tragen.

Für diese Aussage haben wir verschiedene Gründe. Als wichtigsten den, daß wir in 5½ Jahren in Köln nur eine Patientin hatten, die mit der Diagnose „Carcinoma in situ" in die Klinik eingewiesen wurde. Sie steht etwa 400 Frauen gegenüber, die mit der Krebsdiagnose geschickt wurden. Eines erscheint zumindest klar: Das Bestreben, Krebse möglichst früh zu erkennen, um dann die Möglichkeiten der großen Krebstherapie mit bestem Erfolge anwenden zu können, hat zeitweilig dazu geführt, mehr als nötig zu tun.

*Noch erregender ist aber die letzte Entwicklungsphase.* Sie zeichnet sich erst in den letzten 1½ Jahren ab. Dazu möchte ich Ihnen zunächst einige Erklärungen geben:

In den vergangenen 10 Jahren haben wir 386mal im histologischen Präparat Diagnosen gestellt, die die Problematik des Carcinoma in situ

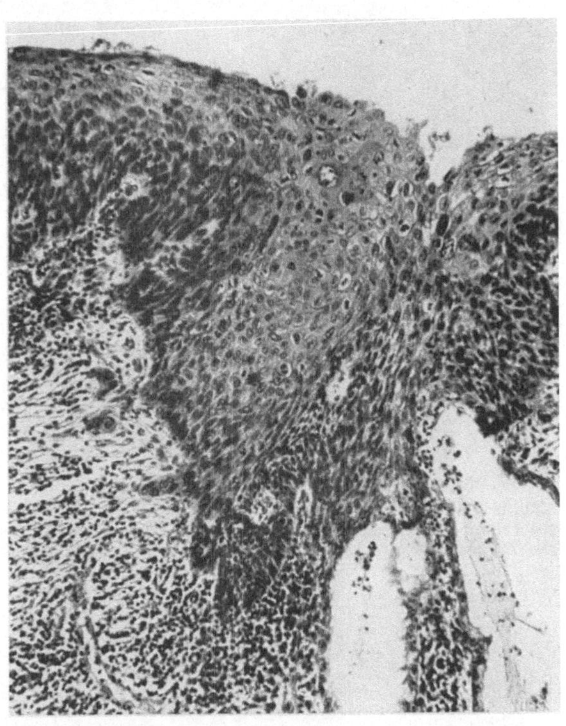

Abb. 5. Carcinoma in situ: Beginnende Stromainvasion. Angespitzte Epithelzapfen dringen in das Stroma vor. Einzelne Zellen erscheinen wie abgetropft; (Vergr. 90fach)

und seiner möglichen Entwicklungsphasen zu echtem Krebs betreffen. Dank der materiellen Unterstützung durch den Herrn Minister konnten die Untersuchungen unter besten Bedingungen erfolgen. Wenn ich in der Folge Bilder zeige oder Aussagen über das Ausmaß einer Erkrankung mache, dann sind sie jeweils repräsentativ für den betreffenden Fall, da er genügend sorgfältig untersucht werden konnte. Alle Präparate hat Herr Professor HAMPERL gesehen. Seit 1952 mikroskopieren wir regelmäßig mit ihm zusammen. Aus dem Gesamtmaterial läßt sich eine Ordnung immer wiederkehrender Bilder entwickeln. Wenn man sie in 5 Gruppen aneinanderreiht, dann hat man eine Vorstellung über die Entwicklung des Carcinoma in situ zum Krebs. Es gibt für diesen Übergang auch andere Argumente. Hier geht es uns nur um histologische Bilder.

HAMPERL hat folgendes Schema entworfen (Abb. 2): Die folgenden Diapositive illustrieren es. Einfacher Ersatz (Abb. 3). Plumpes Vorwuchern (Abb. 4), beginnende Stromainvasion nach FENNEL, BAJARDI u. BURGHARDT sowie HAMPERL

(Abb. 5). Von letzterem Bilde an sprechen unserer Erfahrung nach heute fast alle
Diagnostiker vom Krebs. Sie sind oft in der Auslegung beginnenden infiltrierenden

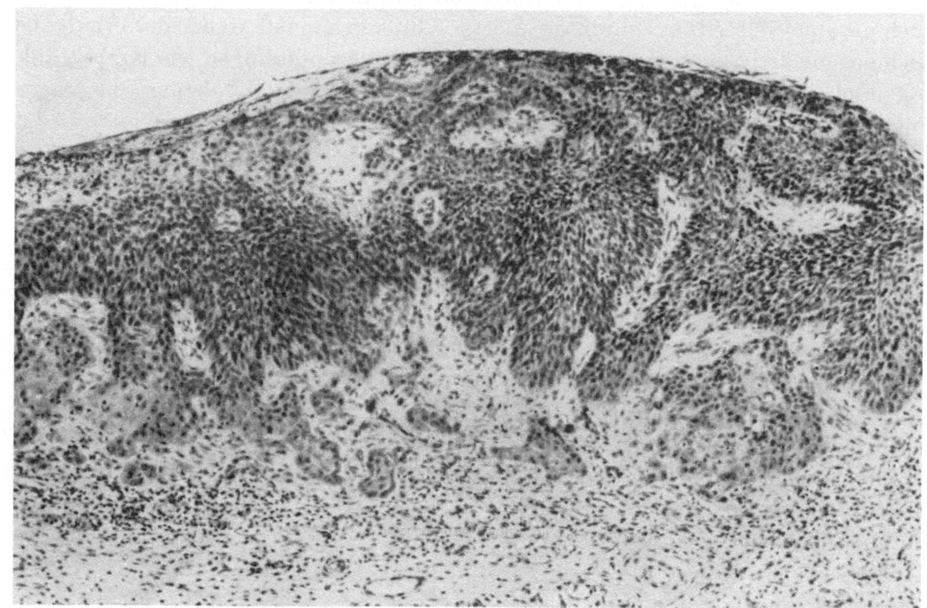

Abb. 6. Carcinoma in situ mit beginnender Stromainvasion. Die Invasion ist verhältnismäßig fort-
geschritten. An einzelnen Stellen dürfte bereits diskontinuierliches Wachstum vorliegen. Die invasiven
Zapfen zeigen eine Ausreifung gegenüber dem oberflächlichen Carcinoma in situ; (Vergr. 85fach)

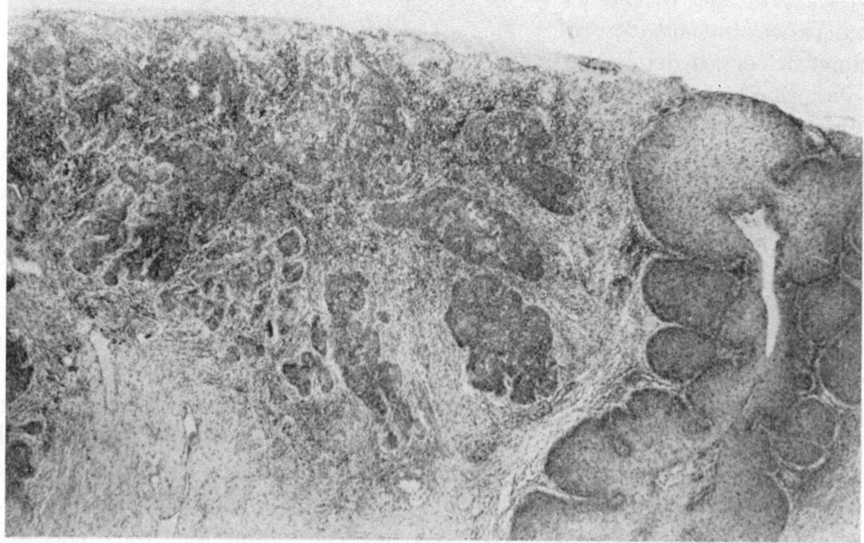

Abb. 7. Netzige Infiltration. Im Felde eines Carcinoma in situ mit dem Muster des plumpen Vorwucherns
ist ein kleiner Krebs entstanden; (Vergr. 28fach)

Wachstums sehr großzügig. Wir meinen, man könnte noch recht stark entwickelte
Bilder hierzu rechnen (Abb. 6). Schließlich folgt ein Bild, bei dem wohl niemand
mehr an der Krebsdiagnose zweifeln würde: die netzige Infiltration (Abb. 7). Solche

Bilder könnte man in jedem Lehrbuch der Pathologie als kleinste Krebse zeigen. Wir glauben, daß es daneben außerdem ganz selten einmal Bilder gibt, die man auch schon als kleinen Krebs bezeichnen kann, die aber noch nicht so erschreckend aussehen (Abb. 8).

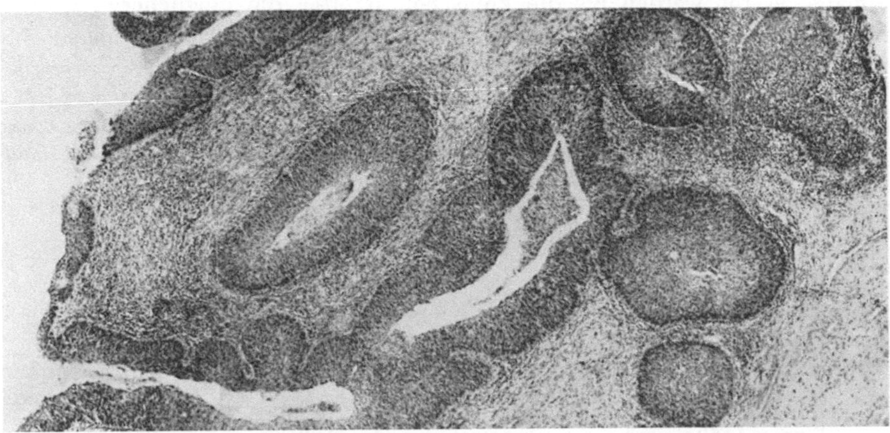

Abb. 8. Plumpe Infiltration. Von diesem seltenen Bilde sprechen wir dann, wenn außerhalb des Drüsenfeldes der Cervix ein Carcinoma in situ in plumpen Zapfen weiter, als es dem Drüsenfelde entsprechen würde, infiltrierend in die Tiefe wächst; (Vergr. 38fach)

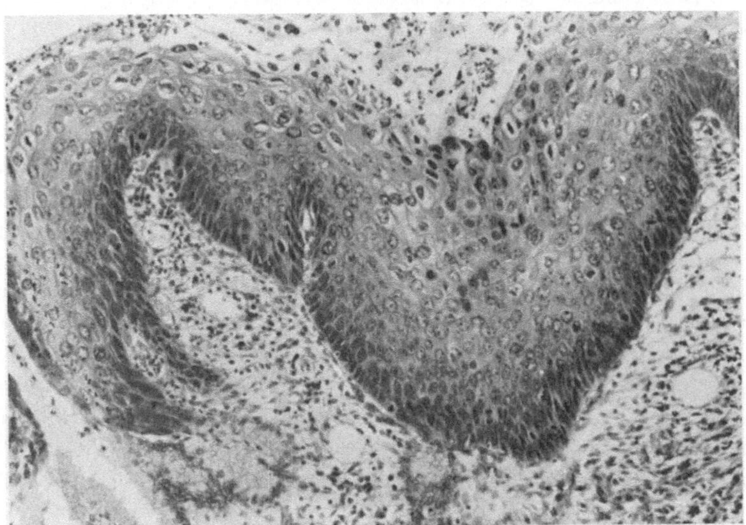

Abb. 9. Einfach atypisches Epithel (Dysplasie, Anaplasie, unruhiges Epithel); (Vergr. 125fach)

Diese Folge histologischer Bilder zum Krebs läßt sich in der Praxis mit großer Sicherheit diagnostizieren. In unserer Klinik gibt es unter 4 Ärzten, die mikroskopieren, kaum je Meinungsverschiedenheiten. Sie kommen noch am ehesten dann vor, wenn es darum geht, Bilder abzugrenzen, die wir noch nicht zum Carcinoma in situ rechnen. Man spricht dann von einfacher Atypie, Dysplasie oder Anaplasie (Abb. 9).

Es wird Sie interessieren, wie sich diese genannten Bilder bei den 386 Frauen anteils- und altersmäßig verteilten (Tabelle 1). Das mittlere Alter der Anfangsbefunde bis hinauf zum klinischen, leicht erkennbaren Krebs streut über 15 Jahre. Mit fortgeschritteneren histologischen Bildern steigt es an. Die netzige Infiltration geht dem klinischen Krebs etwa 3½ Jahre voraus. Allerdings besitzt dieses letzte Intervall einen geringeren Erkenntniswert, da die Frühfälle mit ganz anderen Methoden erfaßt werden als die klinischen Krebse, die möglicherweise in der Universitätsklinik einer Großstadt fortgeschrittenere Bilder zeigen, als sie einem repräsentativen Querschnitt entsprechen dürften.

Tabelle 1. *Aufschlüsselung von 386 die Problematik der Frühdiagnostik betreffende Beobachtungen aus den Jahren 1950 bis 1960*[1,2]. *Vergleich mit 315 primär behandelten klinischen Plattenepithelkrebsen der Jahre 1957 bis 1959*

| Art der Veränderung | Zahl der Fälle | Durchschnittsalter |
|---|---|---|
| Einfache Atypie, Dysplasie | 25 (6,5%) | 35,1 |
| Einfacher Ersatz[3] | 181 (46,9%) | 39,5 |
| Plumpes Vorwuchern[3] | 100 (25,9%) | 42,3 |
| Beginnende Stromainvasion[3] | 41 (10,6%) | 45,1 |
| Netzige Infiltration[3] | 28 (7,3%) | 45,5 |
| Plumpe Infiltration[3] | 11 (2,8%) | 47,2 |
| Klinische Krebse der Stadien I, II, III und IV 1957 bis 1959 | 315 | 50,8 |

[1] Bis 30. April 1960.
[2] Die Prozentsätze beziehen sich auf 386 Fälle.
[3] Gruppeneinteilung nach HAMPERL.

Wir haben versucht zu ermitteln, wie oft solche Bilder in den verschiedenen Kliniken und pathologischen Instituten diagnostiziert werden. Da die vorgetragene Ordnung nicht üblich ist und man bisher in der Regel nur 2 Gruppen bildete (Carcinoma in situ und Krebs), geben Zahlen nur einige Hinweise. Sie zeigen aber doch, daß der Anteil der *Carcinomata in situ bezogen auf alle* diagnostizierten *Krebse* in verschiedenen Kliniken und Instituten sehr streut. Gleiches gilt für den Anteil der Fälle mit *infiltrierendem Wachstum bezogen auf alle Carcinomata in situ*. Eine Aufschlüsselung unseres eigenen Materials aus 3 Jahrgängen zeigt die Tabelle 2. Rund ¼ derjenigen Frauen, die wir noch vor 10 Jahren mit der großen Krebstherapie behandelt hätten, zeigten Erkrankungen, die den genannten 5 Gruppen zuzuordnen waren. Besonderes Gewicht gewinnt diese Tabelle, wenn ich Ihnen sage, daß rund 90% der Frauen in der 2. Gruppe klinisch auf Anhieb als Krebse erkannt wurden.

Nun wieder zum klinischen Problem der Gegenwart: In einzelnen Kliniken kommt man zu Zweifeln daran, ob sich eine Krebstherapie heute noch in solchen Fällen vertreten läßt, die Bilder der beginnenden Stromainvasion oder der kleinsten echten Krebse zeigen. Wenn man die Weltliteratur sichtet, kommt man zu dem Schluß, daß bisher nur 7 einigermaßen gut untersuchte Beobachtungen vorliegen, in denen solche Bilder wirklich Krebskrankheit bedeuteten (DECKER, LAX, SCHÜLLER, FRIEDELL u. GRAHAM). Darüber hinaus mag es Einzelbeobachtungen von Ärzten geben, die unveröffentlicht blieben, die aber als mündlich verbreitete Eindrücke ihr eigenes Gewicht haben. Hinzu kommen die Beobachtungen der Pathologen. Sie haben an anderen Organen wohl häufiger beobachtet, daß kleinste, nur unter dem Mikroskop erkennbare Krebse bereits zur Zeit der Diagnose das Schicksal des Patienten bestimmten. Das sind aber dann Analogieschlüsse, die man nur mit Zurückhaltung bewerten sollte. *Wir wissen heute nicht, wie groß die Wahrscheinlichkeit ist, daß solche Bilder an der Cervix wirklich Krebskrankheit bedeuten und eine Krebstherapie entsprechend den überlieferten Vorstellungen erfordern.*

Tabelle 2. 1957, 1958 und 1959 wurden primär *454 krebsverdächtige oder krebskranke Frauen* behandelt. Rückblickend betrachten wir im Jahre 1960 336 von ihnen als *sichere Krebse, 108* rechnen wir zum Kreise der Frühfälle (108 auf 454 = 23,8%). 9mal (2,0%) war eine ausreichende Klärung rückblickend nicht möglich. Eine Beobachtung ist nicht sicher einzuordnen

| | | | |
|---|--:|--:|--:|
| Ca in situ (einfacher Ersatz)[1] | 46 | | |
| Ca in situ (plumpes Vorwuchern)[1] | 34 | | |
| Ca in situ mit beginnender Stromainvasion)[1] | 20 | 108 | |
| Beginnende netzige Infiltration[1] | 5 | | |
| Beginnende plumpe Infiltration[1] | 3 | | |
| Histologisch im Bereich der Cervix bestätigte, klinisch eindeutige Krebse der Stadien I, II und III | | | |
| Plattenepithelkrebse | 306 | | |
| Adenocarcinome | 19 | 327 | |
| Gartnergangkrebse | 2 | | 336 |
| Krebse des Stadium IV | | 9 | |
| Sonderfall (nicht sicher einzuordnen) | | | 1 |
| Im Ausmaß der Erkrankung nicht ausreichend geklärte Fälle bei voller Krebsbehandlung: | | | 9 |
| | | | 454 |

[1] Gruppeneinteilung nach HAMPERL in „Cancer of the Cervix, Diagnosis of Early Forms", London 1959.

FRIEDELL, HERTIG u. YOUNGE haben in 15 Jahren kein einziges Mal beobachtet, daß eine Frau mit dem Bild einer beginnenden Stromainvasion Drüsenmetastasen bei Radikaloperationen mit obligater Lymphonodektomie hatten. FRIEDELL u. GRAHAM sowie BRUNSCHWIG haben in 75 unausgelesenen Fällen kleiner Krebse bis zu einem Durchmesser von 1 cm (dieser Durchmesser ist allerdings nicht definiert; wir wissen nicht, ob oberflächliche Ausbreitung oder Tiefenwachstum gemeint ist) nach der gleichen Operation weder Drüsenmetastasen noch spätere Rezidive beobachtet. Alle Patienten wurden von Operateuren behandelt, die zu den allerbesten Chirurgen unseres Faches gehören. Dennoch haben diese Frauen in 20% der Fälle von FRIEDELL u. GRAHAM und in 10% der Fälle BRUNSCHWIGS die „Heilung" mit schweren Schäden erkaufen müssen. In Radiumhemmet in Stockholm sind 82 solcher kleinsten Krebse in einer aufeinanderfolgenden Reihe durch die Strahlentherapie sämtlich geheilt worden, allerdings auch um den Preis eines schweren, verstümmelnden Eingriffs. Wir sind in Köln an einem kleineren, durch Operation und Bestrahlung behandelten Material zu dem gleichen Schluß gekommen. Innerhalb von 5½ Jahren haben wir kein Krebsrezidiv bei Frauen beobachtet, deren Tumoren weniger als 1 cm Durchmesser in der größten oberflächlichen Ausdehnung hatten. Dabei haben wir bereits einzelne von ihnen nicht mehr wie Krebse entsprechend der üblichen Meinung behandelt.

Hier stellt sich nun die für uns wichtigste Frage. Friedell, Hertig u. Younge sowie Friedell u. Graham haben sie im vergangenen Jahr ausgesprochen: *Wo liegt wirklich die Grenze, oberhalb derer eine Krankheit wie Krebs behandelt werden muß, unterhalb derer aber verhältnismäßig harmlose Maßnahmen genügen?* Wichtiger noch: *Wie verhalten sich die Risiken der modernen Krebstherapie mit ihrer noch immer vorhandenen Mortalität, vor allem aber ihrer Morbidität, zu denen, einen kleinen Krebs der Lehrmeinung entsprechend nicht ausreichend behandelt zu haben?* Hier geht es zunächst nicht um eine allen Möglichkeiten gerecht werdende wissenschaftlich exakte Definition, sondern um das Schicksal unserer Patientinnen. Mestwert hat schon vor Jahren entsprechende therapeutische Schlüsse gezogen.

Wir werden in den nächsten Jahren erleben, daß das Pendel der Krebstherapie, welches noch vor wenigen Jahren in der Begeisterung an der Frühdiagnose über Krankheiten ausschlug, die sicher viel harmloser zu heilen waren, in Rückgang vereinzelt zu ungenügenden Behandlungen führen wird. Diese Problematik bereitet uns die größten Sorgen. Wenn man sie aber einmal erkannt hat, kann man ihr nicht mehr ausweichen. Es wäre keine Lösung, würde man weiterhin mehr Frauen als nötig mit der verstümmelnden Krebstherapie behandeln, um sich ja nicht dem Vorwurf auszusetzen, man hätte in solchen Einzelfällen nicht genug getan. Methoden, die sonst in der Medizin anerkannt sind, kommen hier nicht in Frage. Wir können Frauen nicht im Wechsel mit einer unterschiedlichen Therapie behandeln; wir müssen jede einzelne Frau nach bestem Wissen und Gewissen so behandeln, wie wir es mit einem Angehörigen täten. Dafür müssen wir alle, leider sehr kostspieligen Methoden der Diagnostik ausschöpfen. Das ist eine unabdingbare Voraussetzung jeder Weiterentwicklung. Dennoch werden wir Fehler nach beiden Seiten machen. Wenn wir gerade diese Fälle mit größter Sorgfalt wissenschaftlich untersuchen und auswerten, dann können und werden wir aus ihnen lernen.

Wir sind davon überzeugt, daß sich einmal auf diesem Wege eine individuelle, sehr abgestufte, jeder einzelnen Kranken am besten angepaßte Behandlung mit den heutigen Mitteln ergeben wird. Wir meinen, daß man von dem Entweder-Oder: Krebs-kein Krebs loskommen muß. In Köln behandeln wir seit einigen Jahren Frauen, bei denen noch vor 10 Jahren nur die Frage der weiteren Beobachtung oder der großen Krebstherapie gestellt wurde im chirurgischen Bereich mit unterschiedlichen Operationen. Sie reichen von kleinen, nur wenige Minuten dauernden Eingriffen, die sogar spätere Schwangerschaften gestatten, bis zu den größten, mehrstündigen Operationen, die uns heute die Chirurgie ermöglicht. Mit dieser Einstellung haben wir seit 1952 noch keinen Rückschlag erlebt. Manchmal erscheint uns das unheimlich. Es macht uns aber auch sehr glücklich, daß wir in den letzten Jahren fast $^1/_5$ unserer Patientinnen das Schicksal der schwerwiegenden Krebstherapie ersparen konnten. 4 dieser Frauen haben inzwischen noch Kinder bekommen.

*Es ist die wichtigste Aufgabe der Frühdiagnostik, diejenigen Frauen rechtzeitig zu erkennen, die man mit einfachen Methoden heilen kann. Die zweite Aufgabe der Frühdiagnostik ist es, Stufen festzulegen, die zwischen diesen zunächst harmlosen Veränderungen und den voll entwickelten Krebsen liegen, um für jede die rechte Behandlung zu entwickeln.*

Diese Frage erfordert wohl noch für lange Zeit eine sehr intensive wissenschaftliche Beschäftigung mit jeder einzelnen Kranken. Solange wir aber mit den herkömmlichen Behandlungsmethoden auskommen müssen, erscheint uns in dieser Arbeit noch die größte Hoffnung gelegen, unsere Patientinnen am besten zu betreuen.

## Zusammenfassung

Den üblichen Krebs des Gebärmutterhalses — so wie man ihn bis vor 15 Jahren in der Regel in der Klinik sah — kann ein erfahrener Gynäkologe in etwa 90% der Fälle auf Anhieb diagnostizieren. In diesen Fällen stehen auch die besten Operateure und Strahlentherapeuten heute vor einer kaum mehr verschieblichen Grenze der Heilungsmöglichkeiten. Weiterführende ärztliche Möglichkeiten setzen die rechtzeitige Diagnose voraus. Sie fordert viel Erfahrung, noch mehr die Bereitschaft zu großer Verantwortung dem Kranken gegenüber. Hier haben sich in den letzten Jahren neue Gesichtspunkte ergeben.

Die frühzeitige, für die Behandlung rechtzeitige Krebsdiagnose sollte sich heute nicht mehr ausschließlich auf die Frage bösartig: harmlos in der überlieferten Vorstellung richten. Eine solche Schwarz-weiß-Betrachtung hat zu manchen Fehlschlüssen geführt. Heute kann man Stufen einer Entwicklung definieren, die über einen Zeitraum von etwa 15 Jahren erst zu dem Bilde führen, welches wirklich in vollem Umfange das Schicksal der Krebskrankheit bedeutet. Diese einzelnen Phasen lassen sich bei ausreichenden Bemühungen rechtzeitig erkennen; man kann sie — und das ist besonders wichtig — auch abgestuft behandeln. Ihre Diagnostik ist lehrbar. Unser Ziel sollte es sein, die ersten Phasen zu diagnostizieren. Gelingt das, dann braucht man für solche Frauen nicht mehr die große Krebstherapie. Oft reichen dann harmlose Maßnahmen aus; unter Umständen sind sogar weitere Schwangerschaften möglich. Das brennende Problem der Gegenwart ist es, die Grenze mit ausreichender Sicherheit zu bestimmen, oberhalb derer die große Krebsbehandlung mit allen ihren Folgen nötig wird. Hier ist man in allerletzter Zeit zu Einsichten gekommen, die — unter der Voraussetzung bester Untersuchungsmethoden — die Aussicht bieten, die Behandlung des Cervixkrebses in Zukunft noch individueller auszuführen.

## Literatur

BAJARDI, F., u. E. BURGHARDT: Ergebnisse von histologischen Serienschnittuntersuchungen beim Carcinoma Colli 0. Arch. Gynäk. **189,** 392 (1957).

BRUNSCHWIG, A.: Surgical treatment of stage I cancer of the cervix. Cancer **13,** 34 (1960).

DECKER, W. H.: Minimal invasive carcinoma of the cervix with lymphnode metastases. Amer. J. Obstet. Gynec. **72,** 1116 (1956).

FENNEL, R. H. jr.: Carcinoma in situ of the cervix with early invasive changes. Cancer **8,** 302 (1955).

FRIEDELL, G. H., and J. B. GRAHAM: Regional lymphnode involvement in small carcinoma of the cervix. Surg. Gynec. Obstet. **108,** 513 (1959).

FRIEDELL, G. H., A. T. HERTIG and P. A. YOUNGE: The problem of early stromal invasion in carcinoma in situ of the uterine cervix, A. M. A. Arch. Path. **66,** 494 (1958).

HAMPERL, H.: Definition and classification of the so-called carcinoma in situ. Ciba Foundation Study Group No. 3, Cancer of the cervix. Diagnosis of early forms. London 1959.

KAUFMANN, C., u. K. G. OBER: Eine Einteilung der Carcinomata in situ und der praeklinischen Carcinome (wissenschaftliche Ausstellung). Geburtsh. u. Frauenheilk. **20,** 703 (1960).

Kottmeier, H. L., K. Karlstedt, L. Santesson and G. Moberger: Histopathological problems concerning the early diagnosis of carcinoma of the cervix. Ciba Foundation Study Group No 3, Cancer of the cervix. Diagnosis of early forms. London 1959.

Lax, H.: Das Oberflächencarcinom. Eine Stellungnahme zu Hinselmanns 32 Thesen und Mestwerdts Atlas der Kolposkopie. Z. Geburtsh. Gynäk. **138**, 105 (1953).

Mestwerdt, G.: Atlas der Kolposkopie, Jena: 1953.

Meyer, R.: Weibliche Geschlechtsorgane, in: F. Henke u. O. Lubarsch: Handbuch der speziellen pathologischen Anatomie und Histologie. Berlin: 1930.

Novak, E.: Gynecological and obstetrical pathology, with clinical and endocrine relations. Philadelphia and London: 1947.

Schauenstein, W.: Histologische Untersuchungen über atypische Plattenepithelien an der Portio und an der Innenfläche der Cervix uteri. Arch. Gynäk. **85**, 576 (1908).

Schiller, W.: Zur histologischen Frühdiagnose des Portiokarzinoms. Zbl. Gynäk. **52**, 1562 (1928).

Schüller, E.: Carcinoma colli incipiens. Arch. Gynäk. **190**, 520 (1958).

Treite, P.: Die Frühdiagnose des Plattenepithelkarzinoms am Collum uteri. Z. Geburtsh. Gynäk. (Beilagenheft) **126** (1944).

# Beitrag zur submikroskopischen Morphologie menschlicher Tumoren*

Von

HERIBERT SCHULZ (Düsseldorf)

Mit 16 Abbildungen

Gegenwärtig ist es nicht möglich, die submikroskopische Morphologie der menschlichen Tumoren umfassend zu referieren. Die bisher vorliegenden elektronenmikroskopischen Untersuchungen an gut- und bösartigen Geschwülsten des Menschen beschränken sich im wesentlichen auf Geschwülste bestimmter Organsysteme und auf Einzeldarstellungen. Fragt man nach dem Grund dafür, so lassen sich mehrere Antworten geben. Bevor man die Ultrastruktur krankhaft veränderter Gewebe studiert, muß man die normalen Verhältnisse kennen. Man mußte deshalb in den letzten Jahren mit dem Elektronenmikroskop die Ultrastruktur vieler normaler Gewebe des Menschen untersuchen. Bevor man an die menschlichen Tumoren heranging, wurden vorwiegend experimentell erzeugte Tumoren von Tieren untersucht. Hier können unter anderem das Roussche Sarkom (BERNHARD u. OBERLING 1953; BERNHARD, DONTCHEFF, OBERLING u. VIGIER 1953; HAGUENAU, DALTON u. MOLONEY 1958), das Shopesche Fibrom und Papillom (KAHLER u. LLOYD 1952; BERNHARD, BAUER, HAREL u. OBERLING 1954; LLOYD u. KAHLER 1955; BAUER u. CONSTANTIN 1956; STONE, SHOPE u. MOORE 1959; NOYES 1959), das Mammacarcinom der Maus (BERNHARD, BAUER, GUÉRIN u. OBERLING 1955; BANG, ANDERVONT u. VELLISTO 1956; BANG, VELLISTO u. LIBERT 1956; GUÉRIN 1958) und der Ratte (SCHULZ 1957; HOLLMANN u. RIVIÈRE 1959), der Luckésche Nierentumor beim Leopardfrosch (FAWCETT 1956), die Ehrlich- und Yoshida-Ascitestumoren (SELBY, BIESELE u. GREY 1956; WESSEL u. BERNHARD 1957; YASUZUMI u. SUGIHARA 1958; WOLF 1959), die Leukämien der Vögel (BENEDETTI u. BERNHARD 1958; BERNHARD, BONAR, D. BEARD u. J. W. BEARD 1958; DMOCHOWSKI, GREY u. BURMESTER 1959; DMOCHOWSKI, GREY, BURMESTER u. GROSS 1959) und der Mäuse (GROSS 1956; DMOCHOWSKI u. GREY 1957; HEINE, GRAFFI, HELMCKE u. RANDT 1957; BERNHARD u. GUÉRIN 1958; DE HARVEN u. FRIEND 1958; GRAFFI, HEINE, HELMCKE, BIERWOLF u. RANDT 1960) sowie die Lebertumoren der Ratte (NOVIKOFF 1957; DE MAN 1960) angeführt werden. Über die tumorerzeugenden Eigenschaften des Polyoma-Virus, das aus Parotistumoren der Maus gezüchtet wurde, berichteten STEWART (1960) sowie STEWART, EDDY u. STANTON (1960). Vorwiegend wurden die Virustumoren berücksichtigt, da die Virustätigkeit als ein Schulbeispiel für das Studium autonomer Wachstumsvorgänge angesehen wird (OBERLING 1959a, b).

---

* Aus dem Pathologischen Institut der Medizinischen Akademie Düsseldorf (Direktor: Prof. Dr. med. H. MEESSEN).

Eine Übersicht zur Frage der „Virusgenese" von Neoplasmen gab HARBERS (1960). Ein weiterer Grund für das Fehlen umfassender elektronenmikroskopischer Befunde an menschlichen Tumoren, besonders der bösartigen Geschwülste, besteht darin, daß viele der eingebetteten Tumoren wegen der umfangreichen Nekrosen für eine elektronenmikroskopische Auswertung der Befunde nicht in Frage kommen. Die elektronenmikroskopische Untersuchung solcher Geschwülste stellt

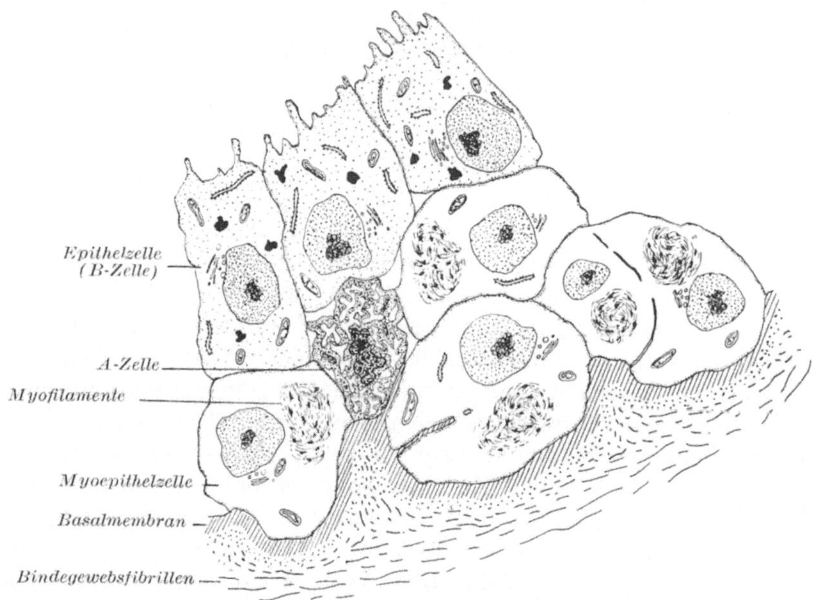



Abb. 1. Schema der verschiedenen Zelltypen der normalen Milchdrüse bei der Frau. Die Myoepithelien enthalten ein helles Cytoplasma mit Myofilamenten. Die A-Zellen sind klein, haben dichte, unregelmäßig geformte Kerne und ein stark RNS-haltiges, vacuoläres Cytoplasma. Die zur Drüsenlichtung liegenden Epithelzellen (B-Zellen) weisen im Cytoplasma Mitochondrien sowie $\alpha$- und $\gamma$-Cytomembranen auf. Die Kerne der B-Zellen sind groß und rund. (Nach HAGUENAU u. ARNOULT 1959 a)

die Untersucher vor große Geduldsproben und erfordert viel Zeit. Wir selbst haben zum Beispiel von 32 untersuchten Mammacarcinomen der Ratte nur 7 Tumoren verwerten können (SCHULZ 1957). In einer neueren Arbeit teilen FASSKE u. THEMANN (1960) mit, daß von 27 menschlichen Adenocarcinomen nur 3 für eine elektronenoptische Auswertung geeignet waren. Trotz der Schwierigkeiten und fehlenden Erfolgsaussichten wird es aber zukünftig notwendig sein, systematisch alle menschlichen Tumoren unabhängig von ihrer Ätiologie elektronenmikroskopisch zu untersuchen.

Überblicken wir die bisher vorliegenden elektronenmikroskopischen Befunde der menschlichen Tumorzellen, so bestehen — im Gegensatz zu den tierischen Tumoren — von Fall zu Fall Unterschiede in ihren Ultrastrukturen. Die stark entdifferenzierten Krebszellen des Menschen weisen aber mit den tierischen Tumorzellen in ihrer Morphologie gewisse Ähnlichkeiten auf. Die Unterschiede in den allgemeinen morphologischen Charakteristika der Tumorzellen zwischen Tier und Mensch werden wir, soweit es uns notwendig erscheint, bei den einzelnen Tumoren berücksichtigen. Eine ausführliche Übersicht über die allgemeine submikroskopische Morphologie der Tumorzellen gab BERNHARD (1958). An dieser

Stelle möchten wir besonders die spezielle Ultrastruktur einiger menschlicher Tumoren besprechen, die uns für die Klinik und für die experimentelle Tumorforschung heute besonders wichtig erscheinen. Wir stützen uns hierbei auf die elektronenmikroskopischen Befunde anderer Autoren und auf eigene Untersuchungen. Zunächst besprechen wir die Ultrastruktur des Mammacarcinoms und

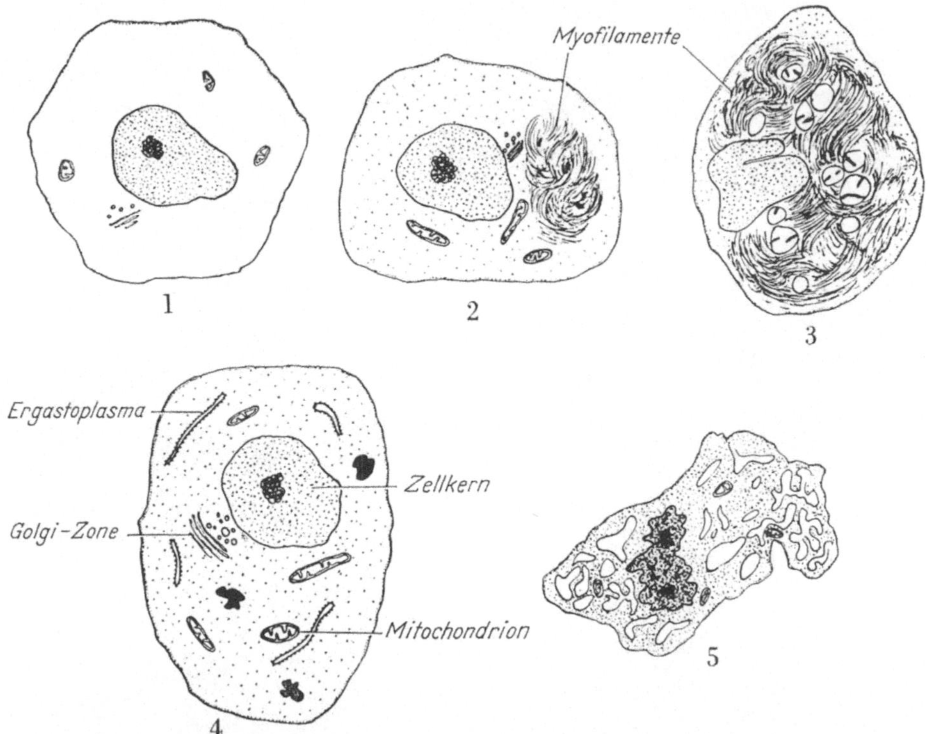


Abb. 2. Schema der verschiedenen Zelltypen in Mammacarcinomen der Frau. *1* stark entdifferenzierte „helle" Zelle. *2* und *3* Zellen mit wenig und vielen Myofilamenten oder Tonofibrillen. *4* B-Zelle. *5* A-Zelle (vgl. Abb. 1). (Nach HAGUENAU u. ARNOULT 1959 a)

des Portiocarcinoms der Frau; es folgen einige gut- und bösartige Geschwülste des Knochens und des Knochenmarks sowie das bösartige Melanoblastom des Menschen. Danach besprechen wir eine bestimmte Tumorgruppe, bei der auf Grund klinischer Beobachtungen eine Virusätiologie anzunehmen ist. Zum Schluß gehen wir kurz auf das Problem der Viruseinwirkung bei den menschlichen Leukosen ein.

91 Mammacarcinome der Frau und 18 gutartige Tumoren oder glanduläre Hyperplasien wurden von HAGUENAU u. ARNOULT (1959a, b) vergleichend lichtoptisch und elektronenmikroskopisch untersucht. In normalen Brustdrüsen und bei geringer glandulärer Hyperplasie unterscheiden die Autorinnen auf Grund elektronenmikroskopischer Untersuchungen mehrere Zelltypen (Abb. 1). Auf der Basalmembran liegen die Myoepithelien, darüber liegen die A-Zellen und zur Drüsenlichtung die B-Zellen. Die A-Zellen sind länglich und schieben sich mit ihren Ausläufern zwischen die Myoepithelien. Die A-Zellen haben ein dichtes Cytoplasma mit stark entwickeltem, zum Teil vacuolärem Ergastoplasma. Die Zellkerne der A-Zellen sind chromatinreich und weisen eine unregelmäßig zerklüftete

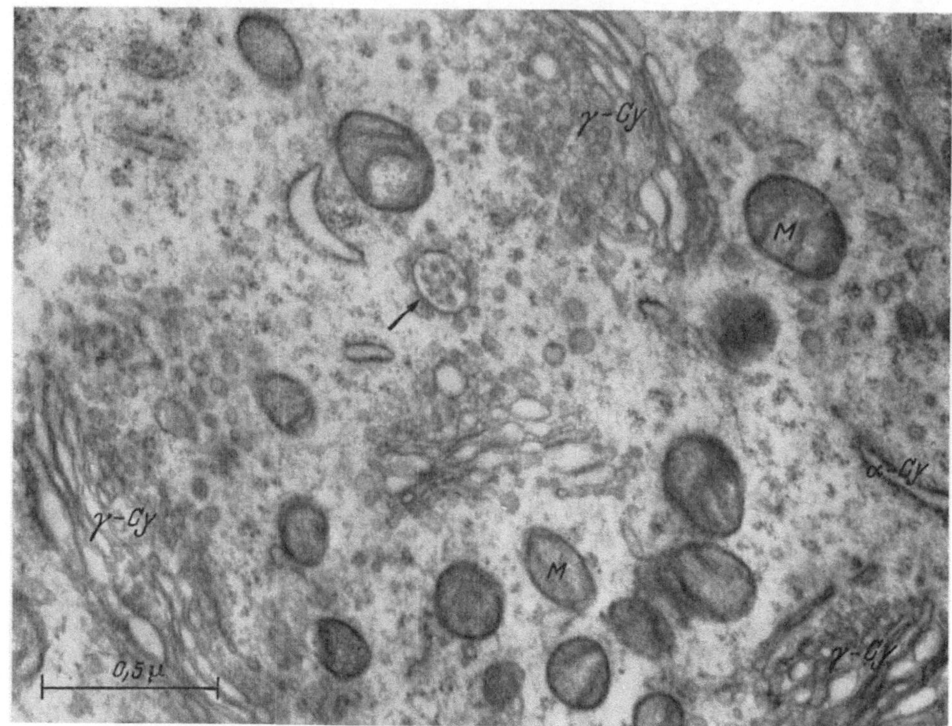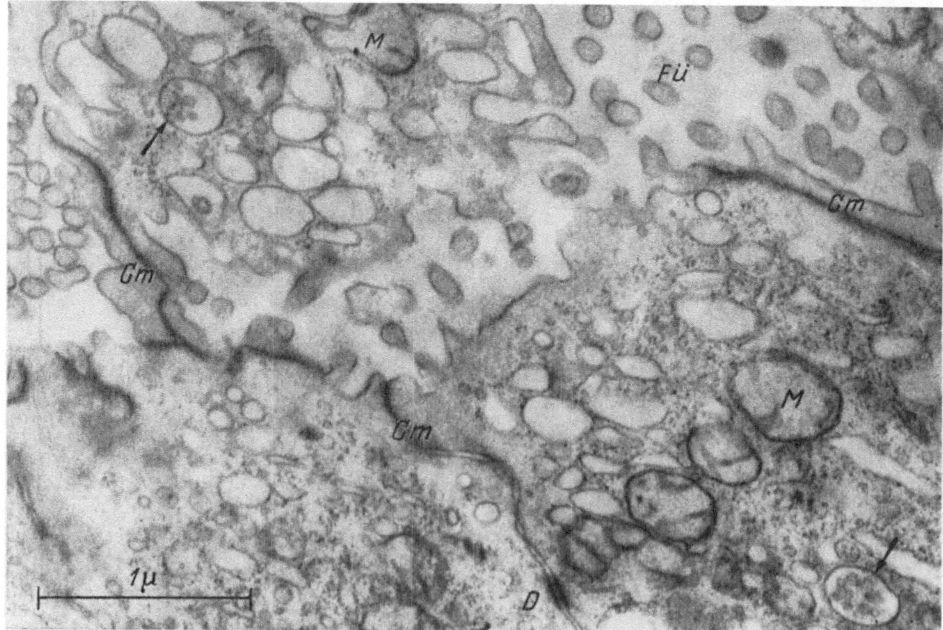



Abb. 3a u. b. Ausschnitte aus Epithelzellen der normalen menschlichen Endometriumschleimhaut in der späten Proliferationsphase (a) und in der Sekretionsphase (b). *γ-Cy* Mehrere Gruppen von γ-Cytomembranen des Golgiapparates. Auf Abb. a findet sich im Zentrum des Golgifeldes bei dem Pfeil (⟶) eine Vacuole mit vielen Mikrobläschen. *α-Cy* α-Cytomembran. *M* viele kleine Mitochondrien. Auf Abb. b liegen bei den Pfeilen (⟶) etwas mehr zur Zelloberfläche hin ebenfalls Vacuolen mit Mikrobläschen. *Cm* Zellmembranen der Epithelien mit einer Schlußleiste oder Desmosom *(D)*. Die Mitochondrien *(M)* auf Abb. b sind etwas geschwollen. *Fü* Cytoplasmafüßchen an der freien Oberfläche der Zellen. Archiv-Nr.: a) 1350 A/59, b) 1307 D/59. RCA-EMU-3C-Elektronenmikroskop. Elektronenmikroskopisch: a) 13650:1, b) 8200:1. Abb.: a) 50500:1, b) 30500:1. Einbettung in Vestopal-W

Oberfläche auf. Die B-Zellen, die zur Drüsenlichtung liegen, haben ein größeres Volumen und besitzen große, runde, chromatinärmere Kerne. Die A-Zellen enthalten mehr Nucleinsäuren als die B-Zellen und sind wahrscheinlich die Vorstufen der B-Zellen. Nach CORNIL u. STAHL sowie nach GRICOUROFF (Diskussions-

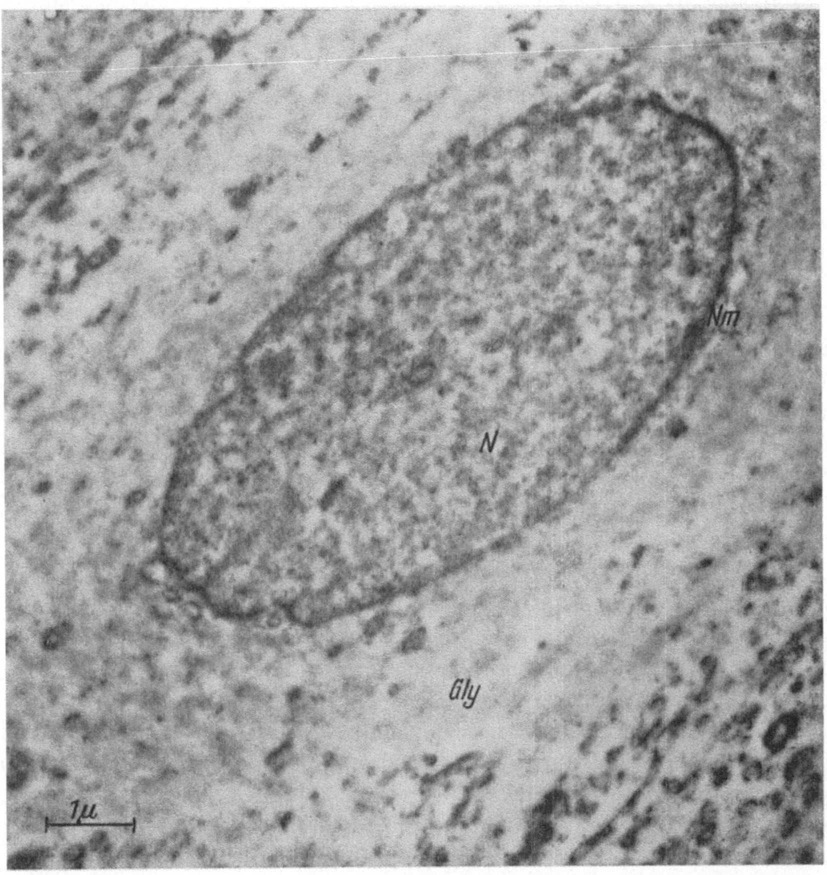



Abb. 4. Ausschnitt einer Carcinomzelle bei einem nichtverhornenden Plattenepithelcarcinom derPortio. *N* ovaler Zellkern; *Nm* Kernmembran. Im perinucleären Bereich eine feinhomogene Substanz *(Gly)*, die offenbar Glykogen darstellt. Im Cytoplasma keine Zellorganellen. Archiv-Nr.: 1092 E/59. Elektronenmikroskopisch: 2760:1, Abb.: 11000:1

bemerkung zu HAGUENAU u. ARNOULT 1959a) sind die A-Zellen strahlenempfindlicher als die B-Zellen. Die Ultrastruktur der Myoepithelzellen des Mammagewebes wurde von LANGER u. HUHN (1958) mitgeteilt. Charakteristisch für die Myoepithelzelle sind im Cytoplasma gelegene Bündel von 40—80 Å dicken Myofilamenten, die mit den Myofilamenten der glatten Muskelzellen identisch sind. Die Myoepithelien sind meist sternförmig verzweigte Zellen, die mit der Basalmembran innig verhaftet sind und untereinander und zu den Zellen des Drüsenepithels große Kontaktflächen haben. Mammacarcinome der Frau, die lichtoptisch einer Gruppe angehören, bestehen nach HAGUENAU u. ARNOULT (1959a) häufig aus mehreren der oben beschriebenen Zelltypen. Diese sind von Krebs zu

Krebs verschieden und sollen je nach Ausprägung und Verteilung einer bestimmten Zellart für die Prognose eine Rolle spielen (Abb. 2). Es gibt zum Beispiel Mammacarcinome, die elektronenmikroskopisch fast nur aus Zellen bestehen, die Myoepithelien ähnlich sind. Häufig werden aber auch Brustkrebse mit weitgehend entdifferenzierten „hellen" glykogenreichen Zellen gefunden. Die „microvilli" oder Cytoplasmafüßchen an der freien Oberfläche der Carcinomzellen sind häufig unregelmäßig angeordnet und verschieden lang. Sie vergrößern sich offenbar unter hormonellen Einflüssen. Stark entwickelte und dicht nebeneinanderstehende „microvilli", die auf elektronenmikroskopischen Bildern in Tangentialschnitten scheinbar intracellulär liegen, sind differentialdiagnostisch von Viruskörpern kaum zu unterscheiden. HAGUENAU u. ARNOULT (1959b) verglichen ihre Befunde mit den submikroskopischen Ergebnissen des Mammacarcinoms der Maus. Virusähnliche Körperchen, die sich beim Mammacarcinom der Maus regelmäßig finden, wurden bei der Frau nicht beobachtet. Dagegen beobachtet man beim Mammacarcinom der Frau in etwa 20% der Fälle einen stark entwickelten Golgiapparat, der fast ausschließlich aus Mikrobläschen und aus 40 m$\mu$ großen, ringartigen Körperchen besteht. Die ringartigen Körperchen liegen meist in größeren Vacuolen zusammengelagert. NILSSON (1959) beschrieb diese eigenartigen, in Vacuolen liegenden Mikrobläschen zuerst in Uterusepithelien von ovariektomierten Mäusen nach Einwirkung von Oestrogen und er nimmt an, daß diese kleinen Bläschen als Mikrosekret von den Epithelien abgegeben werden. Die Vorgänge der Mikrosekretion konnten wir auch während der Sekretionsphase in den Epithelien der normalen menschlichen Endometriumschleimhaut nachweisen (HOFFMEISTER u. SCHULZ 1960) (Abb. 3).

Elektronenmikroskopische Untersuchungen am atypischen Portioepithel und an Portiocarcinomen wurden zuerst von v.ALBERTINI, GLATTHAAR u. VOGEL (1955), GLATTHAAR u. VOGEL (1958, 1959) sowie von VOGEL u. GLATTHAAR (1958) mitgeteilt. In Zellen des Portiocarcinoms sind die Bläschen oder Vacuolen des Golgiapparates vermehrt, und das Ergastoplasma ist auffallend stark entwickelt. Die Intercellularbrücken sind unregelmäßig ausgebildet und können gelegentlich auf größeren Strecken fehlen. MORICARD, HINGLAIS-GUILLAUD u. CARTIER (1958) nahmen eine licht- und elektronenoptische sowie histochemische Differenzierung der verschiedenen Schichten des Plattenepithels der Portio vor und fanden, daß der Glykogengehalt der Zellen zur Oberfläche hin abnimmt. FASSKE u. THEMANN (1960) untersuchten das Adenocarcinom des Corpus uteri und das verhornende Plattenepithelcarcinom der Portio. Adenocarcinomzellen sind meist reichlich mit Mitochondrien ausgestattet; es kommen auch Riesenmitochondrien vor. Beim Ablauf einer Verhornung in Plattenepithelcarcinomen verschwinden die Mitochondrien und die übrigen Zellorganellen mehr und mehr. Nach FASSKE u. THEMANN (1960) geht der Verhornungsvorgang außerdem mit einer Vermehrung und Umwandlung von Tonofibrillen einher. Adenocarcinome, in denen weder Tonofibrillen noch Intercellularbrücken mit Desmosomen gefunden werden können, seien deshalb zu einer Verhornung nicht in der Lage.

Auch im Abstrichmaterial sind Tumorzellen elektronenmikroskopisch gut zu erkennen. Gemeinsam mit HANSCHKE (HANSCHKE u. SCHULZ 1960) untersuchten wir u. a. das Abstrichmaterial von 5 Fällen von nichtverhornenden und verhornenden Portiocarcinomen. Die Tumorzellen liegen einzeln und auch in kleinen

Verbänden. Die Nucleoli sind vermehrt, das Cytoplasma ist homogen und die Zellorganellen sind weitgehend entdifferenziert. In vielen Tumorzellen findet sich ein
breiter homogener perinucleärer Hof (Abb. 4). Manchmal ist das Cytoplasma mit

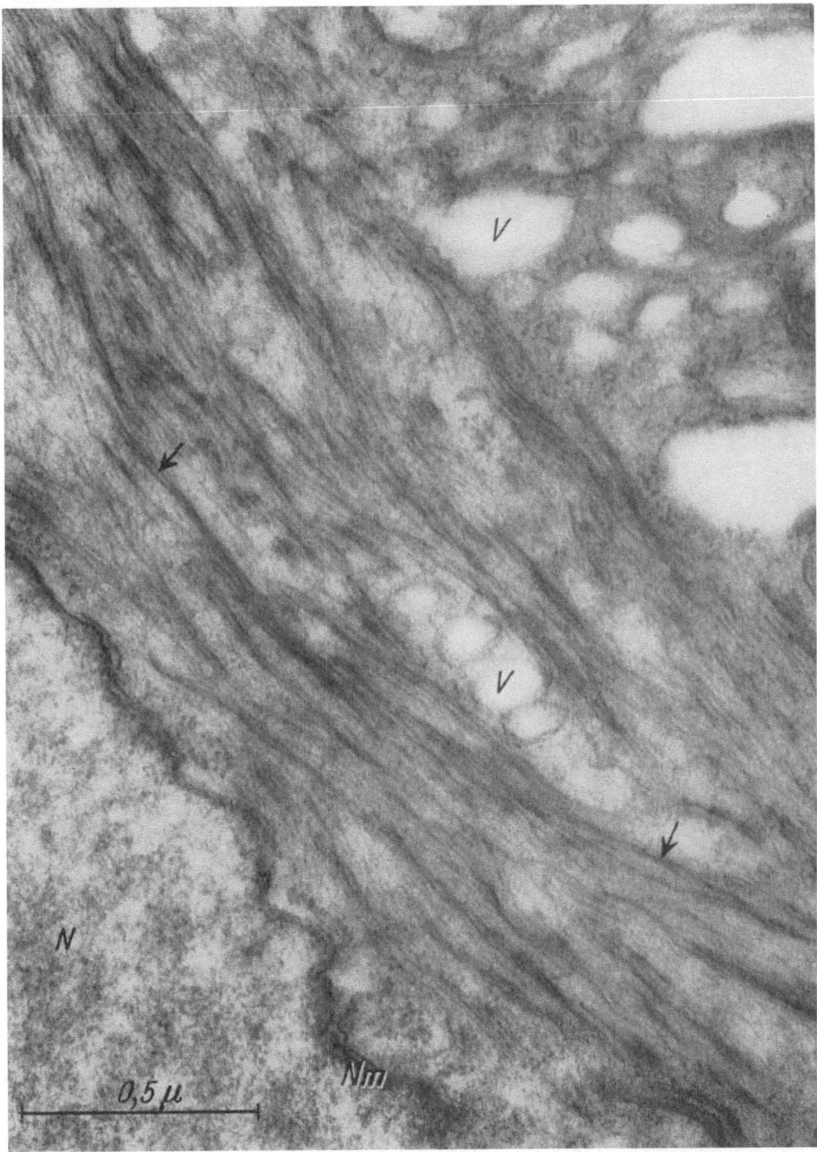


Abb. 5. Ausschnitt einer Epithelzelle bei einem verhornenden Plattenepithelcarcinom der Portio.
*N* Zellkern; *Nm* primäre und sekundäre Kernmembran. Im perinucleären Cytoplasma zahlreiche,
unregelmäßig geschichtete, feine 50—60 Å dicke Lamellen (——→). Neben und zwischen den Lamellen
kleine Vacuolen *(V)*. Archiv-Nr.: 1095 A/59. Elektronenmikroskopisch: 16 140:1. Abb.: 62 000:1

multiplen kleinen Vacuolen durchsetzt. In Zellen eines verhornenden Platten-
epithelcarcinoms der Portio beobachteten wir feine 50—60 Å dicke Lamellen, die
wir wegen ihrer perinucleären Lage und ihrer besonderen Struktur nicht der

Gruppe der Tonofibrillen zuordnen (Abb. 5). Wir nehmen an, daß diese Lamellen die ersten intracellulären Vorstufen der keratohyalinen Substanzen sind, die später als massive Abscheidungen den Zellen aufliegen (Abb. 6). Diese abnorm dicken, stark osmiophilen Hornschichten weisen auf eine pathologisch gesteigerte oder abartige Hornbildung hin. Die starke Zunahme in der Osmiophilie der un-

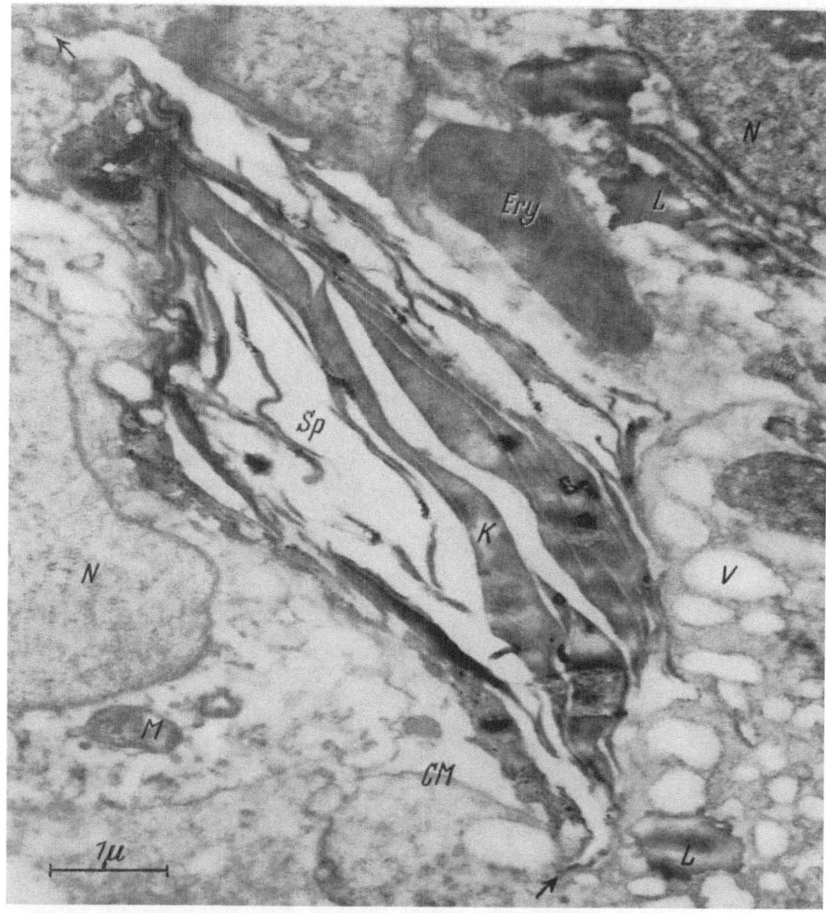

Abb. 6. Drei quergeschnittene Epithelzellen bei einem verhornenden Plattenepithelcarcinom der Portio mit einem weiten intercellulären Spalt *(Sp)*. Im Intercellularspalt mehrere stark osmiophile, lamelläre keratohyaline Schichten *(K)*. Im Keratohyalin kontrastreiche Substanzen. Bei den Pfeilen (———›) trichterförmige Zelleinstülpungen. *L* Fetttropfen im Cytoplasma der Epithelien; *N* Zellkerne. *CM* Zellmembran. *V* Vacuolen im Cytoplasma. *Ery* Erythrocyt. *M* Mitochondrium. Archiv-Nr.: 1135 D/59. Elektronenmikroskopisch: 4270:1, Abb.: 16000:1

mittelbar an der Zellmembran gelegenen und der extracellulär abgelagerten Hornsubstanzen führen wir auf eine Einlagerung von ungesättigten Lipoiden zurück. Die Abgabe der Hornsubstanzen erfolgt flächenhaft an der Zellmembran; für diesen Mechanismus werden aber offenbar nur solche Zelloberflächen bevorzugt, die als invaginierte Membranfalten oder Membranscheiden tief in das Cytoplasma hineinreichen und scheinbar intracellulär liegen (Abb. 7). Man hat oft den Eindruck, daß in den Zellscheiden die Hornsubstanzen mit den Zellmembranen zusammen abgestoßen werden und sich darunter sofort eine neue cytoplasmatische Membran bildet.

Über die menschlichen Bronchuscarcinome sind unseres Wissens bisher keine systematischen elektronenmikroskopischen Untersuchungen durchgeführt wor-

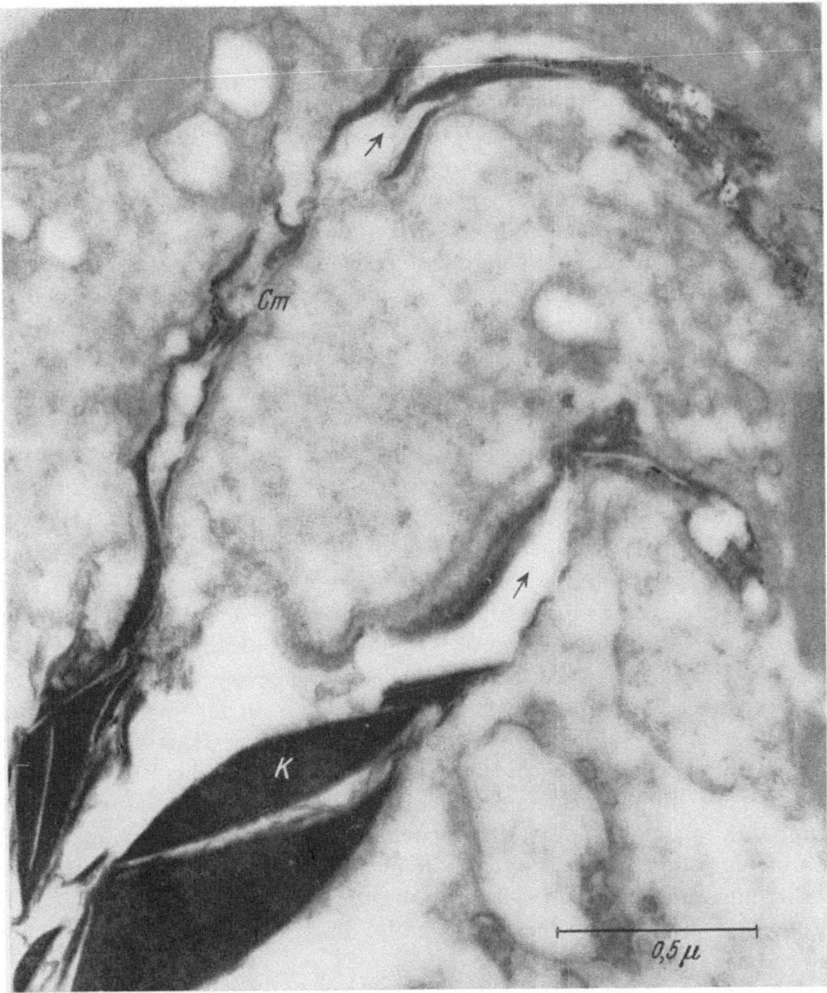


Abb. 7. Ausschnitt einer Epithelzelle bei einem verhornenden Plattenepithelcarcinom der Portio. Bei den Pfeilen (——→) 2 scheidenförmige Einstülpungen der Zelloberfläche, die sich tief in das Cytoplasma hinein erstrecken. *K* stark osmiophile keratohyaline Substanz, die aus den Spalten hervorzukommen scheint. *Cm* Zellmembran. Archiv-Nr.: 1144 E/59. Elektronenmikroskopisch: 16140:1, Abb.: 64000:1

den. EDWARDS, C. RUSKA, H. RUSKA u. SKIFF jr. (1959) berichten lediglich über ein menschliches Bronchuscarcinom, das in die Backentasche von mit Cortison behandelten Hamstern transplantiert wurde. Das untersuchte Gewebe stammte aus Tumorknötchen, die sich aus den Transplantaten der 9. Generation des Stammes A-42 entwickelten. Über elektronenmikroskopische Befunde beim Bronchialcarcinoid des Menschen und über die Bedeutung dieser Befunde für den endokrinen Stoffwechsel des 5-Hydroxytryptamins hat Langer (1960) kürzlich berichtet.

Einige der gut- und bösartigen Geschwülste des menschlichen Knochens und des Knochenmarks wurden bereits von verschiedenen Autoren bearbeitet. Fruhling u. Porte (1958) untersuchten lichtoptisch, histochemisch und elektronenmikroskopisch das Sternalmark eines multiplen plasmacellulären Knochensarkoms. Die Unterschiede in der Synthese und in der Sekretion von Glucoproteiden verursachen offenbar die Modifikationen in den Ultrastrukturen des Ergastoplasmas der Tumorzellen. Die Veränderungen des Ergastoplasmas sind wahrscheinlich für die morphologischen Besonderheiten der Plasmazellen, wie zum Beispiel für die Russelschen Körperchen, für die homogenen Einschlüsse der Mottschen Zellen und für das geflammte Aussehen des Cytoplasmas verantwortlich. Die verschiedenen Formen des Ergastoplasmas stellen nach Fruhling u. Porte (1958) keine degenerativen Veränderungen dar, sondern sind der Ausdruck eines unterschiedlichen Zellstoffwechsels. In mehrkernigen Riesenzellen eines gutartigen Riesenzelltumors des Femurs (Miller u. Montelone 1957) und in Tumorzellen eines polymorphzelligen Knochensarkoms des Menschen (Gusek 1959) sind die $\alpha$-Cytomembranen des Ergastoplasmas gut ausgebildet. Auch bei den bisher untersuchten Fällen von Plasmocytomen zeigt sich in der Ausreifung des Ergastoplasmas gegenüber normalen Plasmazellen kein Unterschied (Braunsteiner, Fellinger u. Pakesch 1957) oder nur eine unregelmäßige Erweiterung der Zisternen (Policard, Collet, Borin und Reuet 1957). Eine zunehmende Entdifferenzierung des Ergastoplasmas der Tumorzellen zeigt sich in einem Verlust der $\alpha$-Cytomembranen; die Ribonucleoproteidgranula liegen dann nicht mehr an den Cytomembranen, sondern frei oder rosettenförmig gruppiert im Cytoplasma. Diese Form des Ergastoplasmas ist sehr wahrscheinlich für die diffuse Basophilie bestimmter Tumorzellen verantwortlich. Die diffuse Verteilung der Ribonucleoproteidgranula ist aber nicht nur für Geschwulstzellen charakteristisch, sondern stellt auch ein allgemeines Kennzeichen embryonaler und jugendlicher Zellen dar. Howatson u. Ham (1956) haben für diese primitive Form der cytoplasmatischen Basophilie die Bezeichnung „unorganisiertes Ergastoplasma" vorgeschlagen. Miller (1959) nimmt an, daß für die Proteinproduktion embryonaler Zellen und von Geschwulstzellen nur die Ribonucleoproteidgranula notwendig seien; deren Anlagerung an Cytomembranen und die Ausbildung eines geordneten Ergastoplasmas seien ein Zeichen höherer Differenzierung und eher der Synthese bestimmter Proteine zuzuordnen, als dem Zellwachstum im allgemeinen.

Die Ultrastruktur der Melanocyten in Fällen von bösartigen metastasierenden Melanoblastomen des Menschen wurde kürzlich von Braunsteiner, Mlczoch u. Pakesch (1958) sowie von Wellings u. Siegel (1959) mitgeteilt. Das Melaninpigment wird im Cytoplasma der Melanoblasten in ovalen oder spindeligen Körpern, die von einer Membran umgeben sind, gebildet. In diesen Körpern, für die Braunsteiner, Mlczoch u. Pakesch (1958) den Namen „Melanosomen" vorschlagen, finden sich zahlreiche sehr feine 15—20 m$\mu$ im Durchmesser große, kontrastreiche Melaninkörnchen. Eine strukturelle Beziehung zu Mitochondrien fehlt, obwohl sie theoretisch zu erwarten gewesen wäre, weil die Tyrosinase, das zur Synthese des Melanin notwendige Kupferproteid, an die Mitochondrien gebunden sein soll (Lerner 1955). Möglicherweise sind deshalb die ovalen oder spindeligen

Körper nur die Polymerisationszentren des Melanins, wo 5,6-Dioxyindol, das wahrscheinliche Endprodukt der Tyrosinoxydation, zu Melanin aufgebaut und an ein Trägereiweiß (Melanoprotein) gekoppelt wird (BRAUNSTEINER, MLCZOCH u. PAKESCH 1958). Nach elektronenmikroskopischen Untersuchungen von BIRBECK u. BARNICOT (1959), die in den normalen Melanocyten des Menschen die Melaninsynthese studiert haben, gibt es keine direkte Umwandlung von Mitochondrien in Melaningranula; an der Bildung der Melaningranula sind vielmehr die Mikrobläschen des Golgiapparates beteiligt (DALTON 1959, WELLINGS u. SIEGEL 1959).

Von den Tumoren des Menschen mit bekannter Virusätiologie können die gewöhnlichen Warzen der Haut, das Molluscum contagiosum, die spitzen Condylome und sehr wahrscheinlich auch die Kehlkopfpapillome angeführt werden. Die Entwicklung und der Lebenszyklus des Virus des Molluscum contagiosum wurden von DOURMASHKIN u. BERNHARD (1959) ausführlich mitgeteilt (Abb. 8). Über die Condylome liegen noch keine elektronenmikroskopischen Befunde vor.

Gemeinsam mit MEESSEN untersuchten wir bisher 4 von 14 eingebetteten Kehlkopfpapillomen von Kindern und Erwachsenen mit rezidivierender Papillomatose auf die Anwesenheit von Viruskörpern

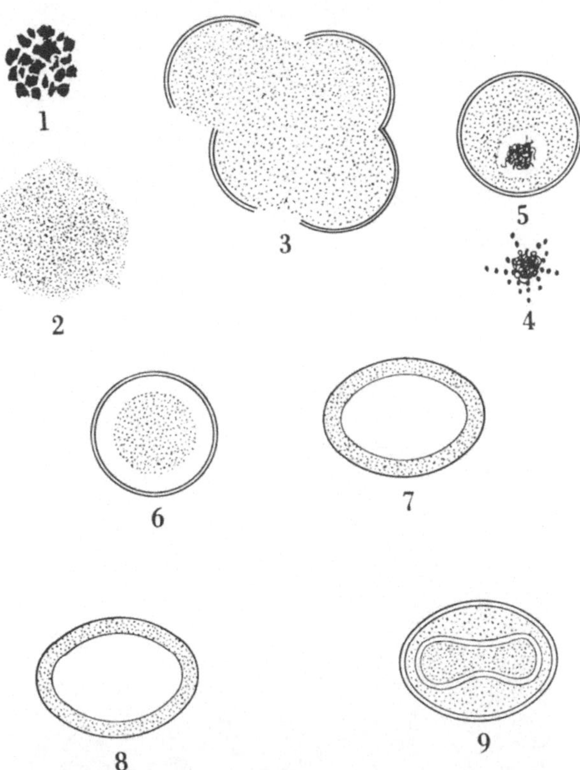

Abb. 8. Schema des Entwicklungscyclus des Virus in den verschiedenen Zellschichten von Molluscum contagiosum des Menschen (nach DOURMASHKIN u. BERNHARD 1959). *Stratum germinativum* (Stachelzellschicht): *1* intranucleäre dichte Körper. *2* Viroplasma ohne umgrenzende Membran. *3* Viroplasma mit 2 umgebenden Membranen. *4* „freies Nucleoid". *5* abgetrenntes Teilchen mit Nucleoid. *6* Teilchen mit Innenkörper, der von der Außenmembran getrennt ist. *7* „hohles" Teilchen mit doppeltgeschichteter Membran. *Stratum granulosum:* *8* „hohles" Teilchen mit doppeltgeschichteter Membran. *Stratum corneum:* *9* „abgeflachtes" Teilchen mit doppeltgeschichteten Membranen

(MEESSEN u. SCHULZ 1957). Elektronenmikroskopisch fanden wir in 2 Fällen in den Epithelschichten der Papillome zahlreiche, unregelmäßig im Cytoplasma der Zellen verteilte, ellipsoide virusähnliche Körper. Diese Körper haben einen homogenen Inhalt und sind von einer 60 Å dicken Außenmembran gegen das Cytoplasma der Zelle abgegrenzt. Der Querdurchmesser der Körper beträgt 150—160 m$\mu$, der Längsdurchmesser 240—275 m$\mu$. Im perinucleären Bereich einiger Epithelzellen liegen größere, teils homogene, teils feingranuläre intracytoplasmatische Einschlußkörper, die in anderen Schnitten auch lichtmikroskopisch zu sehen sind (Abb. 9). Diese

Einschlußkörper möchten wir als „Viroplasma" auffassen. Im „Viroplasma"
(Abb. 10) erkennt man viele, dicht beieinanderliegende kleine Körperchen, die vereinzelt auch einen etwa 280—380 Å feinen kontrastreichen Innenkörper aufweisen

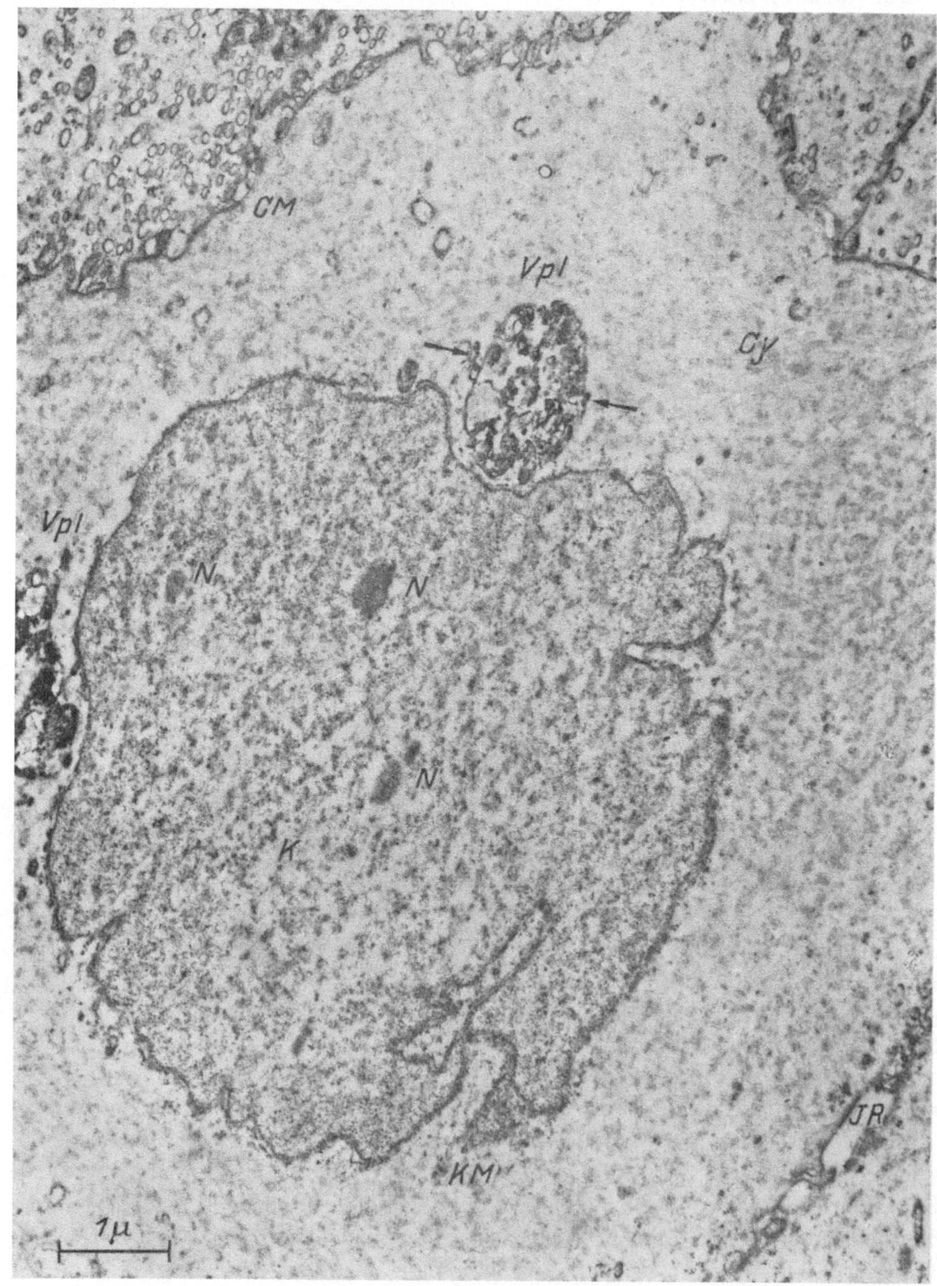


Abb. 9. Kehlkopfpapillom des Menschen. Epithelzelle aus dem Stratum germinativum. Aufgehelltes
Cytoplasma *(Cy)* mit Verlust aller Zellorganellen. *Vp* Viroplasmazonen (——→ ←——). *K* Zellkern;
*N* Nucleoli; *KM* gewellte Kernmembran. *CM* Zellmembran. *IR* Intercellulärer Raum. Siemens-
Elmiskop-I. Archiv-Nr.: 6665/57. Elektronenmikroskopisch: 5000:1. Abb.: 15000:1

(Pfeile auf Abb. 10). Andere perinucleäre Viroplasmazonen setzen sich aus dicht gepackten 200 Å großen Granula zusammen (Abb. 11). Wir nehmen an, daß es sich um die ersten Stadien in der Entwicklung eines Virus handelt. Andere Par-

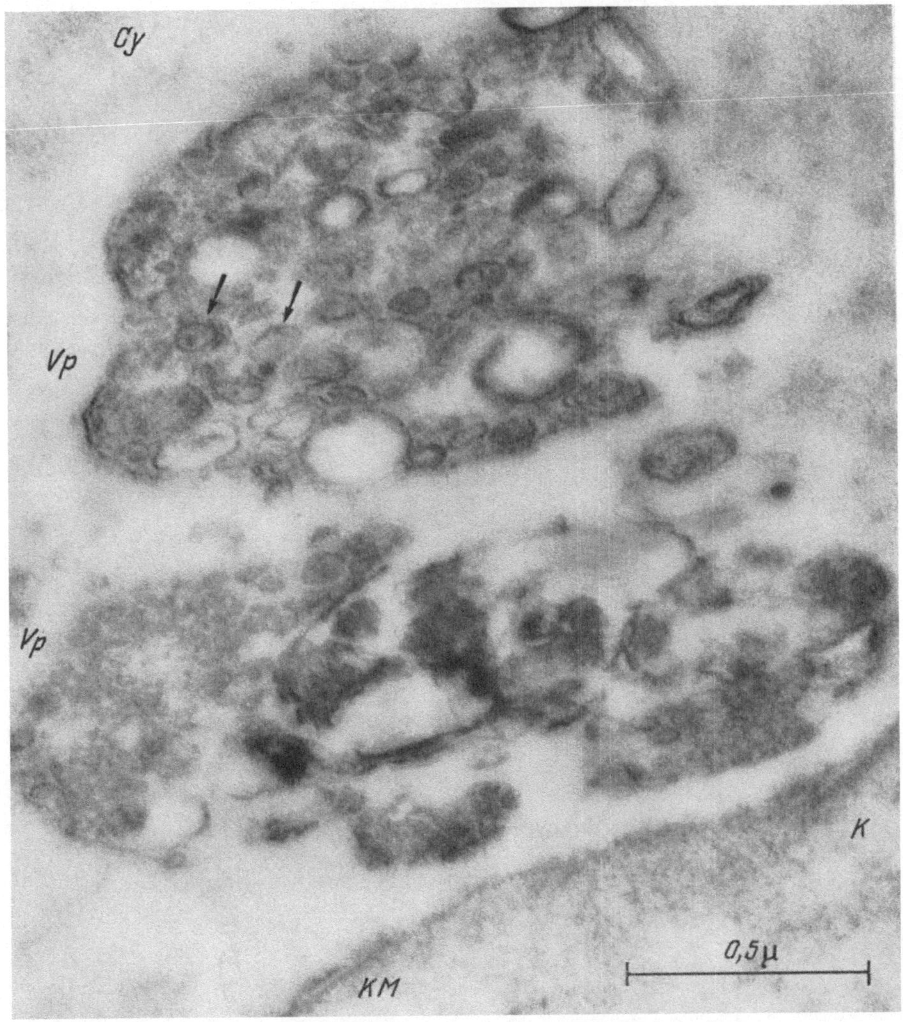



Abb. 10. Kehlkopfpapillom des Menschen. Ausschnitt einer Epithelzelle des Stratum germinativum. Im Cytoplasma *(Cy)* 2 Viroplasmazonen *(Vp)* mit zahlreichen kleinen virusähnlichen Körperchen. Bei den Pfeilen ( ⟶ ) innerhalb der Körperchen ein Nucleoid. *K* Zellkern. *KM* primäre und sekundäre Kernmembran. Siemens-Elmiskop-I. Archiv-Nr.: 6736/57. Elektronenmikroskopisch: 20 000:1, Abb.: 63 000:1

tikeln, die sich als ovale Bläschen darstellen, halten wir für Viren in der Degenerationsphase. Zwischen den Epithelien finden sich weite intercelluläre Straßen mit typischen Intercellularbrücken. Das bindegewebige Stroma der Kehlkopfpapillome ist zellarm und mit einer homogenen Substanz angereichert, die elektronenmikroskopisch weitgehend mit der Substanz der Basalmembran der Capillaren übereinstimmt. Die ausgereiften virusähnlichen Körper im Kehlkopfpapillom haben in

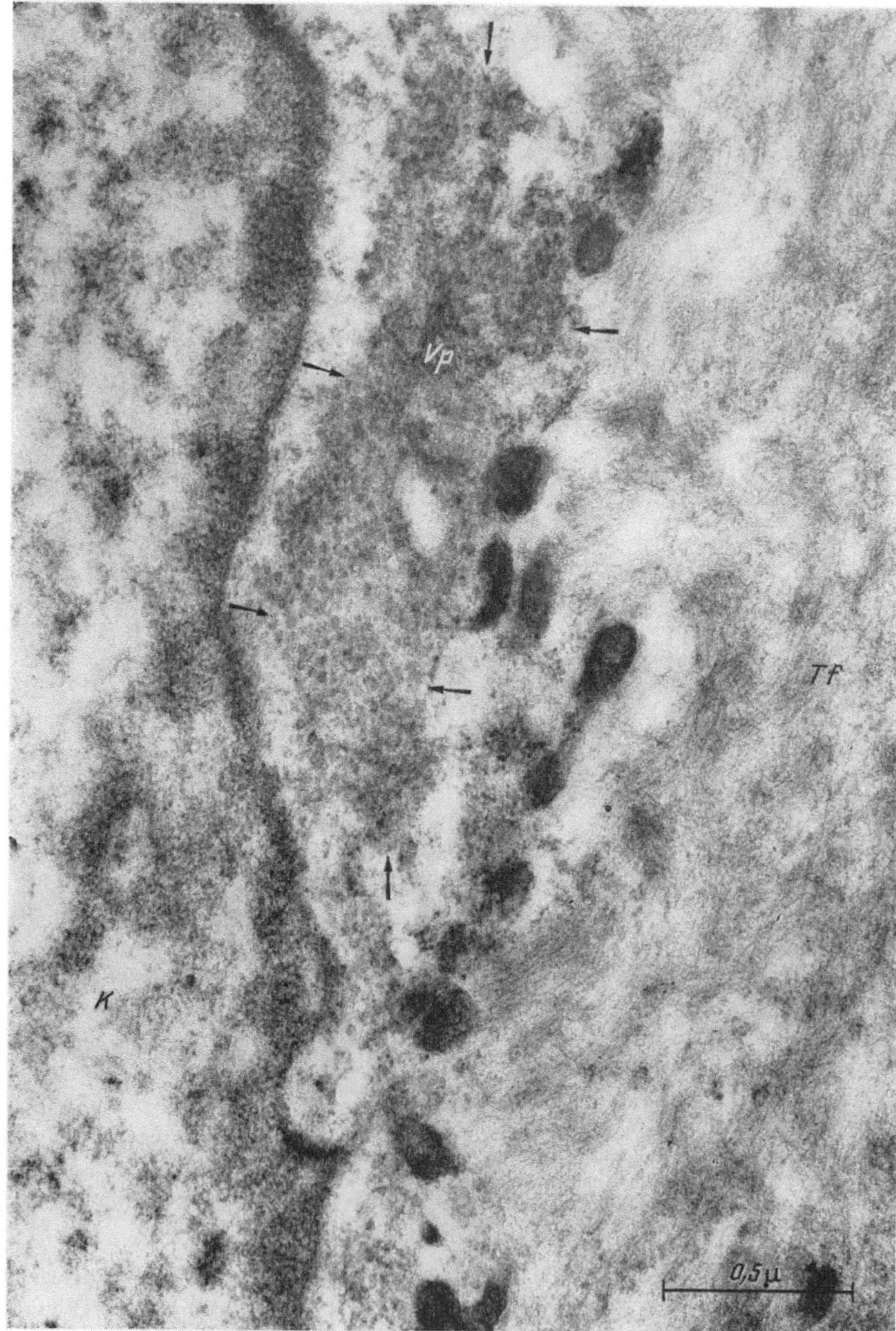

Abb. 11. Kehlkopfpapillom des Menschen. Ausschnitt einer Epithelzelle des Stratum germinativum.
Rechts neben dem Zellkern *(K)* liegt bei den Pfeilen (———▸ ◂———) eine Viroplasmazone *(Vp)*,
die sich aus zahlreichen dicht aneinander gepackten 200 Å großen Granula zusammensetzt. Im Cytoplasma liegen außerdem einige keratohyaline Granula und reiserartig angeordnete Tonofilamente *(Tf)*.
Siemens-Elmiskop-I. Archiv-Nr.: 8866/57. Elektronenmikroskopisch: 10 000:1. Abb.: 50 000:1

ihrer Ultrastruktur Ähnlichkeit mit den reiferen Viren des Shopeschen Fibroms (BERNHARD, BAUER, HAREL u. OBERLING 1954; BAUER u. CONSTANTIN 1956).

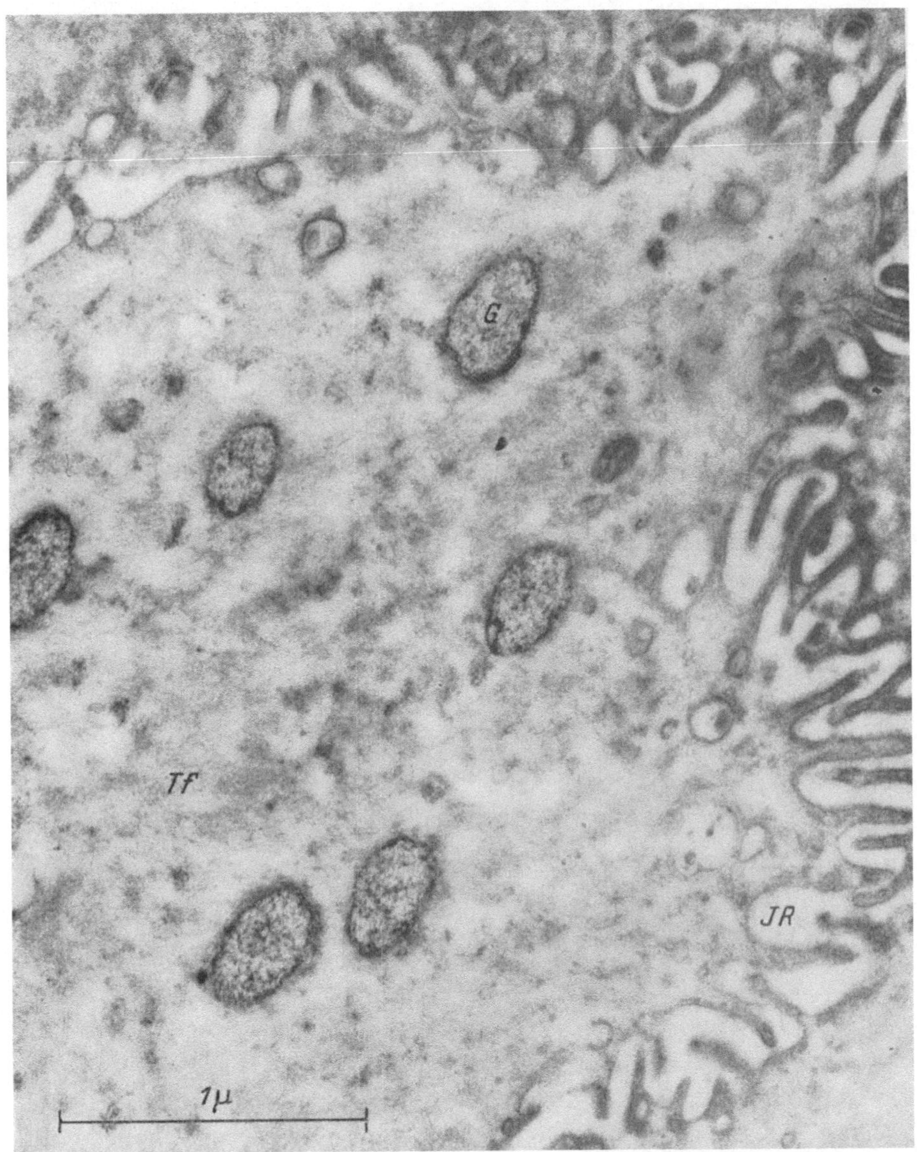



Abb. 12. Kehlkopfpapillom des Menschen. Stratum granulosum mit beginnender Verhornung der Epithelzellen. Im Cytoplasma reiserartig angeordnete Tonofibrillen *(Tf)* und mehrere keratohyaline Granula *(G)*. Weite intercelluläre Straßen *(IR)* mit Zellfortsätzen und Intercellularbrücken. Siemens-Elmiskop-I. Archiv-Nr.: 8877/57. Elektronenmikroskopisch. 10000:1. Abb.: 40000:1

Von den Keratoakanthomen, die auch als Molluscum sebaceum oder pseudo-carcinomatosum bezeichnet werden, untersuchten wir gemeinsam mit LANGER (1959) bisher 3 von 20 eingebetteten Tumoren. Zwei der untersuchten Keratoakanthome stammten von der Haut, das dritte von der Schleimhaut der Wange. In den

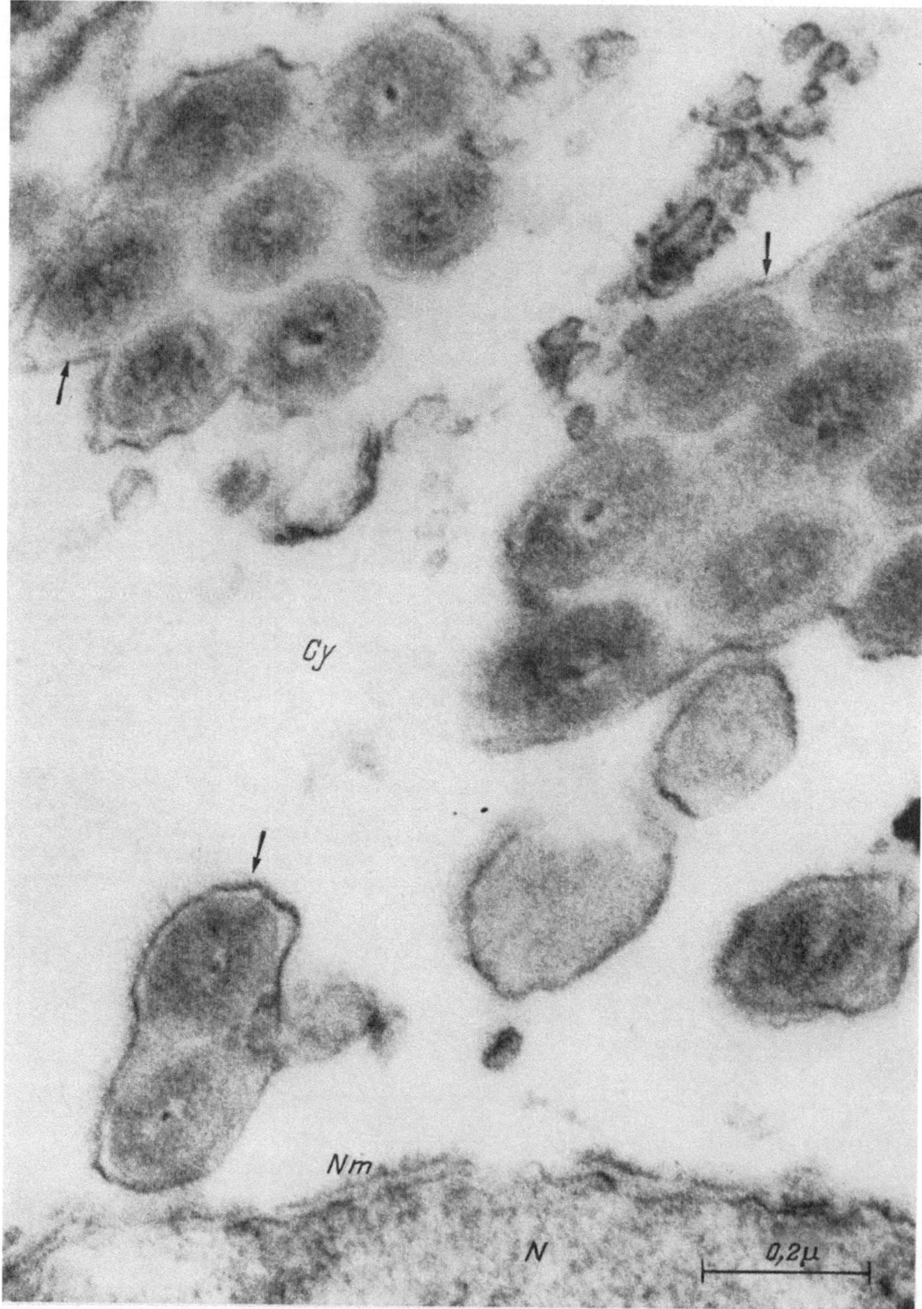

Abb. 13. Kerato-Akanthom des Menschen. Ausschnitt aus einer degenerierenden Epithelzelle der Stachelzellschicht. Im Cytoplasma *(Cy)* liegen zum Teil kristallin angeordnete Viruskörper. Die Viruskörper enthalten ein Nucleoid und eine breite homogene Schale. Bei den Pfeilen (——➤) finden sich die Außenmembranen, die mehrere Viruskörper umhüllen. *N* Zellkern. *Nm* primäre und sekundäre Kernmembran. RCA-EMU-3C-Elektronenmikroskop. Archiv-Nr.: 381 D/58. Elektronenmikroskopisch: 16 600:1. Abb. 108 600:1

parakeratotischen verhornten Massen, die vorwiegend an der Oberfläche der
Tumoren liegen, finden sich elektronenmikroskopisch zahlreiche Schichten von
verhornten, weitgehend nekrotischen Zellen ohne Kerne und Zellorganellen. Diese
verhornten Zellschichten haben unregelmäßige tentakelartige Ausläufer an der
Oberfläche und ein dichtes opakes Cytoplasma mit einigen osmiophilen ovalen
Körpern, die offenbar keratohyaline Granula sind (vgl. Abb. 12). Andere verhornende Zellen enthalten im Cytoplasma zahlreiche reiserartig angeordnete Tonofibrillen (vgl. Abb. 12), deren Ultrastruktur besonders von FASSKE u. THEMANN
(1959) bei der pathologischen Schleimhautverhornung beschrieben wurde. Bei der
Keratinisierung der Zellen und bei der Hyper-
keratose spielt offenbar die Umwandlung der cytoplasmatischen Grundsubstanz eine besondere Rolle.
In den tieferen Lagen der Keratoakanthome findet
sich eine ausgeprägte Stachelzellschicht mit gut
entwickelten Intercellularbrücken und breiten,
kräftigen Desmosomen. In der Stachelzellschicht
beobachtet man auch entzündlich infiltrierte Gebiete mit vielen eosinophilen Leukocyten. In unter-
gehenden Stachelzellen konnten wir in einem Fall
zum Teil kristallin angeordnete Gebilde nachweisen,
die auf Grund ihrer Ultrastruktur als Viren anzu-
sprechen sind (Abb. 13, 14). Die Viruskörper sind

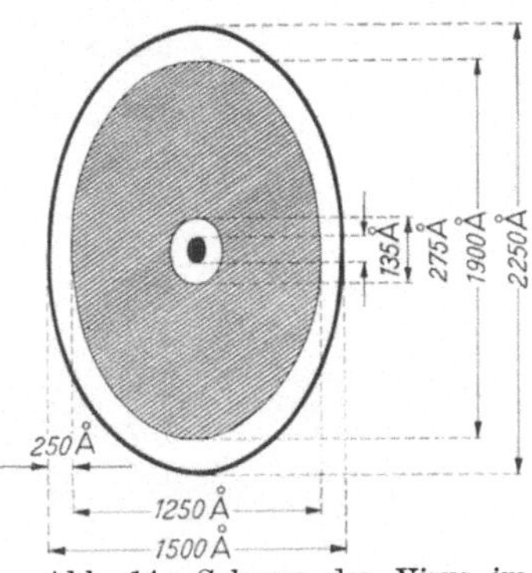

Abb. 14. Schema des Virus im
Kerato-Akanthom des Menschen

oval, 2250 Å lang und 1500 Å breit. Sie besitzen
einen 135 Å großen osmiophilen zentralen Innenkörper, eine breite Proteinschale
und eine Außenmembran. Diese Außenmembran kann auch mehrere Viruskörper
umhüllen (Pfeile auf Abb. 13). Morphologisch unterscheidet sich das gefundene
Virus im Keratoakanthom deutlich von dem Virus des Molluscum contagiosum,
gehört aber der Größe nach sehr wahrscheinlich zu den Viren der Pockengruppe.
In einem anderen Fall konnten wir in den Zellkernen Gruppen von kleinen Granula
und homogene Substanzen nachweisen (Abb. 15), die als intranucleäres Viroplasma aufgefaßt werden können. Im Cytoplasma solcher Zellen finden sich viele
etwa 0,2 $\mu$ große ovale, von Membranen umgebene Gebilde (Abb. 16), die der
Struktur nach Cytosomen sind. Diese Cytosomen weisen auf eine starke produk-
tive Tätigkeit des Cytoplasmas hin. Es ist möglich, daß in diesen Cytosomen ein
Virusprotein gebildet wird. Über die Bedeutung des Virus für die Ätiologie des
Keratoakanthoms und über den Ausschluß einer sekundären Virusinfektion können wir noch keine Aussagen machen.

Von malignen, metastasierenden Geschwülsten des Menschen sind bis jetzt
keine Virustumoren sicher bekannt, da die bisher vorliegenden Ergebnisse sich
größtenteils widersprechen. SCHUBIN (1960) untersuchte mit dem Elektronenmikroskop 137 Magenkrebse, 14 Magenpolypen, 79 Sarkome, 64 Mammacarcinome
und 17 Melanome des Menschen und fand in 40—50% der Geschwülste virusähnliche Körperchen. Da uns die erste Mitteilung von SCHUBIN (1957) im Original
augenblicklich nicht zugänglich ist, und der im Verhandlungsbericht des IV. Internationalen Kongresses für Elektronenmikroskopie gedruckte Vortrag von SCHUBIN
(1960) während des Kongresses nicht gehalten wurde, können wir zu den Befunden
von SCHUBIN keine Stellung nehmen. HAGUENAU u. ARNOULT (1959b) haben

dagegen in 91 Mammacarcinomen der Frau keine virusähnlichen Körperchen beobachten können und auch FASSKE u. THEMANN (1960) fanden in menschlichen Carcinomen keine Viren. In menschlichen Asciteszellen bei Peritonitis carcinomatosa wurden ebenfalls virusähnliche Partikeln nicht beobachtet.

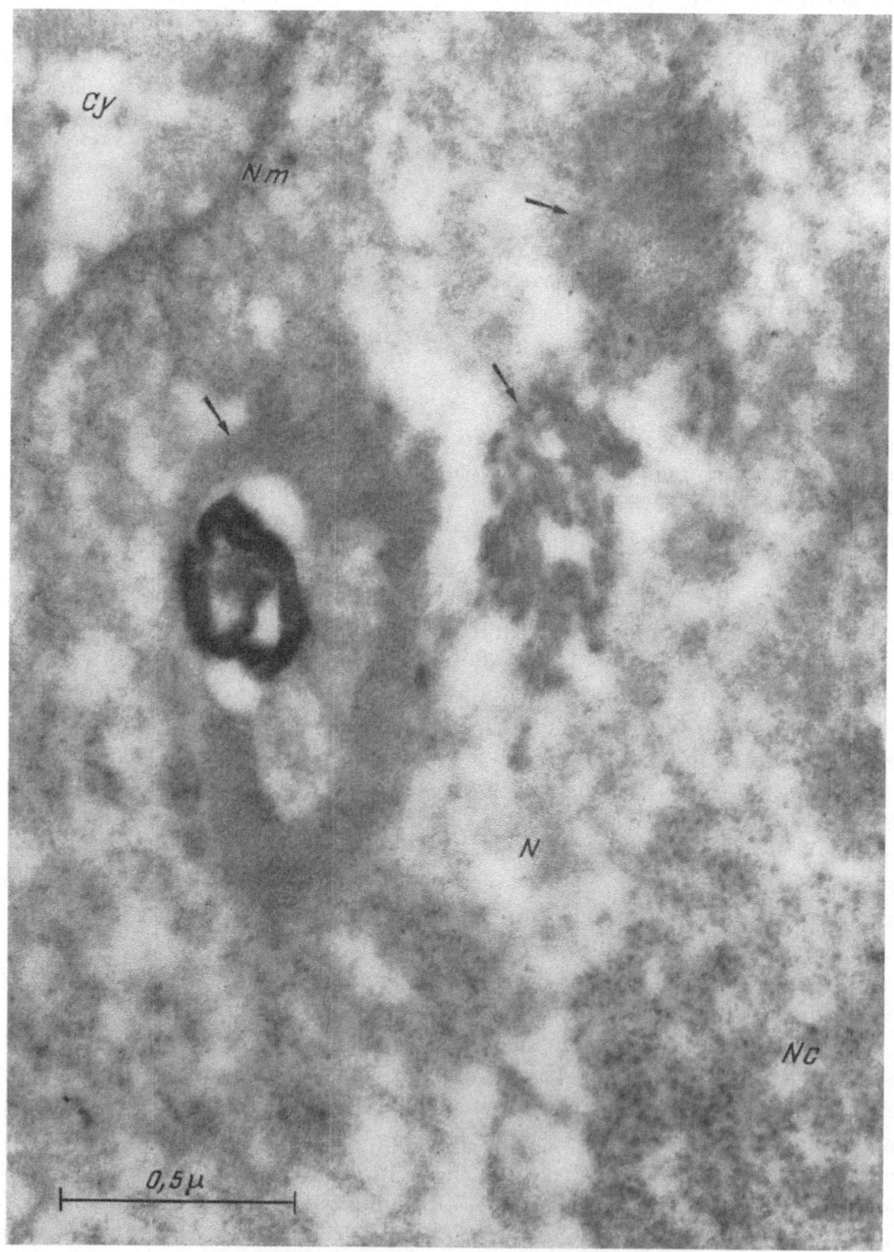


Abb. 15. Kerato-Akanthom des Menschen. Ausschnitt aus dem Kern einer Epithelzelle der Stachelzellschicht. Im Zellkern *(N)* Gruppen von kleinen Granula und homogene Substanzen, die als intranucleares Viroplasma aufgefaßt werden können (⟶). Rechts unten ist der Nucleolus *(Nc)*. *Nm* Kernmembran. Oben links ist das Cytoplasma *(Cy)* eben angeschnitten. RCA-EMU-3 C-Elektronenmikroskop. Archiv-Nr.: 382/58. Elektronenmikroskopisch: 16 600:1. Abb. 62 300:1

In letzter Zeit mehren sich aber die Beobachtungen, die im Falle einer besonderen Gruppe der menschlichen Leukosen auf eine Viruseinwirkung bei der Entstehung der Leukosen schließen lassen. DMOCHOWSKI u. GREY (1957) sowie

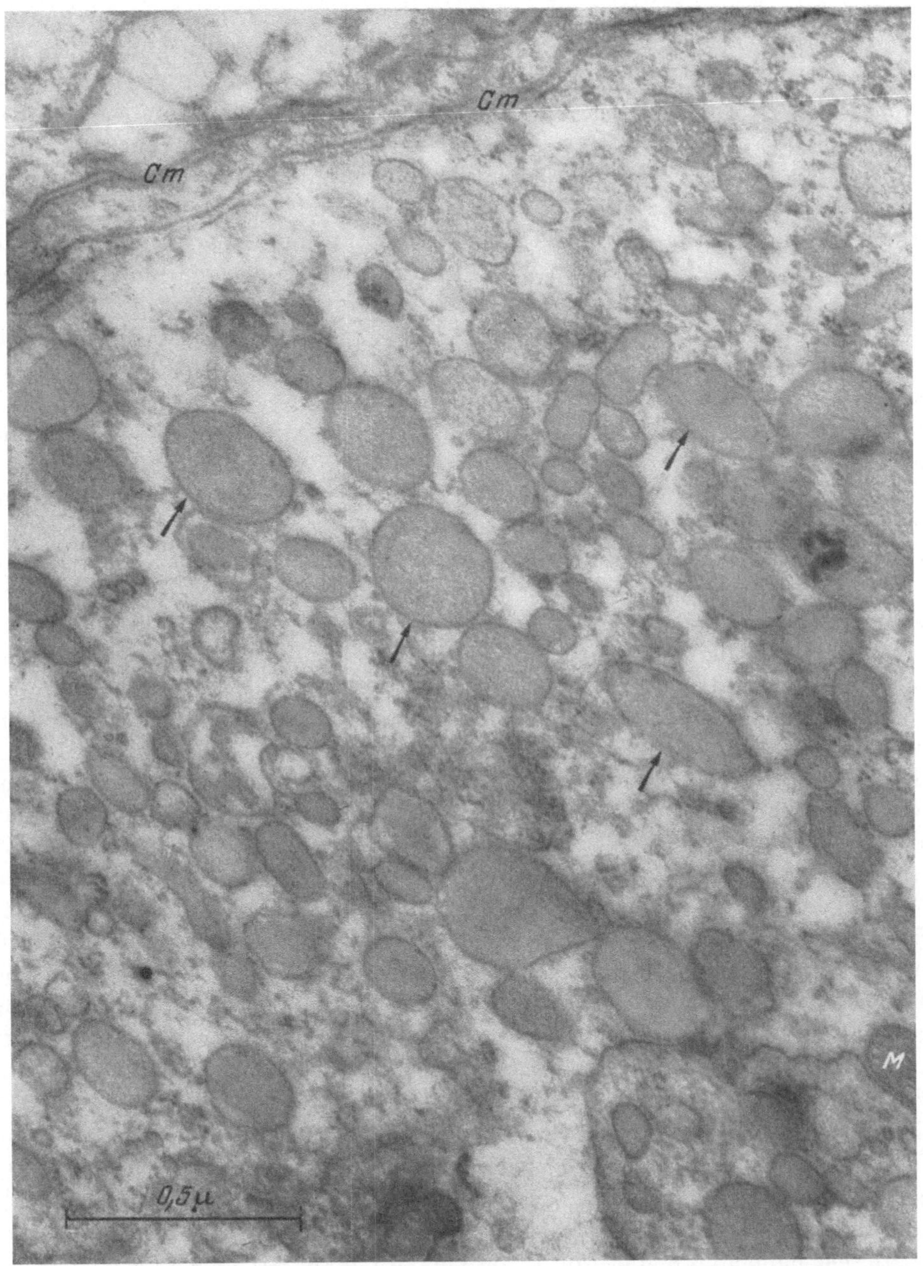

Abb. 16. Kerato-Akanthom des Menschen. Ausschnitt einer Epithelzelle der Stachelzellschicht. Im
Cytoplasma liegen bei den Pfeilen (——→) viele etwa 0,2 μ große ovale Gebilde mit homogener Grundsubstanz und Außenmembran. M Mitochondrium. Cm Zellmembranen. RCA-EMU-3C-Elektronen-
mikroskop. Archiv-Nr.: 459/58. Elektronenmikroskopisch: 16 600:1, Abb.: 62 300:1

Dmochowski, Grey, Sykes, Shullenberger u. Howe (1959) fanden in Zellen von Lymphknoten bei 3 Fällen mit akuter lymphatischer Leukämie, bei einer myeloischen Leukämie und bei einem Lymphosarkom typische Viruspartikeln mit einem Durchmesser von etwa 900 Å. Ähnliche Viren wurden von Beard (1958) im Knochenmark eines Falles mit myeloischer Leukämie beschrieben. Braunsteiner, Fellinger u. Pakesch (1960) fanden von 16 untersuchten Fällen nur in einem Fall mit akuter Leukose im Knochenmark 75—95 mμ im Durchmesser große Viruskörper. Diese liegen extracellulär an den Zellmembranen. Braunsteiner, Fellinger u. Pakesch (1960) betonen, daß bei der chronischen Leukämie, bei Lymphosarkom und bei der Lymphogranulomatose von ihnen bisher keine Viren gefunden werden konnten. An der Kinderklinik der Medizinischen Akademie in Düsseldorf hat Huth (1960) bisher das Sternalmark von 3 aleukämischen Stammzellenleukosen von 3—6 Jahre alten Kindern elektronenmikroskopisch untersucht. Huth (1960) fand in einem Fall im Cytoplasma stark geschwollener Zellen zahlreiche in Gruppen angeordnete, 50—70 mμ große Partikeln, die er als virusähnliche Körperchen ansieht. Es ist auch gelungen, durch Filtrate aus Gehirnen von Leukosen des Menschen bei Mäusen eine Leukose zu erzeugen (Schwartz, Schoolman, Spurier u. Yates 1958; Graffi 1959). Alle diese Arbeiten sind im Fluß und berechtigen noch nicht zu bindenden Schlüssen.

Da die meisten Spontantumoren, wenn virusbedingt, arm an Viren sind, muß man also nach Mitteln und Wegen suchen, diese Viren anzureichern und sie in der Zelle sowie in gereinigten Virusfraktionen elektronenmikroskopisch darstellen zu können. Die früher vertretene Auffassung, daß die intracelluläre Vermehrung eines Virus genüge, um die infizierte Zelle durch konstante Reizwirkung in eine Krebszelle umzuwandeln, kann heute nicht mehr aufrecht erhalten werden. Man kennt zahlreiche Viren, die sich im Cytoplasma, im Zellkern oder an der Zellmembran vermehren, ohne zu einer krebsigen Entartung zu führen. Im Entwicklungszyklus der Viren gibt es eine Phase, während der das Virus in der Zelle lediglich in Gestalt seiner Nucleinsäure vorhanden ist. In dieser Phase ist das Virus mit elektronenmikroskopischen Methoden nicht sichtbar. Dieser Virus-Nucleinsäurekomplex soll nach Oberling (1959 a, b) in den Erbstrukturen der infizierten Zelle verankert sein. Es gibt nach dieser Auffassung sogenannte „temporäre Viren" oder „Proviren". Diese Proviren können zum Beispiel durch Strahlen oder durch carcinogene Substanzen induziert werden. Elektronenmikroskopische Befunde über das Auftreten von virusähnlichen Partikeln bei chemisch induzierten Geschwülsten von Tieren (de Rom, Sebruyns, de Groodt, Thiery u. Lagasse 1960; Klärner u. Gieseking 1960) sind ein Beispiel dafür. Im Gegensatz hierzu besteht aber auch die Möglichkeit, durch experimentelle Zufuhr von nichttumorerzeugenden Viren, das Wachstum von Tumoren zu hemmen (Holzaepfel u. Boutselis 1957). Die oft vollständige Latenz der Proviren durch viele Generationen von Zellen und Individuen, die Übertragung mancher Viren durch die Keimzellen sowie ihre morphogenen Eigenschaften sprechen dafür, daß die Tumorviren sich wie anomale oder mutierte Gene verhalten können. So kommt die Virustheorie des Krebses heute sehr nahe an die Mutationstheorie heran (Oberling 1959 a, b).

## Literatur


v. ALBERTINI, A., E. GLATTHAAR u. A. VOGEL: Elektronenmikroskopische Untersuchungen am atypischen Portioepithel. Oncologia (Basel) 8, 185 (1955).

BANG, F. B., H. B. ANDERVONT and I. VELLISTO: Electron Microscopic Evidence Concerning the Mammary Tumor Inciter (Virus). II. An Electron Microscopic Study of the Spontaneous and Induced Mammary Tumors of Mice. Bull. Johns Hopk. Hosp. 98, 287—308 (1956).

— I. VELLISTO and R. LIBERT: Electron Microscopic Evidence Concerning the Mammary Tumor Inciter (Virus). I. A Study of Normal and Malignant Cells from the Mammary Gland of Mice. Bull. Johns Hopk. Hosp. 98, 255—285 (1956).

BAUER, A, et TH. CONSTANTIN: Multiplication du virus de shope dans les cellules en culture. Étude au microscope électronique. C. R. Soc. Biol. (Paris) 150, 246 (1956).

BEARD, J. W.: Viruses as a cause of cancer. Amer. Scientist 46, 226—254 (1958).

BENEDETTI, E. L., et W. BERNHARD: Recherches ultrastructurales sur le virus de la leucémie érythroblastique du poulet. J. ultrastruct. Res. 1, 309—336 (1958).

BERNHARD, W.: Electron Microscopy of Tumor Cells and Tumor Viruses. A Review. Cancer Res. 18, 491—509 (1958).

— A. BAUER, M. GUÉRIN et CH. OBERLING: Etude au microscope électronique de corpuscules d'aspect virusal dans des épitheliomas mammaires de la souris. Bull. Cancer (Paris) 42, 163—178 (1955).

— — J. HAREL et CH. OBERLING: Les formes intracytoplasmiques du fibromateux de Shope. Études de coupes ultrafines au microscope électronique. Bull. Cancer (Paris) 41, 423—444 (1954).

— R. A. BONAR, D. BEARD and J. W. BEARD: Ultrastructure of viruses of myeloblastosis and erythroblastosis isolated from plasma of leukemic chickens. Proc. Soc. exp. Biol. (N.Y.) 97, 48—52 (1958).

— A. DONTCHEFF, CH. OBERLING et P. VIGIER: Corpuscules d'aspect virusal dans les cellules du sarcome de Rous. Bull. Cancer (Paris) 40, 311—321 (1953).

— et M. GUÉRIN: Présence de particules d'aspect virusal dans les tissus tumoraux de souris atteintes de leucémie spontanée. C. R. Acad. Sci. (Paris) 247, 1802—1805 (1958).

— J. HAREL et CH. OBERLING: C. R. Acad. Sci. (Paris) 239, 743 (1954).

— et CH. OBERLING: Echec de la mise en évidence de corpuscules virus dans les cellules du sarcome deRous examinées au microscope électronique.Bull.Cancer(Paris)40,178—185(1953).

BIRBECK, M. S. C., and N. A. BARNICOT: Electron microscopy studies on pigment formation in human hair follicles. In: „Pigment Cell Biology", S. 549—561. New York: Academic Press Inc. 1959.

BRAUNSTEINER, H., K. FELLINGER and F. PAKESCH: Electron Microscopic Investigations on Sections from Lymph Nodes and Bone Marrow in Malignant Blood Diseases. Blood 12, 278—294 (1957).

— — — On the occurence of virus-like bodies in human leukemia. Blood 15, 476—479 (1960).

— F. MLCZOCH u. F. PAKESCH: Elektronenmikroskopische Untersuchungen über die Struktur von intracellulärem Melanin beim Melanoblastom. Klin. Wschr. 36, 262—263 (1958).

CORNIL, J.M., et J. STAHL: Diskuss.-Bemerkung zu F. HAGUENAU et J. ARNOULT. Bull. Cancer (Paris) 46, 210 (1959).

DALTON, A. J.: Organization in Benign and Malignant Cells. Lab. Invest. 8, 510—537 (1959).

DMOCHOWSKI, L., and C. E. GREY: Electron microscopy of tumors of known and suspected viral etiology (11. Ann. Symp. on Fundamental Cancer Research). Texas Rep. Biol. Med. 15, 704—753 (1957).

— — and B. R. BURMESTER: Submicroscopic morphology of avian neoplasms. IV. Studies on erythroblastosis of strain RPL-12. Proc. Soc. exp. Biol. (N. Y.) 100, 517—519 (1959).

— — — and M. A. GROSS: Submicroscopic morphology of avian neoplasms. III. Studies on visceral lymphomatosis. Proc. Soc. exp. Biol. (N. Y.) 100, 514—516 (1959).

— — J. A. SYKES, C. C. SHULLENBERGER and C. D. HOWE: Studies on Human Leukemia. Proc. Soc. exp. Biol. (N. Y.) 101, 686—690 (1959).

DOURMASHKIN, R., and W. BERNHARD: A Study with the Electron Microscope of the Skin Tumour of Molluscum Contagiosum. J. ultrastruct. Res. 3, 11—38 (1959).

EDWARDS, G. A., C. RUSKA, H. RUSKA and J. V. SKIFF jr.: The micromorphology of a human bronchogenic carcinoma. Cancer (Philad.) 12, 982—1002 (1959).

FASSKE, E., u. H. THEMANN: Die pathologische Schleimhautverhornung und ihre Beziehung zur Glykogensynthese. Beitr. path. Anat. **121**, 442—469 (1959).
— — Die elektronenmikroskopische Struktur menschlicher Carcinome. Beitr. path. Anat. **122**, 313—344 (1960).
FAWCETT, D. W.: Electron Microscope Observations on Intracellular Virus-like Particles Associated with the Cells of the Lucké Renal Adenocarcinoma. J. biophys. biochem. Cytol. **2**, 725—742 (1956).
FRUHLING, L., et A. PORTE: Contribution de la microscopie électronique à l'étude d'un sarcome plasmocytaire. Ann. Anat. path. (N. S.) **3**, 538—557 (1958).
GLATTHAAR, E., u. A. VOGEL: Elektronenmikroskopische Studien am Portioepithel und Portiocarcinom. Geburtsh. u. Frauenheilk. **18**, 502 (1958).
— — Weitere elektronenmikroskopische Untersuchungen am atypischen Portioepithel (Oberflächencarcinom). Gynaecologia (Basel) **148**, 1 (1959).
GRAFFI, A.: 6. Wissenschaftliche Tagung des Deutschen Zentralausschusses für Krebsbekämpfung und Krebsforschung vom 12.—14. 3. 1959 in Berlin.
— U. HEINE, J.-G. HELMCKE, D. BIERWOLF u. A. RANDT: Über den elektronenmikroskopischen Nachweis von Viruspartikeln bei der myeloischen Leukämie der Maus nach Injektion zellfreier Tumorfiltrate. Klin. Wschr. **38**, 254—262 (1960).
GRICOUROFF, M.: Diskuss.-Bemerkung zu F. HAGUENAU et J. ARNOULT. Bull. Cancer (Paris) **46**, 210 (1959).
GROSS, L.: Viral (Egg-born) Etiology of Mouse Leukemia. Cancer **9**, 778—791 (1956).
GUÉRIN, M.: L'étude virologique du cancer mammaire de la souris. Sem. Hôp. Paris **1958**, 35—45.
GUSEK, W.: Elektronenmikroskopische Untersuchungen an einem polymorphzelligen Knochensarkom des Menschen. Beitr. path. Anat. **120**, 302—318 (1959).
HAGUENAU, F., et J. ARNOULT: Le cancer du sein chez la femme. Étude comparative au microscope électronique et au microscope optique. Bull. Cancer (Paris) **46**, 177—211 (1959 a).
— — Le cancer mammaire de la souris et de la femme. Étude comparative au microscope électronique. Path. et Biol. **7**, 989—1015 (1959 b).
— A. J. DALTON and J. B. MOLONEY: A preliminary report of electron microscopic and bioassay studies on the Rous sarcoma I virus. J. nat. Cancer Inst. **20**, 633—649 (1958).
HANSCHKE, H. J., u. H. SCHULZ: Elektronenmikroskopische Befunde an Zellen von Vaginal- und Portioabstrichen. Arch. Gynäk. **192**, 393—411 (1960).
HARBERS, E.: Zur Frage der „Virusgenese" von Neoplasmen. Dtsch. med. Wschr. **85**, 2309—2316 (1960).
HARVEN, É. DE, and CH. FRIEND: Electron microscope study of a cell-free induced leukemia of the mouse: a preliminary report. J. biophys. biochem. Cytol. **4**, 151—156 (1958).
HEINE, U., A. GRAFFI, J.-G. HELMCKE u. A. RANDT: Virusartige Partikeln in zellfrei übertragbaren Mäuseleukämien. Naturwissenschaften **44**, 449—450 (1957).
HOFFMEISTER, H., u. H. SCHULZ: Lichtoptische und elektronenoptische Befunde am Endometrium der geschlechtsreifen Frau während der Proliferations- und Sekretionsphase unter besonderer Berücksichtigung der Faserstrukturen. Beitr. path. Anat. (Arbeit im Druck, 1961).
HOLLMANN, K. H., et M. R. RIVIÈRE: Particules d'aspect virusal dans un épithélioma mammaire spontané transplantable du Rat. Mise en évidence au microscope électronique. C. R. Acad. Sci. (Paris) **248**, 2917—2918 (1959).
HOLZAEPFEL, J. H., and J. G. BOUTSELIS: The use of $APC_3$ virus as a cancericidal agent. Preliminary report. Cancer (Philad.) **10**, 577—580 (1957).
HOWATSON, A. F., and A. W. HAM: The Fine Structure of Normal and Malignant Cells as Revealed by the Electron Microscope. 2d Canad. Cancer Res. Conf., pp. 17—58, 1956.
HUTH, E.: Mündliche Mitteilung, 1960.
KAHLER, H., and B. J. LLOYD, jr.: Electron Microscopic Study of the Shope Papilloma Virus. J. nat. Cancer Inst. **12**, 1167—1175 (1952).
KLÄRNER, P., u. R. GIESEKING: Zur Ultrastruktur des Urethan-Lungentumors. Naturwissenschaften **47**, 66—67 (1960).
LANGER, E.: Diskuss.-Bemerkung zu MILLER. Verh. dtsch. Ges. Path. **42**, 334 (1959).
— Elektronenmikroskopische Befunde beim Bronchial-Karzinoid. Verh. dtsch. Ges. Path. **44**, 267—272 (1960).

Langer, E., u. S. Huhn: Der submikroskopische Bau der Myoepithelzelle. Z. Zellforsch. **47**, 507—516 (1958).

Lerner, A. B.: Amer. J. Med. **19**, 902 (1955).

Lloyd, B. J., and H. Kahler: Electron Microscopy of the Virus of Rabbit Fibroma. J. nat. Cancer Inst. **15**, 991—999 (1955).

Man, J. C. H. de: Observations, with the aid of the Electron Microscope, on the Mitochondrial Structure of experimantal liver tumors in the rat. J. nat. Cancer Inst. **24**, 795—819 (1960).

Meessen, H., u. H. Schulz: Elektronenmikroskopischer Nachweis des Virus im Kehlkopfpapillom des Menschen. Klin. Wschr. **35**, 771—773 (1957).

Miller, F.: Orthologie und Pathologie der Zelle im elektronenmikroskopischen Bild. Verh. dtsch. Ges. Path. **42**, 261—332 (1959).

— u. M. Montelone: Die Feinstruktur der mehrkernigen Riesenzellen des gutartigen Riesenzelltumors des Knochens. Frankfurt. Z. Path. **68**, 49—54 (1957).

Moricard, R., N. Hinglais-Guillaud et R. Cartier: Cytologie comparée en microscopie optique et électronique de l'épithélium pavimenteux cervical normal et pathologique. Gynéc. et Obstét. **57**, 453—489 (1958).

Nilsson, O.: Ultrastructure of mouse uterine surface epithelium under different estrogenic influences. 4. Uterine secretion. J. ultrastruct. Res. **2**, 331—341 (1959).

Novikoff, A. B.: A transplantable rat liver tumor induced by 4-dimethylamino-azobenzene. Cancer Res. **17**, 1010—1027 (1957).

Noyes, W. F.: Studies on the Shope rabbit papilloma virus. II. The location of infective virus in papillomas of the cottontail rabbit. J. exp. Med. **109**, 423—428 (1959).

Oberling, Ch.: Virus und Krebs. 6. Wissenschaftliche Tagung des Deutschen Zentralausschusses für Krebsbekämpfung und Krebsforschung vom 12.—14. 3. 1959 in Berlin. Fortschr. Med. **77**, 274 (1959 a).

— Krebs. Das Rätsel seiner Entstehung. Hamburg: Rowohlts Deutsche Enzyklopädie 1959 (b).

Policard, A., A. Collet, P. Borin et C. Reuet: Rev. Hémat. **12**, 35 (1957).

Rom, F. de, M. Sebruyns, M. de Groodt, M. Thiery u. A. Lagasse: Elektronenmikroskopische Untersuchung von virus-ähnlichen Partikelchen in chemisch induzierten Carcinoma-Zellen. IV. Internat. Kongr. f. Elektronenmikroskopie, Bd. II, S. 456—458. Berlin-Göttingen-Heidelberg: Springer 1960.

Schubin, A.: Fragen der Ätiologie und der Pathogenese der Tumoren (russ.). 1957, S. 49 (Moskau).

— Elektronenmikroskopische Untersuchungen der virusähnlichen Körperchen in bösartigen Geschwülsten des Menschen. IV. Internat. Kongr. f. Elektronenmikroskopie. Bd. II, S. 470. Berlin-Göttingen-Heidelberg: Springer 1960.

Schulz, H.: Elektronenmikroskopische Untersuchungen eines Mammacarcinoms der Ratte. Oncologia (Basel) **10**, 307—329 (1957).

Schwartz, S. O., H. M. Schoolman, W. Spurier and L. R. Yates: Studies in leukemia. VIII. Leukemogenic effect of brain filtrates after serial passages through mice. Proc. Soc. exp. Biol. (N. Y.) **97**, 397—399 (1958).

Selby, C. C., J. J. Biesele and C. E. Grey: Electron Microscope Studies of Ascites Tumor Cells. Ann. N. Y. Acad. Sci. **63**, 748—767 (1956).

Stewart, S. E.: The Polyoma Virus. Sci. Amer. **203**, 63—71 (1960).

— B. E. Eddy and M. F. Stanton: Progress in Virus Research — The Polyoma Virus. Progr. exp. Tumor Res. **1**, 67—85 (1960).

Stone, R. S., R. E. Shope and D. H. Moore: Electron microscope study of the development of the papilloma virus in the skin of the rabbit. J. exp. Med. **110**, 543—546 (1959).

Vogel, A., u. E. Glatthaar: Weitere elektronenmikroskopische Untersuchungen am Portiokarzinom. Oncologia (Basel) **11**, 138—147 (1958).

Wellings, S. R., and B. V. Siegel: Role of Golgi-apparatus in the formation of melanin granules in human malignant melanoma. J. ultrastruct. Res. **3**, 147—154 (1959).

Wessel, W., u. W. Bernhard: Vergleichende elektronenmikroskopische Untersuchung von Ehrlich- und Yoshida-Ascitestumorzellen. Z. Krebsforsch. **62**, 140—162 (1957).

Wolf, L.: Elektronenmikroskopische Untersuchung an Ehrlich-Ascites-Tumorzellen. Nachweis von virusartigen Körpern in den Tumorzellen. Schweiz. Z. Path. Bakt. **22**, 475—489 (1959).

Yasuzumi, G., and R. Sugihara: A comparative electron microscopic study on Ehrlich ascites tumor cells, Yoshida sarcoma cells, and human cancerous peritonitis ascites cells. Cancer Res. **18**, 1167—1170 (1958).

# Der submikroskopische Bau
## des Bronchial- und des Darmcarcinoides*

Von

ERICH LANGER (Düsseldorf)

Mit 11 Abbildungen

OBERNDORFER grenzte im Jahre 1907 mit der Bezeichnung „Carcinoid" bestimmte epitheliale Gewächse des Dünn- und Dickdarmes, die schon LUBARSCH (1888) als etwas Besonderes erkannt hatte, von den Carcinomen des Verdauungsschlauches ab. MASSON wies 1914 die Entstehung dieser Carcinoide von den gelben oder enterochromaffinen Zellen, auch Kultschitzky-Zellen genannt, nach und beschrieb, ebenso wie FEYRTER, knospenartige Wucherungen dieser Zellen in die T. submucosa, die er als „bourgeonnement" und FEYRTER als „Endophytie" bezeichnet.

HAMPERL charakterisierte im Jahre 1937 mit dem Namen Carcinoid bestimmte gutartige Gewächse des Bronchialbaumes, auf die GEIPEL 1931 aufmerksam machte, und stellte erstmals die übereinstimmende Gewebsstruktur dieser Bronchialcarcinoide mit den Carcinoiden des Darmtraktes, unter Hinweis auf gewisse Abweichungen im färberischen Verhalten des Tumorgewebes, heraus. FEYRTER leitet die Bronchialcarcinoide von den basilaren hellen Zellen der Bronchialschleimhaut ab, die sich nur beim Säugling und Kleinkind färberisch wie die enterochromaffinen Zellen des Verdauungstraktes verhalten sollen.

Die Carcinoide bestehen aus hellen polyedrischen bis zylindrischen Zellen mit fein granuliertem Cytoplasma und gleichmäßigen rundlichen Kernen (Abb. 1a—c). Die Tumorzellen bilden Nester und Stränge, manchmal mit kleinen Drüsenlichtungen, und ihr Gewebsmuster variiert in bestimmten Grenzen, besonders beim Bronchialcarcinoid. Außerdem bestehen Unterschiede im Verhalten des Tumorgewebes gegenüber Farbstoffen und beim Ausfall histochemischer Reaktionen, die aber fehlen können. Die wesentlichen Eigenschaften der Darm- und Bronchialcarcinoide sind in der Tabelle 1 zusammengefaßt.

Die Darmcarcinoide treten auch multipel auf und sind klinisch entweder stumm oder sie lösen bei entsprechender Größe eine umschriebene Darmverengung mit ihren Folgen aus. Sie können auch in Lymphknoten und in andere Organe metastasieren und rufen bei Befall der Leber das Flush- oder das Carcinoidsyndrom hervor. Es wurde zunächst von SCHOLTE beschrieben, aber als Syndrom erst in den letzten Jahren durch BJÖRCK, AXÉN u. THORSON sowie ISLER u. HEDINGER abgegrenzt. Anfallsweise Hautrötungen, der sog. Flush, wiederholte Diarrhoen mit zahlreichen wäßrigen Stühlen und fibröse Klappenveränderungen des rechten

---

* Aus dem Pathologischen Institut der Medizinischen Akademie Düsseldorf (Direktor: Prof. Dr. H. MEESSEN).

Herzabschnittes sind seine wesentlichen Kennzeichen, verknüpft mit einem erhöhten 5-Hydroxytryptamingehalt im Tumorgewebe und im Blut sowie mit einer erhöhten Ausscheidung von 5-Hydroxyindolessigsäure im Harn.

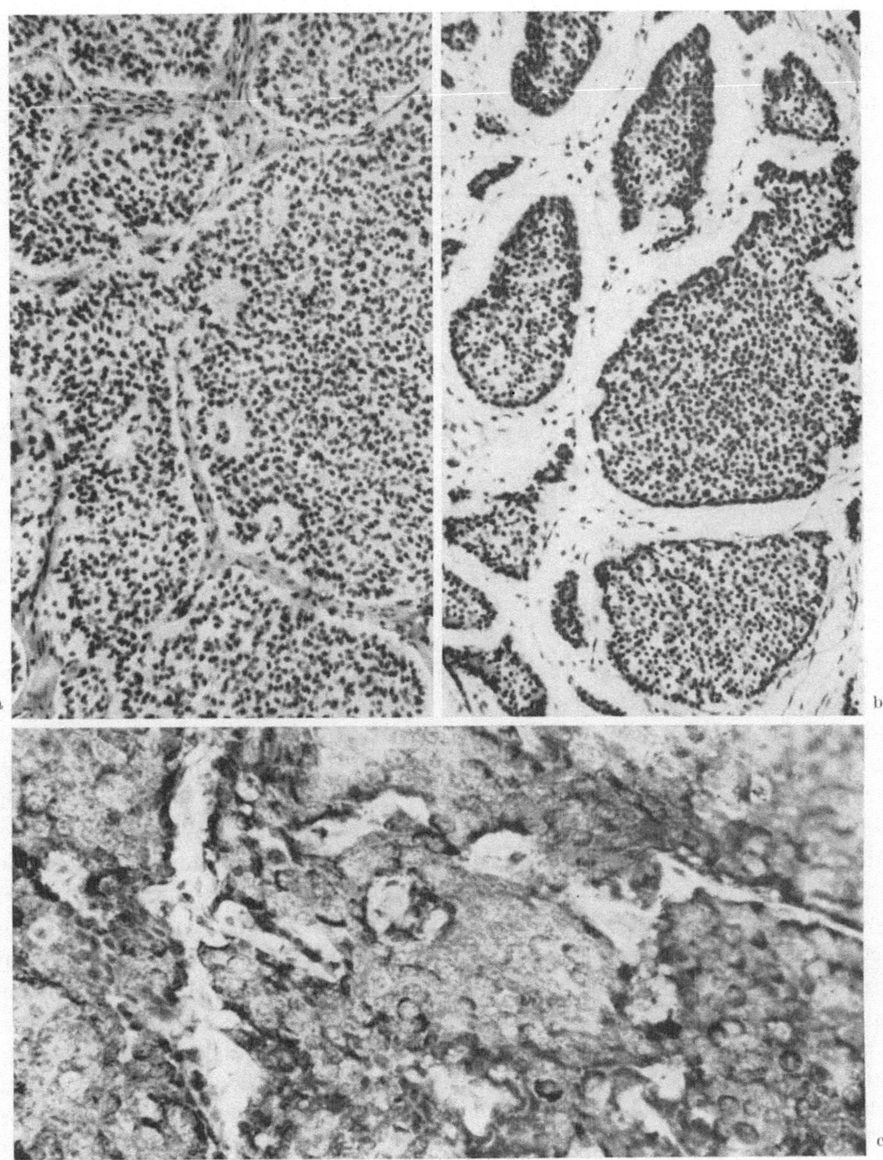

Abb. 1 a—c. a Bronchialcarcinoid,  b Dünndarmcarcinoid,  c typische Argentaffinität der Zellen des Dünndarmcarcinoides; Vergr. a u. b 125fach, c 250fach; a u. b Hämalaun-Eosin, c versilbert n. MASSON-HAMPERL

Das Bronchialcarcinoid ist ein relativ gut begrenzter Tumor, der mit zunehmender Größe die Lichtung des Bronchus verlegt und dadurch entsprechende sekundäre klinische Symptome auslöst. Im Gegensatz zum Darmcarcinoid sind

nur wenige Fälle eines metastasierenden Bronchialcarcinoides bis jetzt beschrieben
(SAUER, DEARING u. FLOCK; KINCAID-SMITH u. BROSSY; WARNER u. SOUTHERN;
DOCKERTY, GOON, FONTANA u. SCUDAMORE; MATTINGLY; STANDFORD, DAVIS,
GONTER u. HOBART jr.; SCHNECKLOTH, McISAAC u. PAGE; JAEGER), die teilweise
ein Flush-Syndrom mit einem vermehrten Gehalt von 5-Hydroxytryptamin im
Blut und von 5-Hydroxindolessigsäure im Harn hatten.

Tabelle 1. *Schematische Zusammenstellung der wichtigsten Eigenschaften des Zellen-, des Darm-
und Bronchialcarcinoides* + positiv, — negativ, ? fraglich, () manchmal

| Eigenschaften | Darmcarcinoid | Bronchialcarcinoid |
|---|---|---|
| Eigenfluorescenz (gelb) | + | — |
| Argentaffinität | + (—) | — (+) |
| Argyrophilie | + (—) | (+) |
| Chromaffinität | + | ? |
| Diazotierbarkeit | + | (+) |
| Lipoide und Fette | + | (+) |
| Mucopolysaccharide | + | (+) |
| Erhöhter Zinkgehalt | + (—) | ? |
| 5-Hydroxytryptamin | + | ? |
| Mutterzelle | Enterochromaffine Zelle der Darmschleimhaut | Nach FEYRTER: basilare Zelle der Bronchialschleimhaut |

Die Feststellung eines gefäßaktiven Stoffes in den enterochromaffinen Zellen,
des Enteramins, durch ERSPAMER, das sich mit dem von RAPPORT, GREEN u.
PAGE isolierten Serotonin als identisch erwies, und der erstmals von LEMBECK
geführte Nachweis großer Mengen von 5-Hydroxytryptamin im Gewebe von
Darmcarcinoiden, das nach RATZENHOFER u. LEMBECK an die Granula der gelben
Zellen gebunden ist, bestätigte die schon von MASSON und FEYRTER vertretene
Auffassung einer endokrinen Leistung der Darmcarcinoide und ihrer Mutterzellen.

Ausgehend von der morphologischen Identität der Bronchial- und Darmcarcinoide und ihrer fallweisen endokrinen Funktion haben wir beide Carcinoidtypen elektronenmikroskopisch untersucht, mit dem Ziel, ihren submikroskopischen Bau festzustellen und nach Zellstrukturen zu suchen, die einer endokrinen
Leistung zugeordnet werden können.

Für diese Studien standen uns 6 Bronchialcarcinoide zur Verfügung. Nach ihrer operativen
Entfernung wurden sofort entsprechend kleine Teilchen in 1%iger gepufferter Osmiumsäure
nach PALADE fixiert, anschließend im Bernhardschen Gerät entwässert und in Vestopal eingebettet. Außerdem wurden 4 operativ entfernte Darmcarcinoide, 3 vom Dünndarm und 1
von der Appendix, die meist schon in 10%igem Formol fixiert waren, in 1%iger gepufferter
Osmiumsäure nachfixiert und dann erst in Vestopal eingebettet. Schließlich wurde der Versuch
unternommen, 15 $\mu$ dicke, in Formol gehärtete Schnitte von beiden Carcinoidtypen nach
MASSON-HAMPERL und BODIAN-HAMPERL zu versilbern und anschließend in Vestopal einzu-
betten. Die z. T. großflächigen Dünnschnitte stellten wir mit dem Ultramikrotom nach
PORTER-BLUM her und untersuchten sie mit dem Elektronenmikroskop RCA EMU 3C.

Die elektronenmikroskopischen Schnittbilder der *Bronchialcarcinoide* ergeben
bei schwachen Vergrößerungen zylindrische bis polygonale Tumorzellen mit

geraden, manchmal leicht gewellten Zellgrenzen (Abb. 2, 7), die von einer 30 m$\mu$ breiten, scharf konturierten osmiophilen Membran gebildet werden. Die Geschwulstzellen liegen eng beisammen oder weichen unter Bildung verschieden

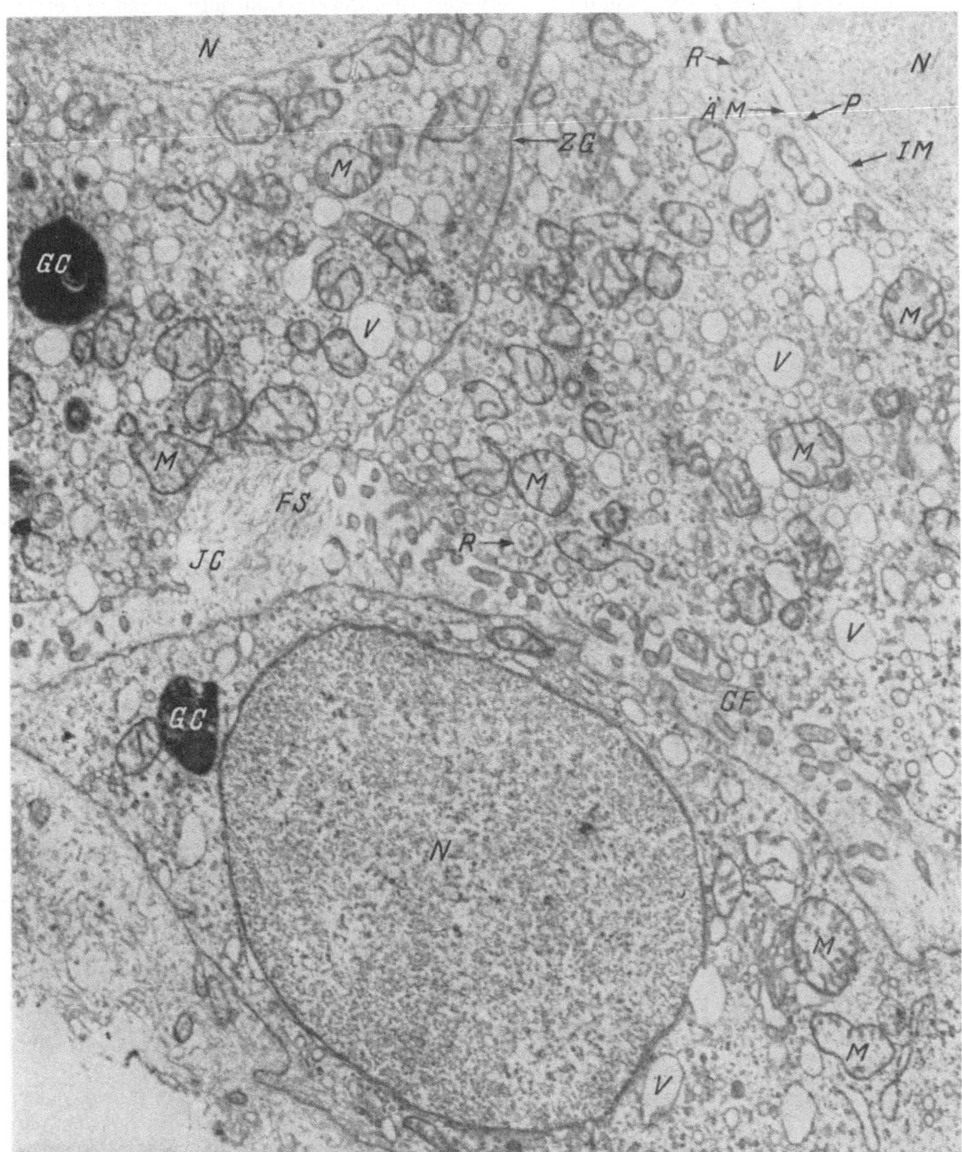


Abb. 2. Übersichtsaufnahme dreier Zellen eines Bronchialcarcinoides. *N* Kern, *IM* innere Kernmembran, *ÄM* äußere Kernmembran, *P* Kernpore, *ZG* Zellgrenze, *IC* Intercellularraum, *CF* Cytoplasmafüßchen (Microvilli), *FS* fibrilläre Substanzen, *M* Mitochondrien, *V* Vacuolen, *GC* granuläre Cytosomen, *R* ringförmige, bläschenhaltige Gebilde; Archiv-Nr. 1573 E/60, Elektronenopt. Vergr. 4400, Endvergr. 16280

weiter Intercellularräume auseinander, in die fingerförmige Ausstülpungen des Cytoplasmas, sog. Microvilli, hineinragen (Abb. 2, 3, 5). Diese Cytoplasmafüßchen sind durchschnittlich 80 m$\mu$ breit, in verschiedenen Ebenen getroffen und angedeutet längsgestreift (Abb. 3). Die zwischenzelligen Räume enthalten auch feinfibrilläre Substanzen (Abb. 2, 5) mit und ohne Querperiode.

Die rundlichen bis breitovalen Kerndurchschnitte (Abb. 2) haben ein feingranuliertes graues Karyoplasma mit einigen dunkleren, fast schwarzen bis etwa

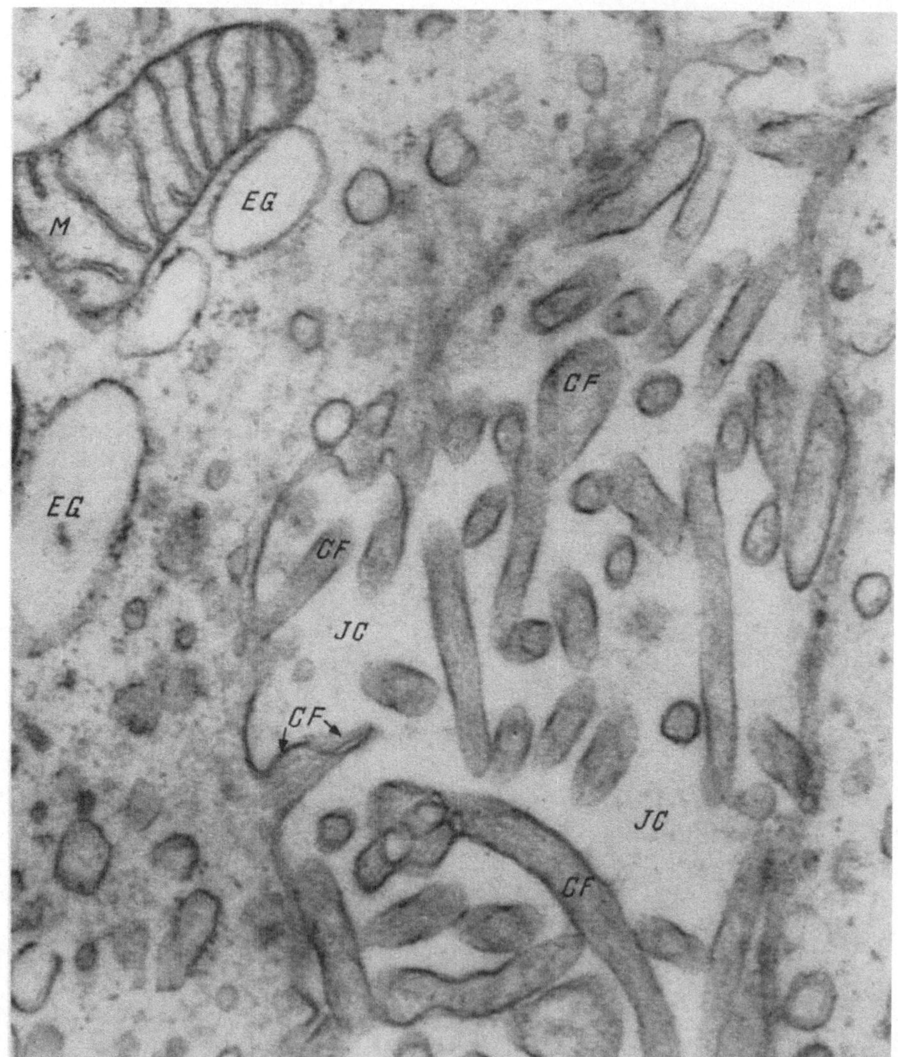



Abb. 3. Cytoplasmafüßchen (Microvilli) mit angedeuteter Längsstreifung (*CF*) in einem Intercellularraum (*IC*), *M* Mitochondrien, *EG* Ergastoplasmamembran; Archiv-Nr. 1574 A/60. Elektronenopt. Vergr. 14 800, Endvergr. 54 760

50 mμ großen Körnchen (Abb. 4, 5) und einen größeren dunkleren Bezirk, der dem Kernkörperchen entspricht. Die doppelt konturierte Kernmembran kann sich tief einstülpen und besteht aus einer 6 mμ dicken inneren Kernmembran, an die nach außen der bis 70 mμ breite perinucleäre Raum anschließt. Die äußere Kernmembran verschmilzt häufig mit der inneren, so daß bis 60 mμ große Kernporen entstehen.

Das Zellplasma der Carcinoidzellen ist hellgrau, fein granuliert und enthält verschieden große und verschieden geformte Mitochondrien (Abb. 2—7). Sie sind sehr zahlreich, oft geschwollen, und ihre sonst zart granulierte Grundsubstanz ist dann feinnetzig. Die Mitochondrien enthalten bis 12 quer oder schräg getroffene,

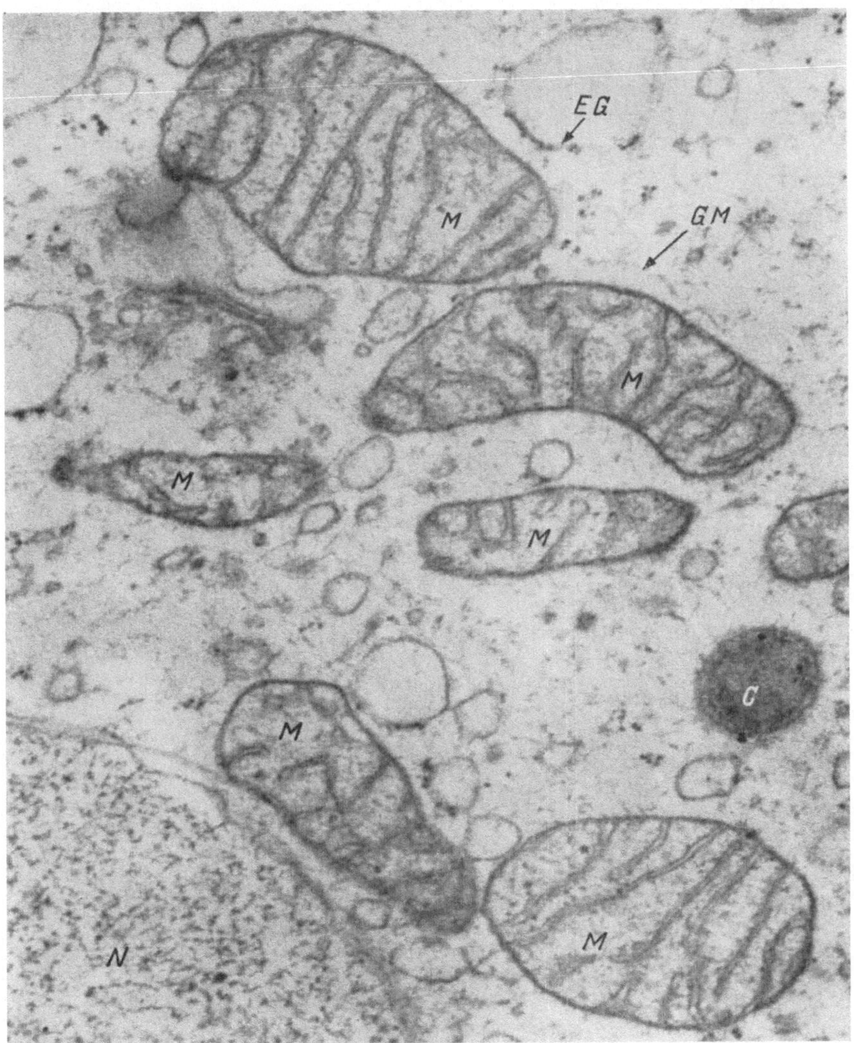


Abb. 4. Mitochondrien (*M*) mit vielen, teilweise gegabelten oder gebogenen Cristae mitochondriales, *N* Kern, *C* Cytosom mit doppelter Außenmembran; *GM* zarte, glatte Membran; *EG* Ergastoplasmamembran. Archiv-Nr. 1571 B/60, Elektronenopt. Vergr. 14 800, Endvergr. 54 760

16—30 m$\mu$ breite Innenmembranen, die gerade, gebogen, V-förmig verzweigt oder leicht kolbig aufgetrieben sind und manchmal miteinander in Verbindung stehen (Abb. 4).

Das endoplasmatische Reticulum bildet verschieden weite bis zisternenähnliche Hohlräume. Das Ergastoplasma besteht aus engen oder weiten Räumen mit umgebenden granulierten Membranen (Abb. 3—5). Jede Tumorzelle besitzt auch unstrukturiertes Ergastoplasma (Abb. 5), schließlich durchsetzen einzelne 2—4 mμ große, graue glatte Membranen unregelmäßig das Zellplasma (Abb. 4).

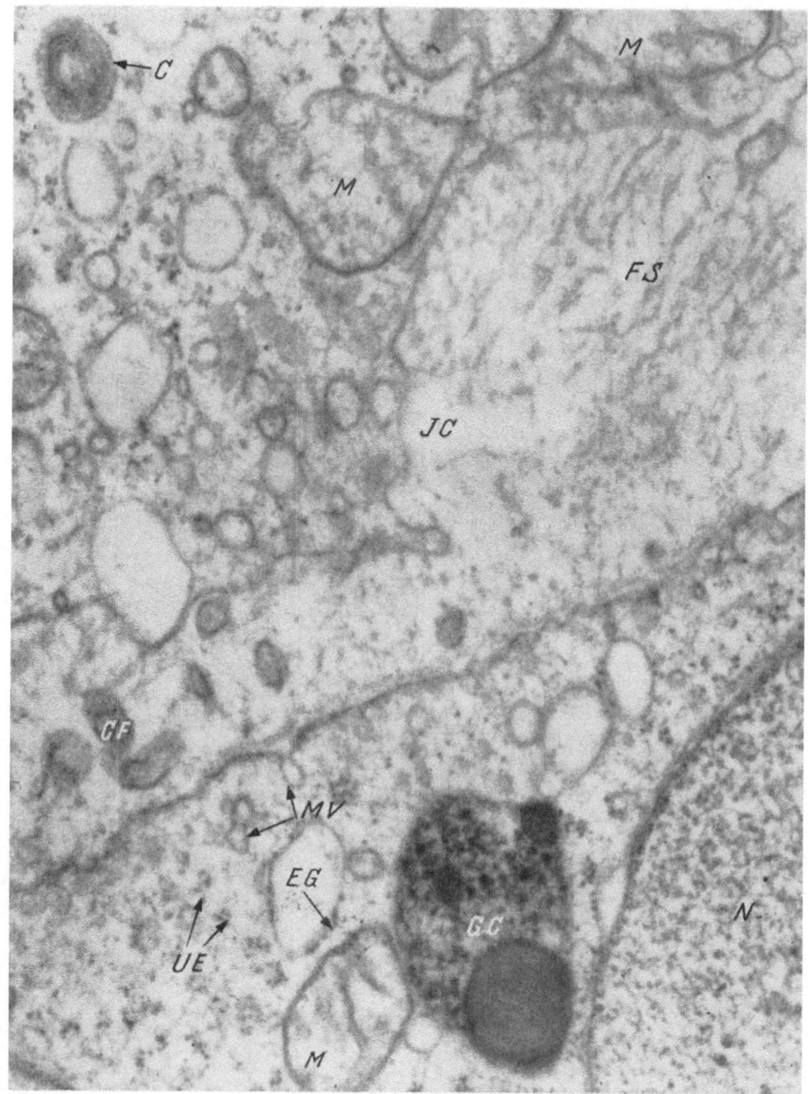


Abb. 5. Zwei Zellen eines Bronchialcarcinoides *T*, durch breiten Intercellularspalt (*IC*) getrennt. Die eine mit granulärem Cytosom (*GC*), die andere mit membranhaltigem Cytosom (*C*), *N* Kern, *M* Mitochondrien, *FS* fibrilläre Substanz, *CF* Cytoplasmafüßchen, *MV* Microvesiculation, *EG* Ergastoplasmamembran, *UE* unstrukturiertes Ergastoplasma; Archiv-Nr. 1573 B/60, Elektronenopt. Vergr. 14800. Endvergr. 54760

Jeder Kern hat ein großes Golgifeld mit Doppelmembranen, großen Vacuolen und kleinen Bläschen. In 2 Tumorzellen sind 2 Centriolen getroffen (Abb. 6). Sie bestehen aus 325 und 464 mμ langen Gebilden, von denen das eine einen 190 mμ breiten hellen Innenraum hat, der außen von einer osmiophilen Membran begrenzt ist. In ihr liegen paarweise und parallel angeordnet 2 mμ breite Kanälchen, wie es

Bernhard u. de Harven sowie Stoeckenius beschreiben. Darüber hinaus befindet sich in dem hellen Innenfeld ein 70 m$\mu$ großes osmiophiles, breitovales Innenkörperchen.

Im Cytoplasma der Carcinoidzellen liegen kernnahe und kernferne bis 230 m$\mu$ große ringförmige Gebilde (Abb. 2, 7). Sie haben eine 9 m$\mu$ breite Außenmembran

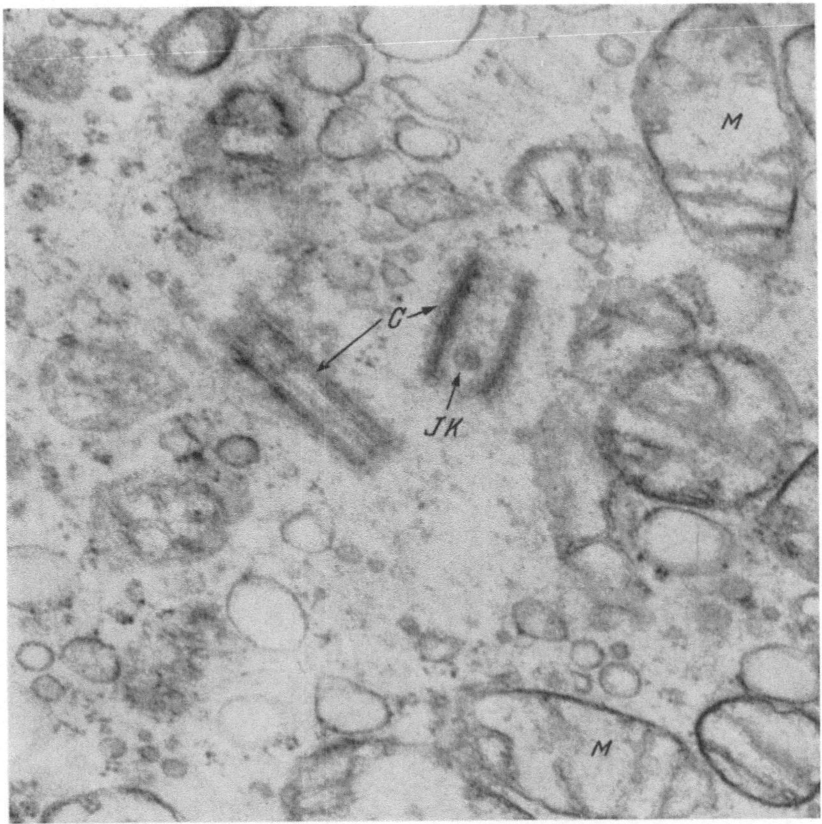


Abb. 6. Zwei Centriolen (*C*) im Golgifeld einer Bronchialcarcinoidzelle, das eine mit einem Innenkörperchen (*IK*), *M* Mitochondrien, Archiv-Nr. 1574 E/60, Elektronenopt. Vergr. 14800, Endvergr. 54760

und eine hellgraue Grundsubstanz mit 30 m$\mu$ großen osmiophilen Bläschen, die auch außerhalb dieser Gebilde im Cytoplasma vorkommen. Diese ringförmigen Strukturen sind mit den als Mikrosekretion bezeichneten Gebilden identisch. Das Cytoplasma enthält außerdem viele 40 m$\mu$ große Bläschen, die der Mikrovesiculation oder Cytopempsis entsprechen (Abb. 5, 7).

Ovale Cytosomen von 142 m$\mu$ bis über 1 $\mu$ Größe bilden einen besonders charakteristischen Bestandteil der Tumorzellen (Abb. 2, 4, 5, 8). Die großen Cytosomen sind grob granuliert durch verschieden breite, stark osmiophile rundliche Gebilde, manchmal mit zentraler Aufhellung. Auch umfangreiche Vacuolen mit hell- und dunkelgrauem Inhalt, die außen meist von einer osmiophilen Membran umgeben sind, kommen in den granulären Cytosomen vor. Kleine Cytosomen gleichen den von Rhodin beschriebenen microbodies und haben eine einfache oder doppelte Außenmembran. Ihre feinkörnige graue Grundsubstanz kann einzelne kleine osmiophile Granula enthalten. Selten findet man Cytosomen mit dichten parallel liegenden Membranen (Abb. 5). Die Cytosomen reichen auch bis an die Zellmembran heran und liegen vereinzelt auch außerhalb der Zellen. Von Fett-

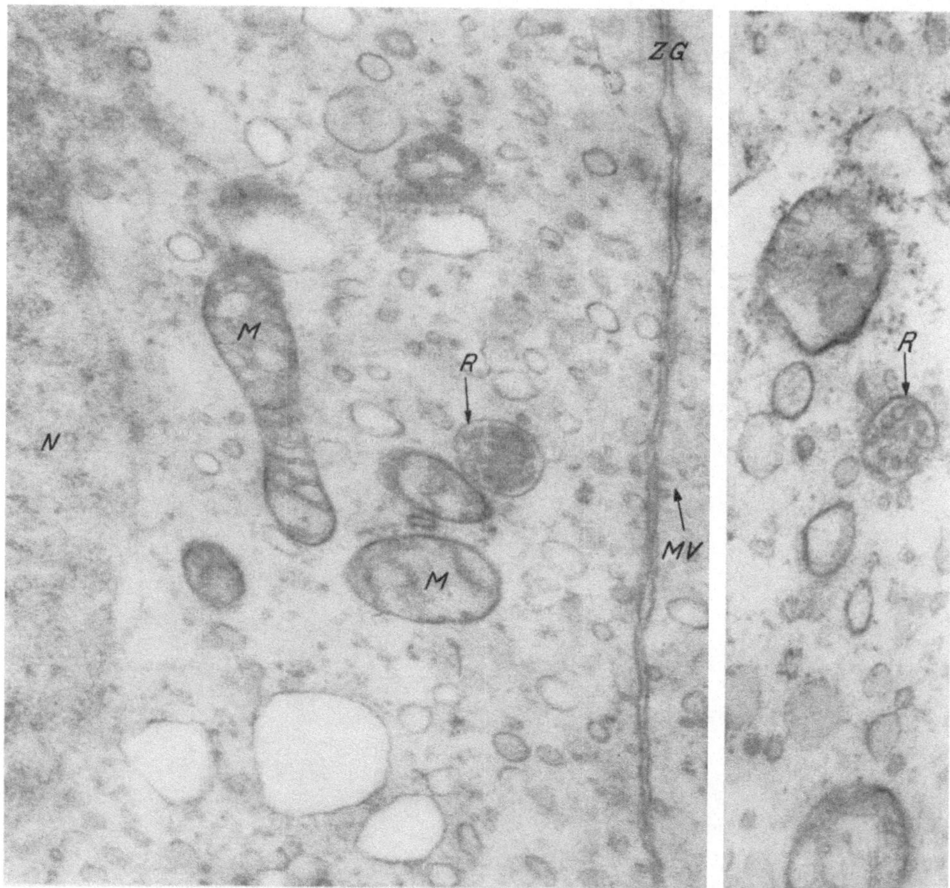



Abb. 7. Ringförmige bläschenhaltige Gebilde (*R*) als Zeichen einer Mikrosekretion im Cytoplasma einer Zelle eines Bronchialcarcinoides; *N* Kern, *M* Mitochondrien, *ZG* Zellgrenze, *MV* Mikrovesiculation; Archiv-Nr. 1580/60 u. 1574 B/60, Elektronenopt. Vergr. 8100 u. 14800, Endvergr. 29970 u. 54760

tröpfchen, die in den Tumorzellen vorkommen können, lassen sie sich durch ihre Form und Innenstruktur abgrenzen.

Einige Carcinoidzellen enthalten große Myelinfiguren in Form aufgeknäuelter osmiophiler, teilweise miteinander verschmolzener Membranen, die auch Mitochondrien umschließen oder die aus konzentrisch geschichteten Ringen um einen großen hellen Innenbezirk bestehen; sie sind Zeichen einer regressiven Zellveränderung.

Die Tumorzellen reichen bis an die zahlreichen Capillaren heran und sind von ihnen nur durch eine 150 mμ breite Basalmembran getrennt, in der hellere Längsstreifen vorkommen. Kleine Capillaren haben ein sehr schmales Endothel, das stellenweise nur 35 m$\mu$ breit ist und viele bis 35 m$\mu$ große Endothelfenster besitzt (Abb. 9).

Die Untersuchungsergebnisse der nach MASSON-HAMPERL versilberten Tumorteilchen sind nicht eindeutig, offenbar deshalb nicht, weil alle untersuchten Carcinoide nicht argentaffin waren. Man findet dichte feine Silbergranula der Kernmembran innen angelagert, besonders dicht auch um den Nucleolus, während im Cytoplasma nur wenige Silberkörnchen vorhanden sind, die sich nicht eindeutig bestimmten Strukturen zuordnen lassen, manchmal aber in granulären Cytosomen liegen (Abb. 10a). Bei den nach BODIAN-HAMPERL versilberten Tumorteilchen fehlten stärkere Silberniederschläge an der Kernmembran, während im Cytoplasma kleine Gruppen dichter Silberkörnchen vorkommen, die wir aber wegen der erheblichen Artefakte eindeutigen Cytoplasmastrukturen nicht zuordnen können (Abb. 10b).

Der submikroskopische Bau der Zellen des Bronchialcarcinoides entspricht einer differenzierten Tumorzelle, die durch ihre Cytosomen, die Cytoplasmafüßchen und die ringförmigen Strukturen der Mikrosekretion der „Bürstenzelle" oder „brush cell",

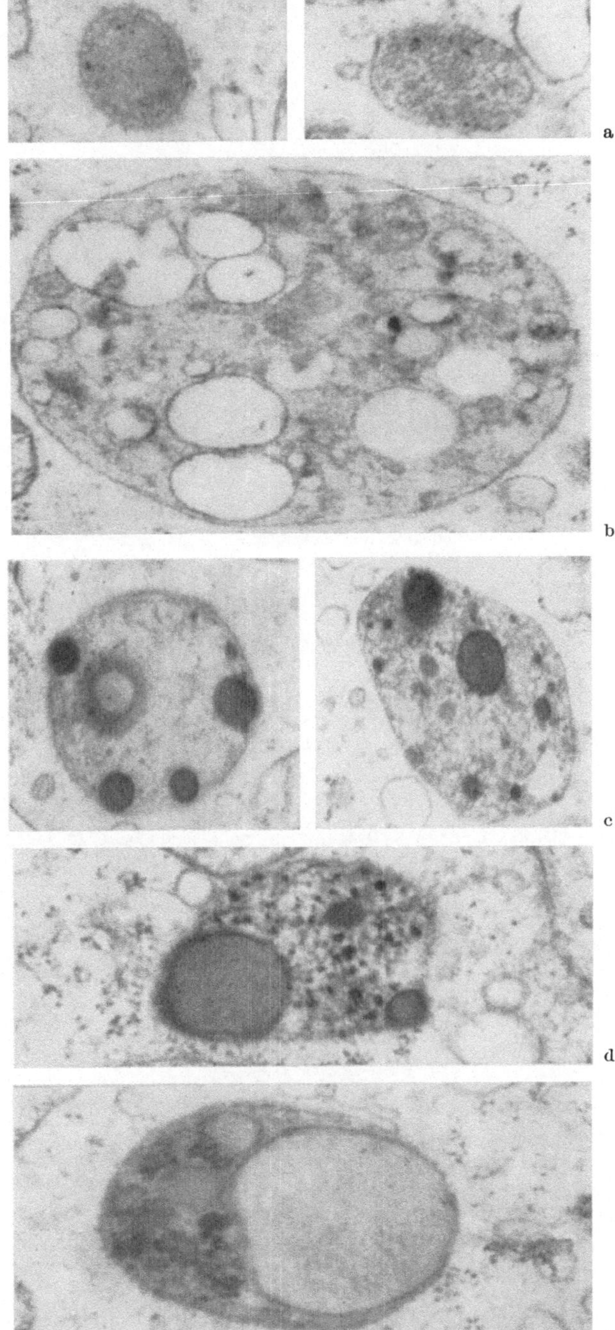

Abb. 8 a—e. Verschiedene Formen von Cytosomen in den Zellen der Bronchialcarcinoide: a mit einfacher oder gedoppelter Außenmembran, b mit Vacuolen, c—e mit verschieden großen osmiophilen Granula und d,e mit Vacuolen, die einen grauen Inhalt (Eiweiß) enthalten. Photomontage

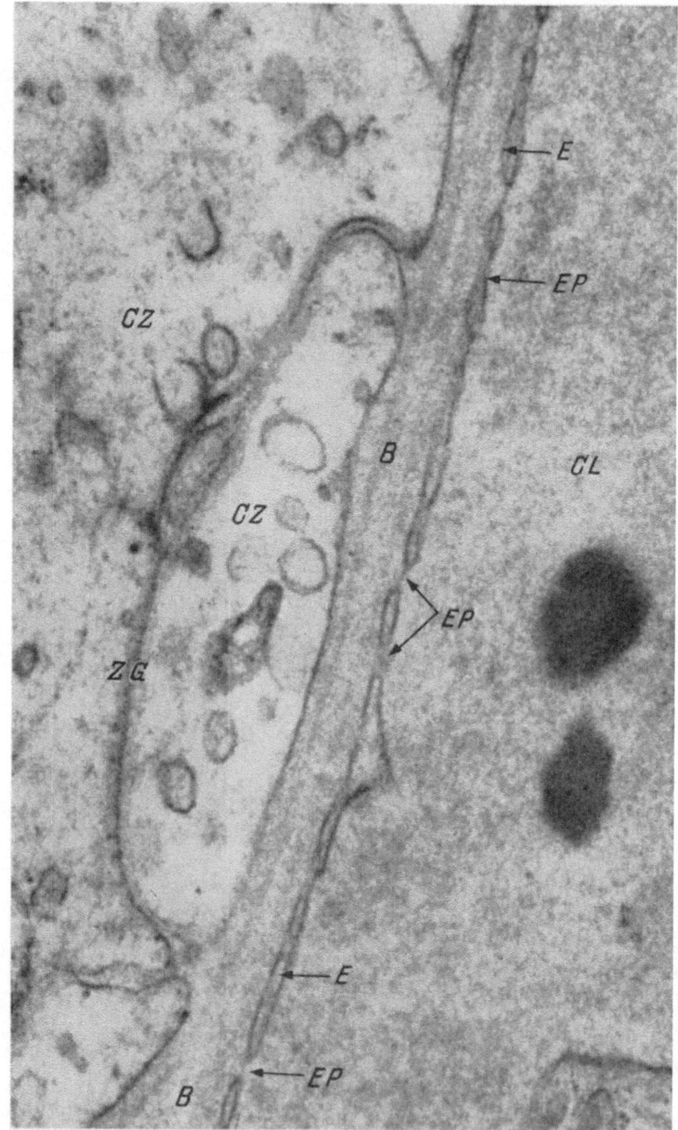

Abb. 9. Innige Beziehung der Zelle eines Bronchialcarcinoides (*CZ*) zur Capillare, *CL* Capillarlichtung, *E* Endothel, *EP* Endothelporen, *B* angedeutete längsgestreifte Basalmembran, *ZG* Zellgrenze. Archiv-Nr. 1573 E/60, Elektronenopt. Vergr. 14 800, Endvergr. 54 760

die RHODIN und DALHAMN in der Trachealschleimhaut der Ratte beschrieben haben, sehr ähnlich ist.

Die granulären Cytosomen sind lichtmikroskopisch sichtbar, wenn sie etwa die Größe von 1 $\mu$ erreichen. Sie entsprechen wahrscheinlich den am selben Tumormaterial lichtmikroskopisch festgestellten Körnchen im Cytoplasma, die teils PAS-positiv, teils mit der Thionin-Weinsteinsäure-Einschlußfärbung nach FEYRTER chromotrop sind und sich am nachosmierten Geschwulstgewebe geschwärzt

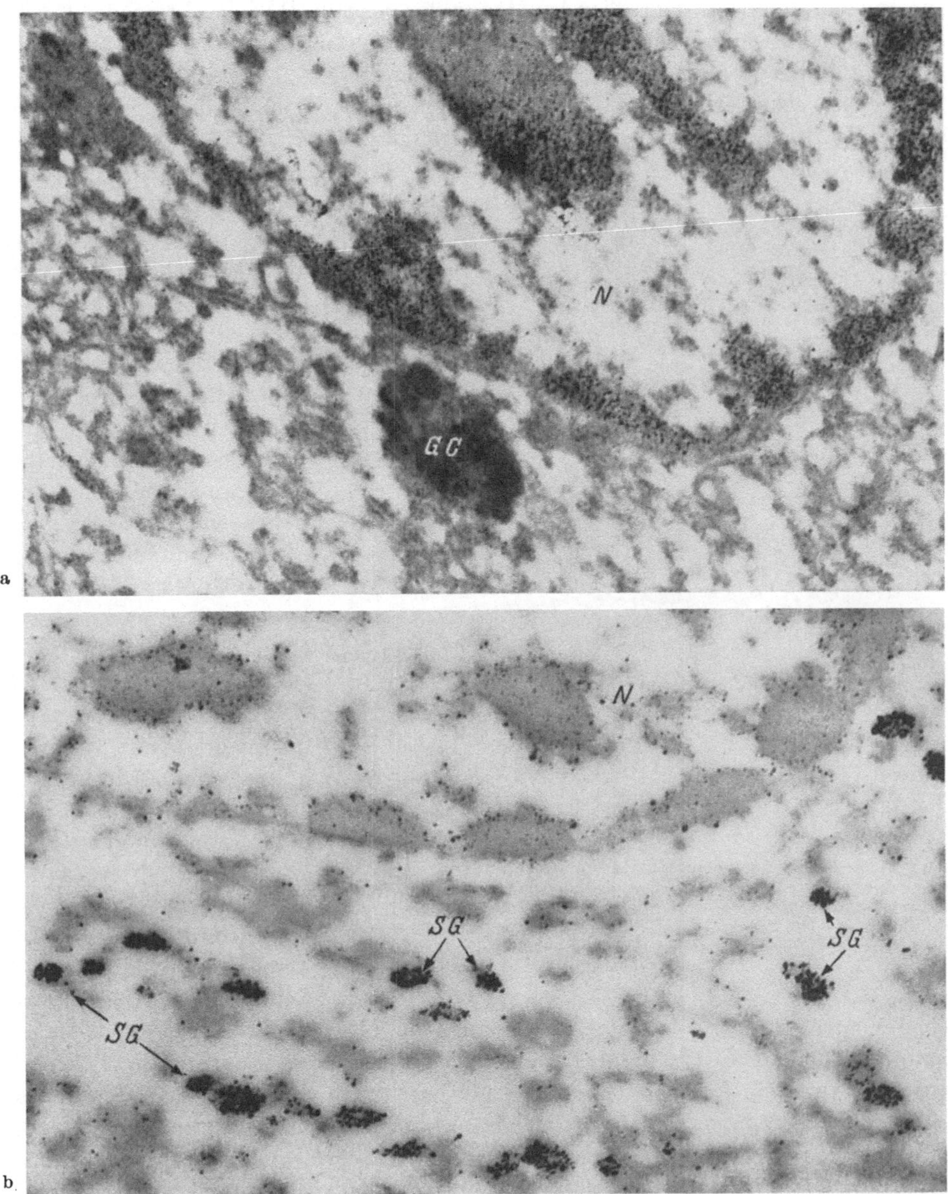


Abb. 10 a u. b. Versilberte Zelle eines Bronchialcarcinoides a nach MASSON-HAMPERL, mit Silberniederschlägen an der Innenseite der Kernmembran und um den Nucleolus und nur sehr wenigen Silbergranula im Cytoplasma, b nach BODIAN-HAMPERL, mit wenigen Silbergranula im Kern und kleinen Gruppen dicht gepackter Silberkörnchen im Cytoplasma *(SG)*, die wegen der artifiziellen Schädigung nicht bestimmten Cytoplasmastrukturen zugeordnet werden können; *N* Kern; *GC* granuläres Cytosom; Arch.-Nr. 1425 E/60 u. 1429 D/60, Elektronenopt. Vergr. 10700, Endvergr. 40600

haben. Die Osmiophilie der granulären Cytosomen im elektronenmikroskopischen Bild weist auf ihren hohen Lipoidgehalt hin, der wieder die Chromotropie und die Osmiumschwärzung der lichtmikroskopisch sichtbaren Cytoplasmakörperchen erklärt. Der hellgraue Inhalt in den Vacuolen granulärer Cytosomen besteht offenbar aus Eiweiß, das bei entsprechender Menge die positive PAS-Reaktion der Cytoplasmakörnchen gibt. Somit sind die granulären Cytosomen sehr wahrscheinlich Proteide vom Typ der Lipo- und Glykoproteide.

Für eine sekretorische Leistung der Zellen des Bronchialcarcinoides sprechen a) die Mikrosekretion in Form der ringförmigen bläschenhaltigen Gebilde, die NILSSON in den Epithelzellen der Uterusschleimhaut beim Tier sowie HOFFMEISTER u. SCHULZ beim Menschen und HALLY in den Zellen der Magenschleimhaut beschrieben haben, b) die zahlreichen Vacuolen im Cytoplasma und möglicherweise auch die ausgestoßenen granulären Cytosomen, c) die Fensterung der Capillarendothelzellen, weil gerade diese Stellen für den Stoffaustausch vom Blut in die Zelle und umgekehrt prädisponiert sind; deshalb kommt die Endothelfensterung in Organen mit lebhaftem Stoffaustausch (Hypophyse, Niere) vor.

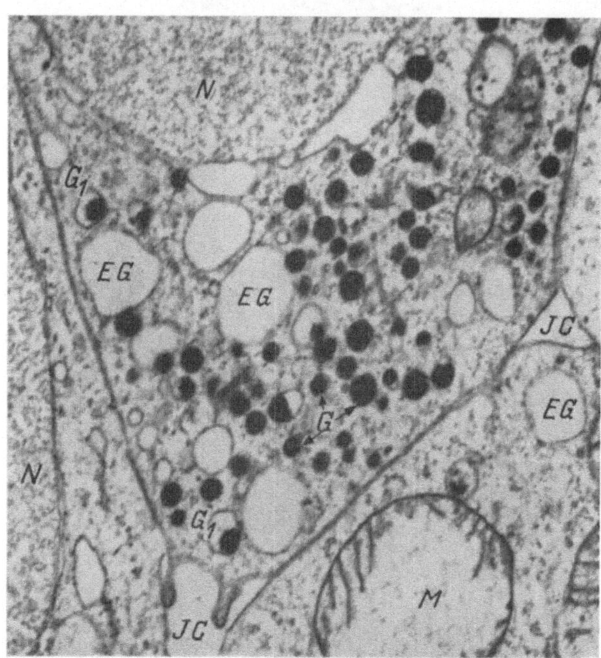

Abb. 11. Zelle von der Lebermetastase eines Dünndarmcarcinoids mit zahlreichen charakteristischen osmiophilen Granula (*G*) mit teilweise gut erkennbarer Außenmembran (*G₁*); *N* Kern, *IC* Intercellularspalt, *EG* Ergastoplasmamembranen, *M* Mitochondrien. Arch.-Nr. 1784 D/60, Elektronenopt. Vergr. 5700, Endvergr. 21 090, E. Nr. 10 950/60

Die *Darmcarcinoide* zeichnen sich in den elektronenmikroskopischen Schnittbildern bei schwachen Vergrößerungen ebenfalls durch längliche bis polygonale Zellen, manchmal mit kleinen Intercellularräumen und oberflächlichen Cytoplasmafüßchen, aus. Die rundlichen bis ovoiden Kerndurchschnitte enthalten ein deutliches Kernkörperchen und sind durch eine doppelte Kernmembran vom Cytoplasma getrennt. Das helle Grundplasma enthält viele geschwollene Mitochondrien, ein Golgifeld, ein verschieden weites Ergastoplasma, außerdem einzelne Vacuolen, die von glatten osmiophilen Membranen begrenzt sind und einen hellgrauen homogenen Inhalt haben. Einzelne verschieden große granuläre Cytosomen zeichnen sich durch viele stark geschwärzte oder graue Innenkörperchen aus. Besonders charakteristisch sind viele, durchschnittlich 180 m$\mu$ große, rundliche osmiophile Granula von hoher elektronenoptischer Dichte und scharfen Konturen (Abb. 11). Sie sind nicht immer gleichmäßig geschwärzt, sondern lassen manchmal eine Innenstruktur mit feinen Körnchen unterschiedlicher Dichte erkennen. Die osmiophilen Granula sind oft von einem hellen, verschieden großen, rundlichen „Hof" umgeben, den außen eine osmiophile Lamelle begrenzt. Diese Höfe durchziehen einzelne graue Fäden, möglicherweise als Reste eines proteinhaltigen Gerüstes.

Außer diesen dichten schwarzen Granula kommen viele, etwa gleich große hellgraue Gebilde mit einer feingranulären Innenstruktur und manchmal einzelnen dunklen Körnchen vor. Auch diese hellgrauen Granula werden von hellen Höfen umgeben.

Die submikroskopische Struktur der untersuchten Darmcarcinoide entspricht ebenfalls einem differenzierten Tumorgewebe mit wenigen granulären Cytosomen, aber zahlreichen, sehr charakteristischen osmiophilen, etwas unterschiedlich dichten Cytoplasmagranula, die den phaeochromen Granula der Nebennierenmarkzellen, wie sie SJÖSTRAND u. WETZSTEIN sowie WETZSTEIN bei Maus, Katze und Meerschweinchen und LEVER bei der Ratte beschrieben haben, sehr ähnlich sind. Die Zahl, Struktur und Anordnung dieser Granula machen sie zu einer charakteristischen Zellorganelle des Darmcarcinoides. Diese Granula bilden sehr wahrscheinlich den Kern der lichtmikroskopisch darstellbaren argentaffinen Granula und sind offenbar die Orte, wo die Reduktion der Fontanaschen Lösung bei der argentaffinen Reaktion erfolgt. Sie sind wahrscheinlich auch jene Strukturen, an die die Chromaffinität des Tumorgewebes gebunden ist und in denen außerdem die Bildung oder Speicherung des 5-Hydroxytryptamins erfolgt. Nimmt man an, die hellgrauen Granula seien nur ein besonderer Funktionszustand der schwarzen, so liegt der Gedanke nahe, die hellgrauen Formen als das Substrat der von 5-Hydroxytryptamin entspeicherten dunklen Formen zu deuten. Nach Abschluß unserer Untersuchungen und nach Fertigstellung der Arbeit erhielten wir die Studie von LUSE u. LACY, welche die Metastase eines malignen Carcinoides des Darmes elektronenmikroskopisch untersucht hatten. Auch sie fanden in den Tumorzellen gleichartige intracytoplastische osmiophile Granula, so daß dadurch unsere Befunde an Darmcarcinoiden bestätigt sind.

Beim Vergleich der submikroskopischen Strukturen der untersuchten Bronchial- und Darmcarcinoide sind die Bronchialcarcinoide durch das Fehlen der intracytoplasmatischen osmiophilen Granula gekennzeichnet, was das fallweise Vorkommen einzelner granulahaltiger Tumorzellen in Bronchialcarcinoiden noch nicht ausschließt, wenn man bedenkt, daß bei elektronenmikroskopischen Untersuchungen nur winzige Gewebsteilchen untersucht werden. Das Fehlen der osmiophilen Granula in den untersuchten Bronchialcarcinoiden stimmt mit der negativen argentaffinen Reaktion dieser Geschwülste überein, die lichtmikroskopisch an entsprechenden Schnitten nachgewiesen werden konnte. Man kann deshalb die Bronchialcarcinoide, mit wenigen Ausnahmen, als die endokrin inaktive oder stumme Form der Carcinoide mit einer anderen sekretorischen Leistung der endokrin aktiven Form, den Darmcarcinoiden, gegenüberstellen.

Die weiteren Untersuchungen sind darauf abgestellt, die Reduktionsfähigkeit der osmiophilen Granula der Darmcarcinoide mit verschiedenen Methoden im elektronenmikroskopischen Schnittbild zu prüfen und die submikroskopische Struktur des einfachen von der des metastasierenden Darmcarcinoides abzugrenzen. Darüber hinaus sollen in Zusammenarbeit mit dem Biochemiker und dem Pharmakologen Zellfraktionen von Bronchial- und Darmcarcinoiden chemisch, pharmakologisch und elektronenmikroskopisch untersucht werden, um im Vergleich mit den anderen morphologischen Untersuchungsmethoden die Natur der osmiophilen Granula der Darmcarcinoidzelle und die der granulären Cytosomen des Bronchialcarcinoides näher bestimmen zu können.

## Zusammenfassung

1. Einleitend werden der Begriff des Carcinoides sowie die Eigenschaften des Darm- und Bronchialcarcinoides und ihr klinisches Bild erörtert.

2. Die elektronenmikroskopischen Befunde an 6 operativ entfernten Bronchialcarcinoiden weisen auf eine hohe Differenzierung dieser Geschwulstzellen hin. Außer charakteristischen Cytosomen, vorwiegend vom granulären Typ, sind Strukturen der Mikrosekretion in Form ringförmiger bläschenhaltiger Gebilde, zahlreiche Cytoplasmavacuolen und gefensterte Capillarendothelzellen gestaltliche Merkmale, die eine sekretorische Leistung dieser Tumorzellen belegen.

3. Die Zellen der Darmcarcinoide sind in den elektronenmikroskopischen Schnittbildern durch zahlreiche rundliche osmiophile Granula, von durchschnittlich 180 m$\mu$ Größe, charakterisiert, die spezifische Cytoplasmaorganellen darstellen und den phaeochromen Granula der Nebennierenmarkzellen sehr ähnlich sind. Wahrscheinlich erfolgen in ihnen die Bildung oder Speicherung des 5-Hydroxytryptamins und bei der argentaffinen Reaktion die Reduktion der Fontanaschen Silberlösung.

4. Beim Vergleich des submikroskopischen Baues der Zellen des Bronchial- und des Darmcarcinoides läßt sich das Bronchialcarcinoid wegen Fehlens der intracytoplasmatischen osmiophilen Granula als endokrin inaktive Form von dem endokrin aktiven Darmcarcinoid abgrenzen.

## Literatur

BERNHARD, W., et E. DE HARVEN: L'ultrastructure de centriol et d'autres éléments de láppareil achromatique; Verh. IV Intern. Kongr. f. Elektronenmikroskopie Berlin; Biol.-Med. Teil, Bd. II, S. 217—227 (1958).

BJÖRCK, G., O. AXEN and A. THORSON: Unusual cyanosis in boy with congenital pulmonary stenosis and tricuspid insufficiency; fetal outcome after angiocardiography. Amer. Heart J. 44, 143—149 (1952).

CASTLEMAN, B.: In Case Records of the Massachusetts General Hospital. New Engl. J. Med. 222, 721—724 (1940).

DOCKERTY, M. B., D. C. McGOON, R. S. FONTANA and H. H. SCUDAMORE: Metastasizing Bronchial Carcinoid with Hyperserotoninemia and the Carcinoid Syndrom. Med. Clin. N. Amer. 42, 975—979 (1958).

ERSPAMER, V.: Il Sistema Cellulare Enterochromaffine e L'Enteramina. R. C. sci. Farmitalia 1, 1—193 (1954).

FEYRTER, F.: Karzinoid und Karzinom. Ergebn. Path. 29, 305—489 (1934).

— Zur Pathologie des argyrophilen Helle-Zellen-Organes im Bronchialbaum des Menschen. Virchows Arch. path. Anat. 325, 723—732 (1954).

— Über die Argyrophilie des Helle-Zellen-Systems im Bronchialbaum des Menschen. Z. mikr.-anat. Forsch. 61, 73 (1954).

— Über das Bronchuscarcinoid. Virchows Arch. path. Anat. 332, 25—43 (1959).

GEIPEL, P.: Zur Kenntnis der gutartigen Bronchialtumoren. Frankfurt. Z. Path. 42, 516—544 (1931).

GEROCK, W., u. A. A. MÜLLER: Bronchialcarcinoid mit Serotoninbildung. Med. Klin. 55, 1346—1351 (1960).

HALLY, A. D.: The fine Structure of the Paneth Cell. J. Anat. (Lond.) 92, 268—278 (1958).

— The fine Structure of the Gastric Parietal Cell in the Mouse. J. Anat. (Lond.) 93, 217—225 (1959).

HAMPERL, H.: Über gutartige Bronchialtumoren (Cylindrome und Carcinoide). Virchows Arch. path. Anat. 300, 46—88 (1937).

Hedinger, C., u. R. Gloor: Metastasierende Dünndarmcarcinoide, Tricuspidalklappenveränderungen und Pulmonalstenose — ein neues Syndrom. Schweiz. med. Wschr. 84, 942—946 (1954).

Hoffmeister, H., u. H. Schulz: Lichtoptische und elektronenoptische Befunde am Endometrium der Frau während der Proliferations- und Sekretionsphase unter besonderer Berücksichtigung der Faserstrukturen. Beitr. path. Anat. 124, 1961 (im Druck).

Isler, P., u. Ch. Hedinger: Metastasierendes Dünndarmcarcinoid mit schwerem, vorwiegend das rechte Herz betreffenden Herzfehler und Pulmonalstenose — ein eigenartiger Symptomenkomplex? Schweiz. med. Wschr. 83, 4—7 (1953).

Jaeger, J.: Über das Bronchuskarzinoid. Z. Krebsforsch. 59, 623—639 (1954).

Kincaid-Smith, P., and J. J. Brossy: Report of a Case of Bronchial Adenoma with Liver Metastasis, Carcinoid Type. Thorax 11, 36—40 (1956).

Kultschitzky, N.: Zur Frage über den Bau des Darmkanals; Arch. mikr. Anat. 49, 7—35 (1897).

Lembeck, F.: Der gegenwärtige Stand der Carcinoidforschung; pharmakologisches Referat. Krebsarzt 13, 196—202 (1958).

Lever, J. D.: Electron microscopic observations on the normal and denervated adrenal medulla of the rat. Endocrinology 57, 621—635 (1955).

Lubarsch, O.: Über den primären Krebs des Ileums, nebst Bemerkungen über das gleichzeitige Vorkommen von Krebs und Tuberkulose. Virchows Arch. path. Anat. 111, 280—317 (1888).

Luse, S. A., and P. E. Lacy: Electron Microscopy of a Malignant Argentaffin Tumor. Cancer 13, 334—3346 (1960).

Masson, P.: Appendicite neurogène et carcinoides. Ann. anat. path. 1, 3—59 (1924).

— La glande endocrine de l'intestine chez l'homme. C. R. Acad. Sci. (Paris) 158, 59—61 (1941).

Mattingly, T. W.: Functioning Carcinoid Tumor. A new clinical entity. Med. Ann. D. C. 25, 239—254 (1956).

Nilsson, O.: Ultrastructure of Mouse Uterine Surface Epithelium under Different Estrogenic Influences. J. ultrastruct. Res. 2, 331—341 (1959).

Oberndorfer, S.: Karzinoide Tumoren des Dünndarms; Frankfurt. Z. Path. 1, 426—432 (1907).

Rapport, M. M., A. A. Green and I. H. Page: Crystalline serotonin (Crystalline Substance from Beef Serum which may be Responsible for the Vasoconstrictor Activity.) Science 108, 329—330 (1948).

Ratzenhofer, M., u. F. Lembeck: Über den Gehalt an 5-Oxytryptamin in Carcinoiden des Darmtraktes. Z. Krebsforsch. 60, 169—195 (1954).

Rhodin, J., and T. Dalhamn: Electron Microscopy of the Tracheal Ciliated Mucosa. Z. Zellforsch. 44, 345—412 (1956).

Sauer, G. W., W. H. Dearing and E. V. Flock: Diagnosis and Clinical Mangement of functioning Carcinoides. J. Amer. med. Ass. 168, 139—147 (1957).

Schneckloth, R. E., W. M. McIsaac and I. H. Page: Serotonin Metabolism in Carcinoid Syndrom with Metastastic Bronchial Adenoma. J. Amer. med. Ass. 170, 1143—1147 (1959).

Scholte, A. J.: Ein Fall von Angioma teleangiectaticum cutis mit chronischer Endocarditis und malignem Dünndarmcarcinoid. Beitr. path. Anat. 86, 440—443 (1931).

Sjöstrand, F., u. R. Wetzstein: Elektronenmikroskopische Untersuchungen der phäochromen (chromaffinen) Granula in den Markzellen der Nebenniere. Experientia (Basel) 12, 196—199 (1956).

Stanford, W. R., J. E. Davis, J. U. Gunter and S. G. Hobart jr.: Bronchial Adenoma (Carcinoid Type) with Solitary Metastasis und Associated Functioning Carcinoid Syndrome. J. S. C. med. Ass. 51, 449—454 (1958).

Stoeckenius, W.: Golgi-Apparat und Centriol menschlicher Plasmazellen. Frankfurt. Z. Path. 68, 404—409 (1957).

Vialli, M., u. V. Erspamer: Über die biologische Wirksamkeit roher Auszüge aus der Magenschleimhaut des Kaninchens (Untersuchungen über das Sekret der enterochromaffinen Zellen. 6. Mitteilung). Boll. Soc. med.-chir. Pavia 3 (1937).

Warner, R. R. P., and A. L. Southern: Carcinoid Syndrome Produced by Metastasizing Bronchial Adenoma. Amer. J. Med. 24, 903—914 (1958).

Wetzstein, R.: Elektronenmikroskopische Untersuchungen am Nebennierenmark von Maus, Meerschweinchen und Katze. Z. Zellforsch. 46, 517—576 (1957).

# Diskussion

Mit 5 Abbildungen

C. KAUFMANN:

Das Statistische Landesamt Nordrhein-Westfalen hat soeben (AZ.: 42741) eine Übersicht über die Arbeit der Krebsberatungsstellen des Landes Nordrhein-Westfalen im Jahre 1959 veröffentlicht. Wir entnehmen dieser Statistik, daß im Jahre 1959 nach insgesamt 56310 gynäkologischen Untersuchungen (Erst- und Wiederholungsuntersuchungen) 38mal die histologische Diagnose gesteigert atypisches Epithel (Carcinoma in situ) an Portio und Cervix gestellt wurde. In der gleichen Berichtszeit wurde am gleichen Material 487mal die Diagnose Krebs der Portio-Cervix gestellt. Von diesen 38 Fällen mit gesteigert atypischem Epithel entfallen 27 auf die Stadt Köln (nach insgesamt 9700 gynäkologischen Untersuchungen). Die übrigen 11 Fälle verteilen sich auf alle übrigen Verwaltungsbezirke des Landes Nordrhein-Westfalen (nach insgesamt 46610 gynäkologischen Untersuchungen).

Diese Zahlenangaben können nur dahingehend interpretiert werden, daß die Wandlungen in der Einstufung und Dignitätsbewertung mikroskopisch nachweisbarer Veränderungen des Plattenepithels der Cervix uteri nicht genügend bekannt geworden sind.

Die Bedeutung dieser Feststellung bedarf nach den Ausführungen von Herrn OBER keiner Begründung. Herrn MÜHLBOCK bin ich für seinen Hinweis dankbar, an diesem Punkte mit intensiver Aufklärungsarbeit einzusetzen.

Wir scheuen uns nicht, unserer — wie wir glauben — wohlbelegten Meinung Ausdruck zu geben, daß heute in der ganzen Welt bei vielen Frauen auf Grund der vom Pathologen gestellten Diagnose Krebs des Collum uteri die für die echte Krebserkrankung notwendige radikale Therapie (sei es Operation oder Strahlenbehandlung) angewendet wird, ohne daß die tatsächlich vorhandene, aber falsch bewertete Veränderung des Epithels diese Maßnahme notwendig macht. Wesentlich geringere Eingriffe — als Beispiel wähle ich die Konisation — würden ausreichen und damit wäre die Erhaltung der generativen Funktion der Patientin gewährleistet. Diese bedrückende Feststellung ist keineswegs neu, sie hat aber als Folge der intensiven Bemühungen um die Förderung der Frühdiagnostik der Krebskrankheit zahlenmäßig erheblich an Bedeutung gewonnen.

A. VOGEL:

Wir haben besonders die stromanahen Schichten des Portiocarcinoms untersucht und dabei feststellen können, daß die Mitochondrien hier häufig viel besser entwickelt waren als die Mitochondrien in den entsprechenden Schichten des Normalgewebes. Das gleiche gilt für Papillome, die mit Methylcholanthren auf der Maushaut erzeugt worden waren.

Da häufig festgestellt worden war, daß Tumormitochondrien geschwollen sind und dies sogar als zum Tumor gehörig betrachtet wurde, scheint interessant, daß die Mitochondrien im Portiocarcinom in der Proliferationszone am besten erhalten sind, während sie in den oberflächlichen Schichten allerdings stark geschwollen sein können.

Der Vorteil epidermaler Tumoren für die submikroskopische Untersuchung liegt wohl darin, daß proliferative und degenerative Schichten getrennt untersucht werden können, wodurch die Suche nach tumorspezifischen Strukturen erleichtert wird.

R. DOMENJOZ:

Ich möchte den Referenten fragen, wie sich das Carcinoma in situ in seinem Gewebsstoffwechsel verhält. Ich denke dabei an die Untersuchungen von LIMBURG und UHLMANN in Hamburg, aus denen hervorgeht, daß gerade die Stoffwechseluntersuchung wertvolle diagnostische Hinweise geben kann zur Ergänzung der morphologischen Befunde. Sind die für eine Entartung charakteristischen Veränderungen der anaeroben Glykolyse beim Carcinom in situ bereits nachzuweisen?

F. TIEMANN:

Ich habe eine Frage an die Morphologen, um zu klären, warum das Mammacarcinom in den letzten Jahrzehnten so bösartig geworden ist. Ich übersehe einen ziemlichen Zeitraum der Entwicklung der operativen Behandlung des Mammacarcinoms und weiß z. B., daß die relativ guten Heilungszahlen in der großen Statistik von ANSCHÜTZ aus den Jahren um 1928/29 zutreffen. Ich habe damals die interne Untersuchung der operativen Fälle durchgeführt. Wenn ich nun aus den Nachkriegsjahren die von mir beobachteten und operativ behandelten Fälle von Mammacarcinom zusammenzähle, die eine 5-Jahresheilung haben, so sind sie gegenüber früher außerordentlich selten geworden. Keine der in den letzten Jahren erschienenen chirurgischen Statistiken über Heilungsziffern beim Mammacarcinom kann ich als mit meinen Erfahrungen übereinstimmend akzeptieren. Herr Kollege JANKER als Röntgenologe bestätigt mir, daß er nie soviel Metastasenbildungen nach Mammaoperationen gesehen hat, wie in den letzten Jahren. Kann man nun aus dem morphologischen Bild der Mammacarcinome in den letzten Jahren eine Änderung gegenüber früher ableiten ? Biochemische Veränderungen scheinen bei diesen Carcinomen, gemessen an der Atmung und Glykolyse, nicht stattgefunden zu haben.

Kann man also histologisch eine Zunahme der Malignität des Mammacarcinoms bestätigen, eine Tatsache, die klinisch nicht nur beim jungen Menschen, sondern auch bei älteren Jahrgängen festgestellt wurde ?

### H. MEESSEN:

Meine Frage an Herrn SCHULZ und an Herrn HOLLMANN ist die: Kann die Gruppierung der Mammacarcinome nach den elektronenmikroskopischen Befunden von A- und B-Zellen zu den verschiedenen lichtmikroskopischen histologischen Typen der Mammacarcinome in Beziehung gesetzt werden ?

### H. HAMPERL:

Herr SCHULZ hat uns sehr schön gezeigt, daß man im Elektronenmikroskop A- und B-Zellen in Tumoren unterscheiden kann, entsprechend der Casperssonschen Nomenklatur. Auch bei CASPERSSON waren ja die B-Zellen immer etwas dunkler und an Ribonucleinsäuren reicher. Die Einteilung in A- und B-Zellen bei Mammacarcinomen trifft aber doch nur für gewisse Typen zu, da sich Mammacarcinome in dieser Hinsicht doch offenbar sehr verschieden verhalten.

Mir ist hinsichtlich der Pathologie der Mammacarcinome keine Änderung in den letzten Jahrzehnten bewußt geworden, geändert haben sich höchstens die Pathologen insofern, als man heute vieles, was früher sicher als Krebs diagnostiziert wurde, wie z. B. die sklerosierende Adenose, heute nicht mehr als einen Tumor ansieht.

Das Problem Virus und Tumor ist nicht nur beim Menschen, sondern auch schon beim Tier kein einfaches. Deshalb ist es sehr zu begrüßen, daß Herr SCHULZ in seinen Fällen nicht einfach von Virus schlechtweg, sondern nur von virusähnlichen Partikeln gesprochen hat. Weiter betont er, daß auch die Anwesenheit eines echten Virus in einem Tumor nichts darüber aussagt, ob dieses wirklich den Tumor verursacht hat, da ja viele Viren als Schmarotzer im Gewebe leben können. Schließlich müssen wir bei elektronenmikroskopischen Untersuchungen in Kauf nehmen, daß sie bloß ein kleines Bildfeld überdecken. Man wird also sehr vorsichtig sein müssen, wenn man die Zurückbildung der cytoplasmatischen Struktur von einigen Tumorzellen im Elektronenmikroskop in Zusammenhang bringen wollte mit dem Verschwinden der eiweißproduzierenden Tätigkeit des Tumors überhaupt: der Tumor ist groß und kann an Milliarden Zellen enthalten, die ihre cytoplasmatische Struktur sehr wohl erhalten haben. Die Korrelation zwischen chemisch-biologischem und elektronenmikroskopischem Befund ist also noch schwieriger als mit dem lichtmikroskopischen Befund.

Es ist richtig, daß das Bronchialcarcinoid im Gegensatz zum Darmcarcinoid gewöhnlich kein Serotonin enthält. Nun sind aber in der letzten Zeit einzelne Fälle bekannt geworden, die sich hinsichtlich ihrer sekretorischen Tätigkeit wie Darmcarcinoide verhielten. Deswegen wäre es wichtig zu wissen, inwieweit auch elektronenmikroskopisch eine Parallele zwischen den Darm- und den Bronchialcarcinoiden besteht.

Das Carcinoma in situ der Portio ist, ganz abgesehen von seiner klinischen Bedeutung, auch in allgemein pathologischer Hinsicht bemerkenswert. Es ist noch nicht lange her, daß man die Entstehung eines bösartigen Tumors als ein einmaliges Ereignis etwa im Sinne der Treffer- oder Mutationstheorie erklären zu können glaubte. Von diesem Standpunkt ist man immer mehr abgerückt zugunsten der Annahme eines mehr oder minder kontinuierlichen Überganges einer „Progression" von der normalen Zelle über verschiedene Zwischenstufen zur bösartigen Zelle. Diese Verhältnisse lassen sich nun besonders gut an der Portio studieren, da hier direkte Beobachtung durch das Kolposkop, Untersuchung der abschilfernden Zellen mittels der Cytologie und histologische Kontrolle über einen langen Zeitraum hinweg möglich sind. Dementsprechend haben wir auch versucht, auf dem Wege, der schließlich zum echten Krebs führt, verschiedene Etappen abzustecken, um so der klinischen Bedeutung einzelner Veränderungen näherzukommen.

H. SCHULZ:

Ich darf vielleicht Herrn Prof. HAMPERL antworten, daß Madame HAGUENAU und Madame ARNOULT darauf hingewiesen haben, daß die Mammacarcinome der Frau einmal mehr A- und einmal mehr B-Zellen, zum anderen mehr myoepithelialähnliche Zellen enthalten. Wir haben darauf hingewiesen, daß auch Mammacarcinome vorkommen, die weder A-, noch B-Zellen, noch myoepitheliale Zellen enthalten, sondern vorwiegend die großen hellen Zellen, die stark RNS-haltig und stark entdifferenziert sind. Die A-Zellen enthalten nach CASPERSSON mehr Nucleinsäuren als die B-Zellen. Nach CORNIL u. STAHL sowie nach GRICOUROFF sind die A-Zellen strahlenempfindlicher als die B-Zellen.

E. LANGER:

Sind die fibrillären Strukturen in den Zellen des gezeigten Mammacarcinoms, das von den französischen Autoren als eigener Carcinomtyp herausgestellt wird, echte Myofibrillen? Wenn ja, so müßte es sich dann um ein „Carcinoma myoepitheliale" handeln.

K. H. HOLLMANN:

*Betr. Myofibrillen in Krebszellen.* Nur in einigen wenigen Fällen ist man wirklich sicher, daß es sich bei den in Mammacarcinomzellen anzutreffenden Fibrillen um echte Myofibrillen handelt, die die typische Struktur mit den charakteristischen dunkleren Abschnitten aufweisen. Diese Struktur scheint sehr wahrscheinlich dem Z-Streifen der gestreiften Muskulatur zu entsprechen (Abb. 1 u. 3). Sehr viel häufiger jedoch zeigen die anzutreffenden Fibrillen einen anderen Aspekt. Abb. 2 zeigt ein Beispiel dieser häufig zu beobachtenden Faseranordnung. Entsprechende Fibrillen kann man in Zellen völlig anderer Herkunft beobachten, z. B. in Leukämiezellen oder in Zellen des Roussarkoms. Es ist deshalb sehr unwahrscheinlich, daß es sich bei diesen Fasern um Myofibrillen handelt. Es ist die Vermutung geäußert worden, daß diese Strukturen Mucopolysaccharide darstellen. — Intracelluläre Fibrillen gleich welcher Natur sind häufig zu beobachten in den Mammatumoren des Menschen und des Hundes, selten dagegen in denen der Ratte und der Maus.

*Betr. A- und B-Zellen.* Die endgültige Identifizierung der von Dr. HAGENAU in menschlichen Mammacarcinomen beschriebenen A- und B-Zellen mit den A- und B-Zellen von CASPERSSON und SANTESSON ist bisher noch nicht erfolgt. Hierzu wäre es nötig, den Ultramikrotomschnitten zuzuordnende dickere Schnitte mikrophotospektrometrisch zu untersuchen.

Die elektronenmikroskopischen Bilder wurden den beiden Casperssonschen Zelltypen zugeordnet, weil die einen Zellen (A-Typ) sehr reich an Nucleinsäuren sind — soweit diese sich ultrastrukturell ermitteln lassen — (dichtes Kernmaterial, Chromatinbrocken), während die anderen (B-Typ) eine lockere Kernstruktur und spärliches Cytoplasma darbieten. Unterstützt wurde diese Zuordnung durch die topographische Anordnung der Zellen. Die A-Zellen finden sich häufig an der Peripherie der Krebsstränge bzw. der Tubuli.

Ob es sich bei den A-Zellen um junge Elemente oder im Gegenteil um alternde Zellen handelt, ist noch nicht geklärt. Übergänge zwischen A- und B-Zellen sind jedoch sehr wahrscheinlich.

Während eine erhöhte Strahlensensibilität der Casperssonschen A-Zellen bekannt ist[1], ist über die Strahlenempfindlichkeit der elektronenmikroskopisch identifizierten A-Zellen bisher nichts bekannt.

*Betr. Vorkommen von Viren in menschlichen Mammacarcinomen.* In mehr als 100 am Institut du Cancer in Villejuif elektronenmikroskopisch untersuchten Mammacarcinomen konnten in keinem Fall Viruspartikel beobachtet werden[2]. Dagegen findet man häufig bläschenförmige Gebilde, die zwar keineswegs die Struktur der bisher bekannten Viren aufweisen, die aber in

---

[1] L. CORNIL et A. STAHL: Presse méd. **59**, 933 (1951); G. GRICOUROFF: Presse méd. **64**, 137 (1956).

[2] F. HAGUENAU: Bull. Cancer **46**, 177—211 (1959).

[3] R. BRYAN, D. CALNAN and J. B. MOLONEY: J. nat. Cancer Inst. **16**, 317—335 (1955).

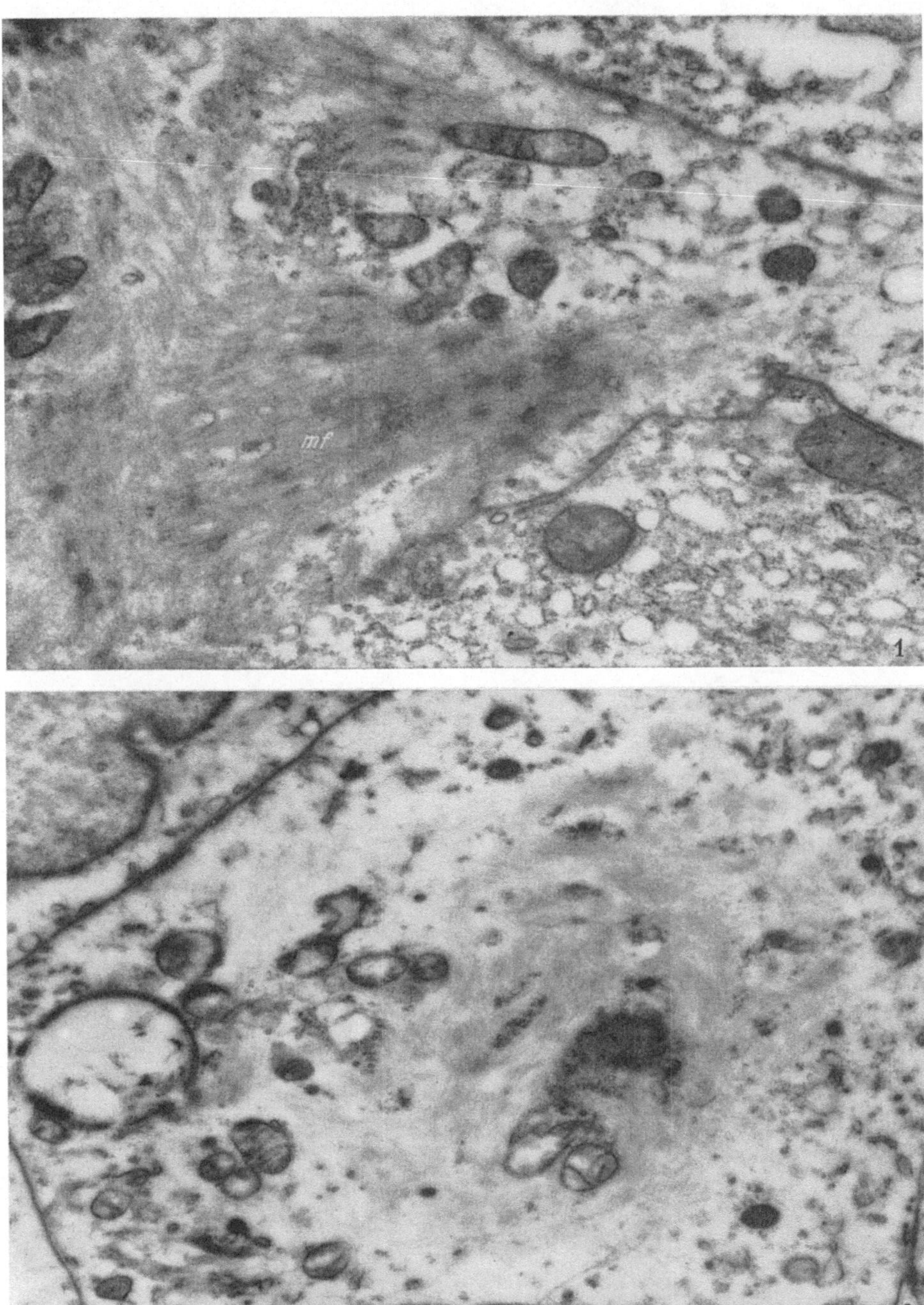

Abb. 1. Typische Fibrillenanordnung aus einer Myothelzelle der normalen Mäusemilchdrüse. [Aus K.-H. Hollmann: Bull. Soc. roy. belge Gynéc. Obstét. (im Druck) (1960)]

Abb. 2. Beispiel einer anderen sehr häufig in Mammacarcinomzellen anzutreffenden Fibrillenart. Die Struktur dieser Fasern unterscheidet sich deutlich von den vorhergehenden. [Aus K.-H. Hollmann: Bull. Soc. roy. belge Gynéc. Obstét. (im Druck) (1960)]

Krebs-Symposion, Düsseldorf                                            4a

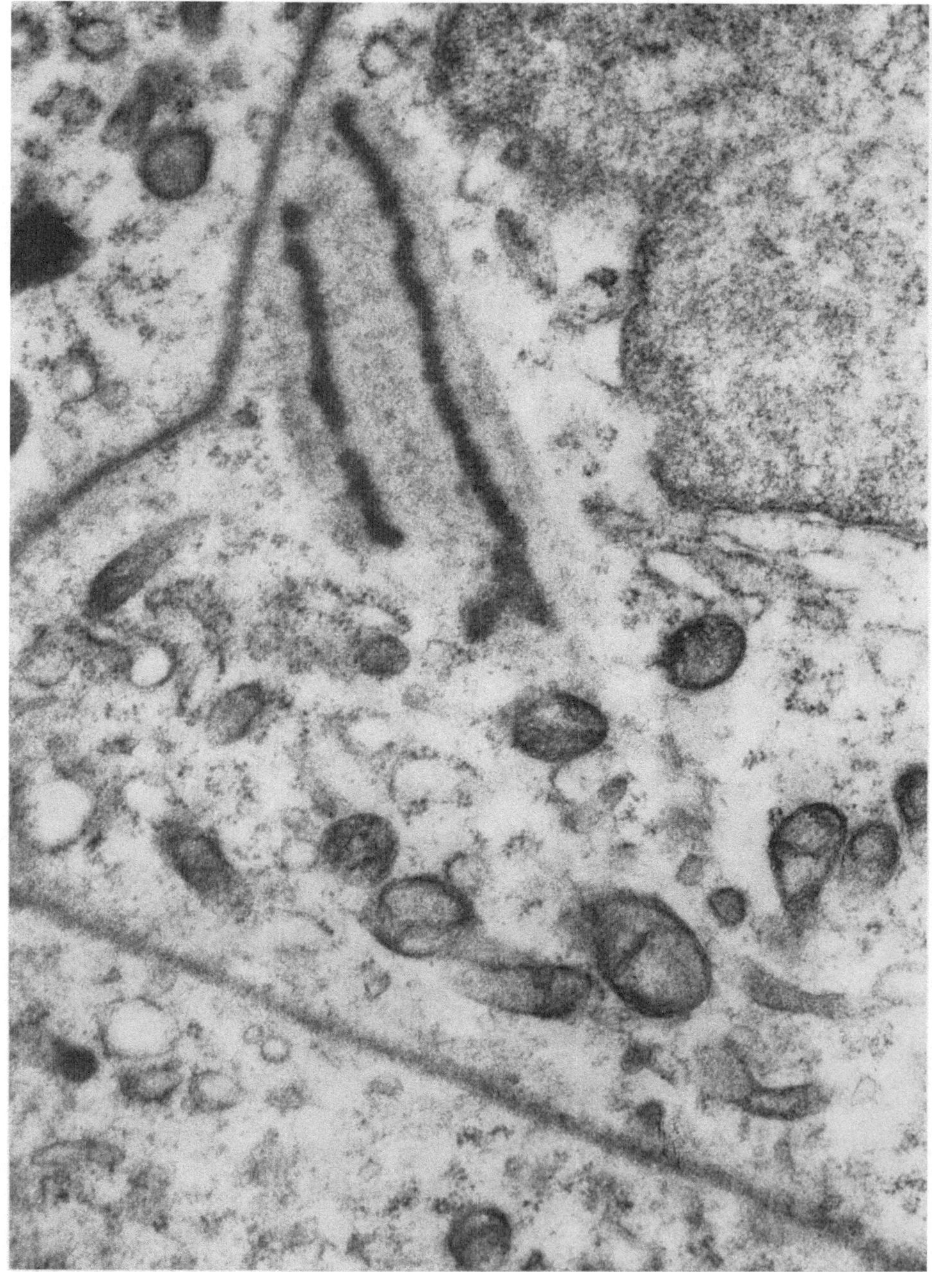

Abb. 3. Faseranordnung in einer Krebszelle der menschlichen Mamma. Die bandförmige Struktur entspricht dem I-Band mit Z-Streifen der quergestreiften Muskulatur. In verschiedenen Zellen dieses Tumors konnte eine Fragmentierung dieser Strukturen mit allen Übergangsstadien bis zum normalen Fibrillenbild der glatten Muskelfaser verfolgt werden. [Aus F. HAGUENAU: C. R. Acad. Sci. (Paris) 249, 182—184, 1959]

deren Größenordnung liegen. Sie sind in einer Vacuole eingeschlossen, die ihrerseits oft in der Golgizone liegt. Es muß noch geklärt werden, ob die genannten Formationen mit den von Low beschriebenen „compound vacuoles" identisch sind.

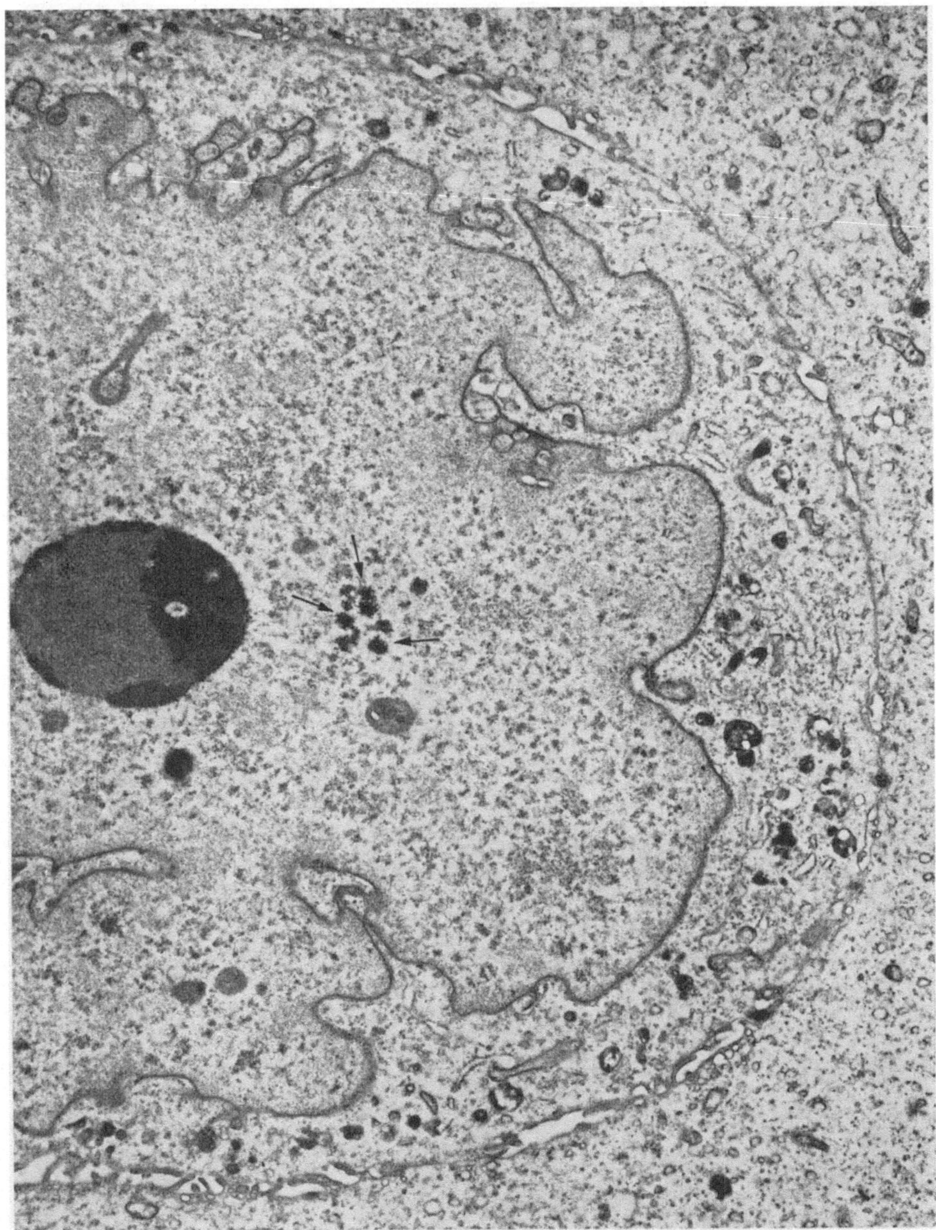

Abb. 4. Übersichtsbild einer Zelle aus einem Mammacarcinom. Im Kern erkennt man die Verdichtung des Nucleolus sowie mehrere "dense bodies" (←). (Aus K.-H. HOLLMANN: Bull. Soc. roy. belge Gynéc. Obstét. im Druck) (1960)

Es soll aber darauf hingewiesen werden, daß die Tatsache, daß keine Viren in den untersuchten Mammatumoren gefunden wurden, deren Virusätiologie keineswegs ausschließt. Dies wird am besten durch das bekannte Beispiel des Roussarkoms beleuchtet, dessen zellfreie Übertragung seit 1910 gelungen ist. Dennoch konnten viele Jahre lang elektronenmikroskopisch keine Viruspartikel in den Tumoren nachgewiesen werden. Erst als man gelernt hatte, die experimentellen Bedingungen entsprechend zu ändern, gelang es, Tumoren zu erhalten, die

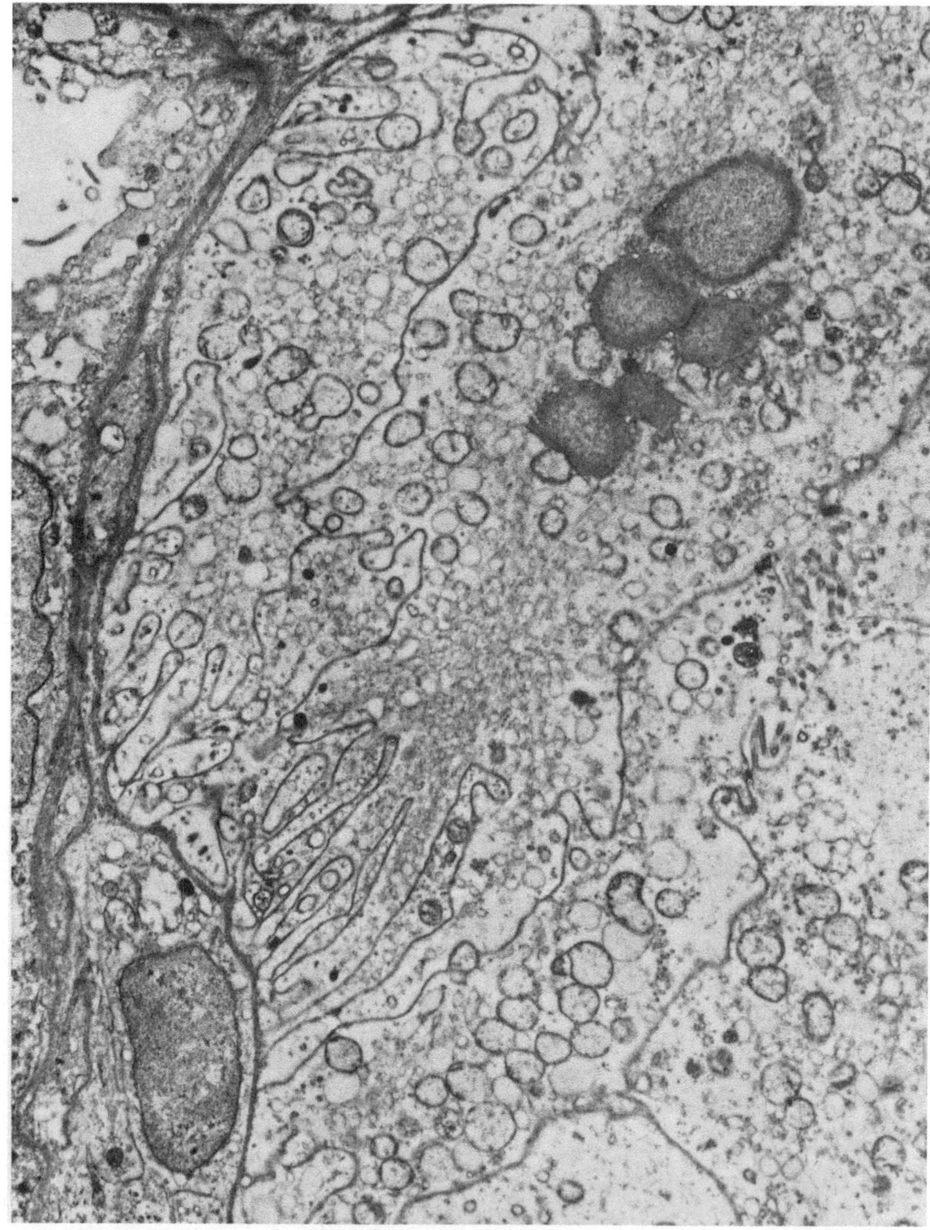

Abb. 5. Ausschnitt aus einer Nierencarcinomzelle des Menschen, die die für den Tubulusabschnitt charakteristischen Cytomembranen aufweist. (Aus Ch. OBERLING, M. R. RIVIÈRE u. F. HAGUENAU: Bull. Cancer **46**, 356—381, 1959)

reich genug an Viren waren, so daß man sie regelmäßig im Elektronenmikroskop nachweisen konnte. Wenn es also schon bei Experimentaltumoren schwierig ist, die notwendigen Bedingungen zu realisieren, so sind die Hindernisse ungleich größer bei den anderen Tumoren, die die Natur uns darbietet, und dies ganz besonders bei den menschlichen Geschwülsten. Die einzigen elektronenmikroskopisch sichtbaren Strukturen, die gegenwärtig auf die Anwesenheit eines Virus hinweisen könnten, sind gewisse osmiophile Verdichtungen im Kern („dense bodies")

(Abb. 4). Letztere sind bei verschiedenen Virusinfektionen der Zelle beschrieben (z. B. Herpes B.[2], Herpes Simplex[3], Adenovirus[4], Varicellen[5], Molluscum Contagiosum[6]).

*Betr. die von Dr.* GIESEKING *mitgeteilten Versuche.* Es erscheint schwierig, Schlußfolgerungen aus den erwähnten Versuchen zu ziehen. Wenn Fräulein GIESEKING in dem auf die Ratte übertragenen Roussarkom keine Viren mehr auffinden konnte, so ist das leicht dadurch erklärbar, daß die zur Hervorrufung der Tumoren verwendeten Präparationen einen zu niedrigen Titer hatten. In letzterem Fall ist die Zahl der Viren, die mit dem Titer Hand in Hand geht[7], zu gering, um im Elektronenmikroskop nachgewiesen werden zu können. Was die auf die Maus übertragenen Tumoren angeht, so hat Dr. GIESEKING Partikel gefunden, die morphologisch wie Bittner-Viren aussehen. Dies ist keineswegs verwunderlich, da die Tumoren auf C3H-Mäuse übertragen wurden, die den Bittnerfaktor in großer Zahl erhalten. Mit ihrem Auftreten ist also zu rechnen.

Die Bedeutung des Elektronenmikroskops in der modernen Krebsforschung hat Herr SCHULZ in seinem Vortrag an verschiedenen Beispielen erläutert. Es mag zum Schluß noch ein weiteres hinzugefügt werden, das des sog. Grawitz-Tumors, über dessen Ursprung — Nierengewebe oder versprengte Nebennierenkeime — seit langem diskutiert wurde. Kürzlich konnte mit Hilfe des Elektronenmikroskops gezeigt werden[8], daß die Zellen dieser Tumoren ohne Zweifel renaler Natur sind. In manchen dieser Zellen kann man die charakteristischen basalen Cytomembranen ("infolding membranes") (Abb. 5) nachweisen, die eine typische Struktur der normalen Nierentubuluszelle darstellen. So sind die letzten Zweifel am renalen Ursprung dieser Tumoren beseitigt.

## H. SCHULZ:

Herr Professor LANGER hat darauf hingewiesen, daß die elektronenmikroskopisch sichtbaren Granula in Zellen des Dünndarmcarcinoids morphologisch den sogenannten phäochromen Granula der Nebennierenrinde ähnlich sind. Man muß versuchen, in diesen Granula endokrin wirksame Substanzen nachzuweisen. HARTLEY, MCSHAN u. RIS[9] haben aus dem Hypophysenvorderlappen eine Fraktion von kleinen Granula hergestellt und diese biochemisch auf Hormone getestet. In den Granula des Hypophysenvorderlappens konnte eine Aktivität von gonadotropem Hormon nachgewiesen werden. Mit HIEPLER haben wir — um ein anderes Beispiel anzuführen — die einzelnen Plättchenfaktoren der Thrombocyten auf gerinnungsphysiologische Aktivitäten geprüft. Die Granulafraktionen der Blutplättchen werden in ultradünnen Schnitten elektronenmikroskopisch untersucht und gerinnungsphysiologisch getestet, und es ließen sich bestimmte Gerinnungsfaktoren der Blutplättchen in bestimmten submikroskopischen Strukturen der Thrombocyten lokalisieren. Ich brauche weiterhin nur an die Versuche von PALADE u. SIEKEVITZ zu erinnern, in denen nachgewiesen wurde, daß die Granula des Ergastoplasmas reich an Ribonucleoproteiden sind und an die zahlreichen Untersuchungen anderer Autoren an Fraktionen von Mitochondrien mit den Resultaten der Lokalisierung von Enzymsystemen.

## E. LANGER:

Die elektronenmikroskopische Untersuchung der Darmcarcinoide hat im Gegensatz zu den Bronchialcarcinoiden osmiophile Granula als spezifische Zellorganellen ergeben. Die Frage, ob diese Zellorganellen auch der Ort sind, wo die Umsetzung des 5-Hydroxytryptamins erfolgt,

---


[1] D. W. FAWCETT: J. biophys. biochem. Cytol. **2**, 725—742 (1956).

[2] M. REISSIG and J. L. MELNICK: J. exp. Med. **101**, 341—352 (1955).

[3] C. MORGAN, H. M. ROSE, M. HOLDEN and E. P. JONES: J. exp. Med. **110**, 643—656 (1959).

[4] C. MORGAN, C. HOWE, H. M. ROSE and D. H. MOORE: J. biophys. biochem. Cytol. **2**, 351—360 (1956).

[5] P. TOURNIER, F. CATHALA et W. BERNHARD: Presse méd. **65**, 1229—1234 (1957).

[6] R. DOURMASHKIN and W. BERNHARD: J. ultrastruct. Res. **3**, 11—38 (1959).

[7] F. HAGUENAU, A. J. DALTON and J. B. MOLONEY: J. nat. Cancer Inst. **20**, 633—641 (1958).

[8] CH. OBERLING, M. R. RIVIERE et F. HAGUENAU: Bull. Cancer **46**, 356—381 (1959).

[9] J. biophys. biochem. Cytol. **7**, 209—218 (1960).

kann nur in Zusammenarbeit mit dem Biochemiker und dem Pharmakologen beantwortet werden. LANGEMANN stellte von Dünndarmcarcinoiden 3 Zellfraktionen her. In der 1., groben Fraktion waren Kerne, Membranen und Bindegewebe, in der 2. große Granula und in der 3. kleine Granula oder Mikrosomen. In dieser 3. Zellfraktion war auch 5-Hydroxytryptamin enthalten. Die osmiophilen Granula der Carcinoidzellen könnten größenmäßig dieser 3. Fraktion zugeordnet werden. Deshalb sollte man diese Untersuchungen in Zusammenarbeit mit dem Biochemiker und dem Pharmakologen wieder aufnehmen, um so der Lösung der eingangs gestellten Frage näher zu kommen.

Die Bronchialcarcinoide wurden chemisch nicht untersucht. Über das Vorkommen eines erhöhten 5-Hydroxytryptamingehaltes im Blut und einer erhöhten Ausscheidung von 5-Hydroxyindolessigsäure im Harn habe ich einige Fälle von Bronchialcarcinoiden aus der Literatur erwähnt. Es wäre deshalb wünschenswert, die elektronenmikroskopisch sichtbar gemachten Granula in Zusammenarbeit mit dem Biochemiker und dem Pharmakologen eingehend zu studieren.

H. SCHULZ:

Bei tierischen und auch bei menschlichen Tumoren läßt sich keine allgemeine Regel über die Zahl und Größe der Mitochondrien sowie über die Anzahl der Innenmembranen machen. Bei den Tumoren der Tiere und auch des Menschen variiert die Anzahl der Mitochondrien außerordentlich, die Mitochondrien sind meist kleiner als normal, haben nur wenige Innenmembranen und sind etwas geschwollen. Es kommen aber auch Riesenmitochondrien vor, die bis zu $4\mu$ groß sein können und arkadenförmig übereinander angeordnete Innenmembranen haben.

H. MEESSEN:

Zwischen submikroskopischen Befunden und funktionellen Leistungen können manchmal schon sehr enge und schlüssige Beziehungen bestehen. Schon allein die Zahl der Mitochondrien ist ein Maß für die potentielle Aktivität einer Zelle. In der Muskulatur finden wir Unterschiede zwischen glatten Muskelfasern, Skeletmuskulatur und Herzmuskulatur. Für die spezielle Frage des Tumorproblems sind aber die Beziehungen zwischen submikroskopischen Befunden und Leistung noch nicht geklärt. Unsere Diskussion hat z. B. ergeben, daß in einigen Tumoren viele Mitochondrien vorkommen, in anderen wenige. Die Harmonie zwischen Zellkörper und Chondriom scheint bei Tumorzellen oft gestört zu sein; dieser Befund ist aber nicht spezifisch.

E. LANGER:

Gleichartige Zellveränderungen im submikroskopischen Bereich können durch verschiedene zellschädigende Noxen hervorgerufen werden und beruhen auf der begrenzten morphologisch erkennbaren Reaktionsbreite der Zellen und Gewebe, die monoton ist und nur wenige Modifikationen aufweist, z. B. muß ein Tuberkel nicht immer durch den Tuberkelbacillus ausgelöst werden, sondern kann auch durch andere Stoffe entstehen.

Bei elektronenmikroskopischen Untersuchungen werden nur winzige Gewebsteilchen untersucht. Deshalb sind Aussagen über die Quantität von geweblichen Veränderungen nur sehr beschränkt möglich, Darüber hinaus ergibt das elektronenmikroskopische Bild oft Veränderungen, die schon lichtmikroskopisch mit starken Vergrößerungen zu sehen sind. So z. B. bei den gestern gezeigten elektronenmikroskopischen Aufnahmen von Tumorzellen mit Ablagerungen von Fetttröpfchen im Cytoplasma, eine Veränderung, die bei experimentell erzeugten Geschwülsten lichtmikroskopisch zu sehen ist und über die bereits die älteren Morphologen berichteten. Die Untersuchungsmethoden der Morphologie haben wie jede andere Methode ihre Grenzen; sie zu kennen ist eine wesentliche Voraussetzung, um sich vor Überbewertung „neuentdeckter" Befunde zu schützen.

H. MEESSEN:

Ich möchte die Diskussion des heutigen Vormittags über die Morphologie mit einigen allgemeinen Feststellungen abschließen. Ich glaube, es besteht Übereinstimmung darin, daß auch die submikroskopischen Untersuchungen an verschiedenen menschlichen Tumoren keinen Befund zutage gefördert haben, der allen Tumoren gemeinsam oder gar spezifisch wäre. Die submikroskopische Analyse hat im Gegenteil eine große morphologische Differenz zwischen den einzelnen Tumoren in der submikroskopischen Dimension erwiesen und damit die mit dem Lichtmikroskop erfaßbaren Unterschiede unterstrichen und erweitert. Ich möchte aus diesen Tatsachen auf die Wahrscheinlichkeit einer Differenz in der Pathogenese und in der kausalen Genese menschlicher Tumoren schließen. Die morphologischen Untersuchungen haben bisher keinen Anhalt dafür erbracht, daß ein Virus allein als Ursache für die Entstehung menschlicher Tumoren in Frage kommt. Der morphologische Nachweis eines Virus oder von virusähnlichen Partikeln in einigen Tumoren, die nach ihrem ganzen Verhalten eine gewisse Sonderstellung haben, fordert aber dazu auf, diesen Weg mit verschiedenen Methoden weiter zu erforschen. Die Verbindung der morphologischen Forschung mit biochemischen Analysen verspricht auch bei menschlichen Tumoren die größten Fortschritte in unserem Wissen. Die Kenntnis des großen Formenreichtums menschlicher Tumoren schützt uns am besten vor einer generalisierenden Überwertung der in sich oft sehr wertvollen Ergebnisse an „hochgezüchteten" Tumoren bei unseren Versuchstieren.

# Biochemische Untersuchungen
## bei hormonempfindlichen Geschwülsten*

Von

H. Breuer (Bonn)

Mit 12 Abbildungen

Bevor ich über die Untersuchungen berichte, die während der letzten 5 Jahre mit Unterstützung des Kultusministeriums in unserem Laboratorium durchgeführt wurden, möchte ich einige allgemeine Bemerkungen vorausschicken.

Im Gegensatz zu der üblichen Gepflogenheit halten wir es für zweckmäßig, von hormonempfindlichen, nicht aber von hormonabhängigen Geschwülsten zu sprechen. Wir glauben, daß der Ausdruck „Empfindlichkeit" biologisch richtiger und im klinischen Sprachgebrauch eindeutiger ist. In dem Begriff der „Hormonempfindlichkeit" kommt nämlich zum Ausdruck, daß eine Geschwulst in unterschiedlicher Weise auf eine Hormontherapie ansprechen kann; damit ist gleichzeitig die Möglichkeit einer Differenzierung und Abstufung gegeben. Spricht man dagegen von einer „Hormonabhängigkeit", so erwartet man eine bestimmte Reaktion auf hormonelle Maßnahmen; wie die Praxis aber zeigt, reagieren die sog. „hormonabhängigen" Geschwülste sehr unterschiedlich.

Wir haben uns bei unseren Untersuchungen auf den Menschen und auf das Gewebe des Menschen beschränkt. Die Beschränkung ergibt sich aus dem unterschiedlichen Verhalten zwischen den transplantablen Tiertumoren einerseits und den Spontantumoren des Menschen andererseits. Eine Übertragung der an Tieren gewonnenen Ergebnisse auf den Menschen ist deshalb nur unter ganz bestimmten Voraussetzungen möglich.

Die endokrine Behandlung hormonempfindlicher Geschwülste stützt sich auch heute noch im wesentlichen auf Empirie. Mit der Untersuchung der biochemischen Grundlagen dieser Therapie wird also eigentlich etwas nachgeholt, was am Beginn hätte stehen sollen. Die Berechtigung solcher Untersuchungen leitet sich aber auch aus folgender Überlegung ab: indem die endokrine Behandlung auf rationale Grundlagen gestellt wird, ergeben sich neue Gesichtspunkte für die weitere Bearbeitung dieses interessanten Gebietes.

Von allen sog. hormonempfindlichen Geschwülsten kommt dem Mammacarcinom die größte Bedeutung zu. Ich möchte deshalb im folgenden ausschließlich über unsere Untersuchungen beim Mammacarcinom des Menschen sprechen. Da es schwierig ist, die Versuche unter einem einheitlichen Gesichtspunkt darzustellen, möchte ich mich im wesentlichen an die in der Klinik übliche Einteilung endokriner Maßnahmen halten und die Ergebnisse unserer Untersuchungen in dieses Schema einordnen.

---

* Chemische Abteilung der Chirurgischen Universitätsklinik Bonn (Direktor: Prof. Dr. A. Gütgemann).

## 1. Ovariektomie

Die Ovariektomie gehört heute zu den anerkannten endokrinen Maßnahmen bei der Behandlung des metastasierenden Mammacarcinoms. Sie wurde erstmals von dem Chirurgen Schinzinger (*36*) im Jahre 1889 und kurze Zeit später auch von angelsächsischen Ärzten (*6*) empfohlen. Die Wirksamkeit der Ovariektomie beim Mammacarcinom soll auf der Eliminierung der ovariellen Oestrogene beruhen. In diesem Zusammenhang möchte ich nur kurz auf die Bedeutung der weiblichen Sexualhormone für das Wachstum des Mammacarcinoms hinweisen. Wie Kaufmann, Müller, Butenandt u. Friedrich-Freksa (*27*) in Untersuchungen an etwa 6000 Mäusen festgestellt haben, gehört das Follikelhormon zu den sog. „bedingt krebsauslösenden" Stoffen. Es bildet durch seine proliferative Wirkung auf bestimmte Gewebe den Boden für die Manifestierung einer vorhandenen Krebsanlage, es führt aber nicht durch eine übersteigerte Proliferation zur malignen Entartung (*26*). Demnach kommt den Oestrogenen eine Mitwirkung

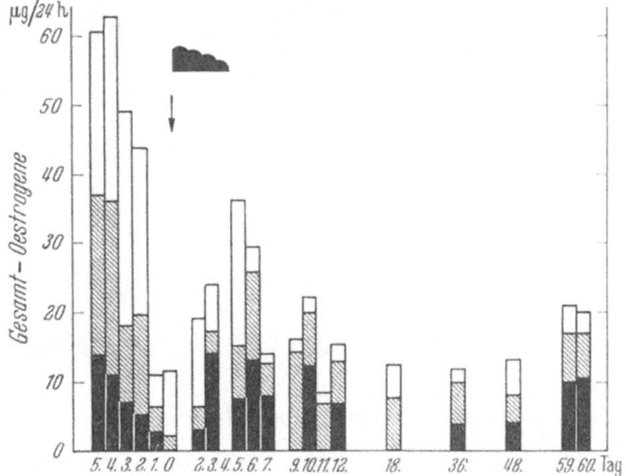

Abb. 1. Ausscheidung von Oestradiol-(17β) (■), Oestron (▨) und Oestriol (□) im Urin einer 38jährigen Patientin mit Mammacarcinom vor und nach Ovariektomie. Die Bestimmung der Oestrogene erfolgte nach der Methode von Brown, Bulbrook u. Greenwood (*21*)

bei vorhandener Krebsanlage zu, und ihre Entfernung ist das erklärte Ziel der endokrinen Therapie. Aus diesem Grunde erschienen Untersuchungen über die Biogenese, den Stoffwechsel und die Ausscheidung der Oestrogene besonders wichtig.

Über den genauen Ablauf der Oestrogenausscheidung nach Ovariektomie bei jungen und alten Frauen war bis vor wenigen Jahren kaum etwas bekannt. Erst mit der Entwicklung einer relativ spezifischen chemischen Methode durch Brown (*19*) in Edinburgh, die zur quantitativen Bestimmung kleiner Oestrogenmengen im Urin geeignet war, konnte die Frage der Oestrogenausscheidung nach Ovariektomie genauer studiert werden (*1, 2*). In Abb. 1 ist an einem typischen Beispiel der Verlauf der Oestrogenausscheidung im Urin vor und nach Ovariektomie dargestellt. Wie aus der Abbildung hervorgeht, erfolgt unmittelbar nach der Operation ein Anstieg der Oestrogene. Nach Abklingen dieses Anstiegs werden weiterhin Oestrogene ausgeschieden, jedoch erwartungsgemäß in geringerer Konzentration als vor Ovariektomie. Ein ähnliches Verhalten der Oestrogenausscheidung nach Ovariektomie beobachteten auch Bulbrook, Greenwood, Hadfield u. Scowen (*23*) vom Imperial Cancer Research Fund in London.

Verschiedene Überlegungen, auf die hier nicht näher eingegangen werden kann, deuteten darauf hin, daß die Oestrogene, die nach Ovariektomie noch nachweisbar waren, aus der Nebenniere stammten. Deshalb interessierten wir uns für die Frage, welchen Einfluß die tropen Hormone des Hypophysenvorderlappens auf diese sog. „adrenalen" Oestrogene ausüben (4). Wie aus Abb. 2 hervorgeht, steigt die Oestro-

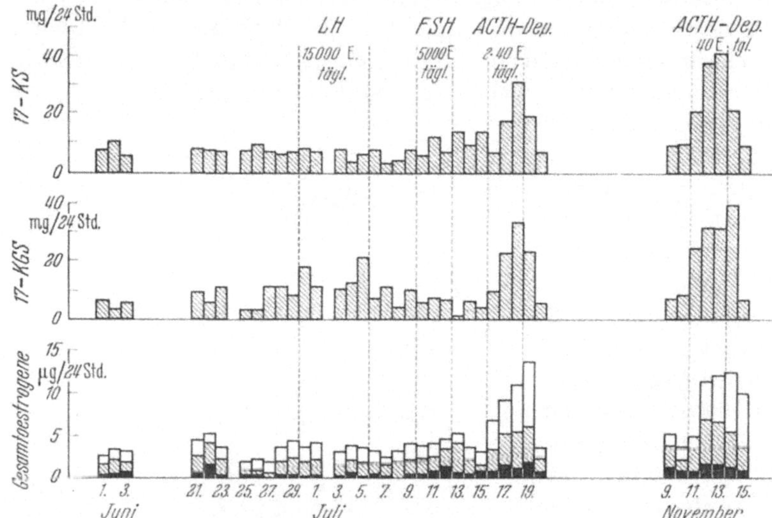


Abb. 2. Wirkung von LH (HCG), von FSH (PMS) und von ACTH auf die Ausscheidung von Oestradiol-(17 $\beta$) (■), Oestron (▨) und Oestriol (□) im Urin einer 35jährigen ovariektomierten Patientin mit Mammacarcinom. Die Bestimmung der Oestrogene erfolgte nach der Methode von Brown, Bulbrook u. Greenwood (21)

genausscheidung nach Zufuhr von ACTH um das 2—4fache an. Dagegen wurden in diesem und weiteren 3 Fällen kein Anstieg der Oestrogene nach Verabreichung von LH (HCG, Predalon, Organon) und FSH (PMS, Anteron, Schering) fest-

Tabelle 1. *Steroidsekretion einer überlebenden Cushing-Nebenniere vor und nach Zusatz von ACTH zum Perfusionsmedium. Im 1. Umlauf wurden 480 ml in 24,5 min, im 2. Umlauf 480 ml zusammen mit etwa 7 IE ACTH in 44,5 min perfundiert (vgl. 28)*

| Sezernierte Steroide | Umlauf ohne ACTH µg | Umlauf mit ACTH µg |
|---|---|---|
| Hydrocortison | 103 | 364 |
| Cortison | 0 | 18 |
| Corticosteron | 47 | 117 |
| 11 $\beta$-Hydroxy-androstendion | 28 | 40 |
| Oestron, Oestradiol, Oestriol | 0 | 0 |

gestellt. Die Beobachtung, daß nach ACTH die Oestrogenausscheidung zunahm, war ein weiterer Hinweis für die adrenale Herkunft der Oestrogene, ohne daß damit etwas über die Natur der adrenalen Oestrogene ausgesagt war. Außerdem fehlte immer noch der direkte Nachweis der Oestrogenbildung in der Nebennierenrinde des Menschen.

Wir haben diese Frage von mehreren Gesichtspunkten her untersucht. Zunächst perfundierten wir, in Zusammenarbeit mit Dr. H. Schriefers vom Physiologischchemischen Institut der Universität Bonn, menschliche Nebennierenpräparate, um festzustellen, ob unter den gebildeten Steroiden auch Oestrogene nachweisbar waren (28). Die Versuche wurden an Nebennieren von Patienten mit dem klinischen Bild eines Cushing-Syndroms durchgeführt. Als Perfusionsmedium diente glucosehaltige Krebs-Ringer-Lösung. In der Tabelle 1 sind die Ergebnisse unserer Versuche tabellarisch zusammengefaßt. Während eine deutliche Corticosteroid- und Androgenbildung ohne und mit Zusatz von ACTH stattfand, konnten im

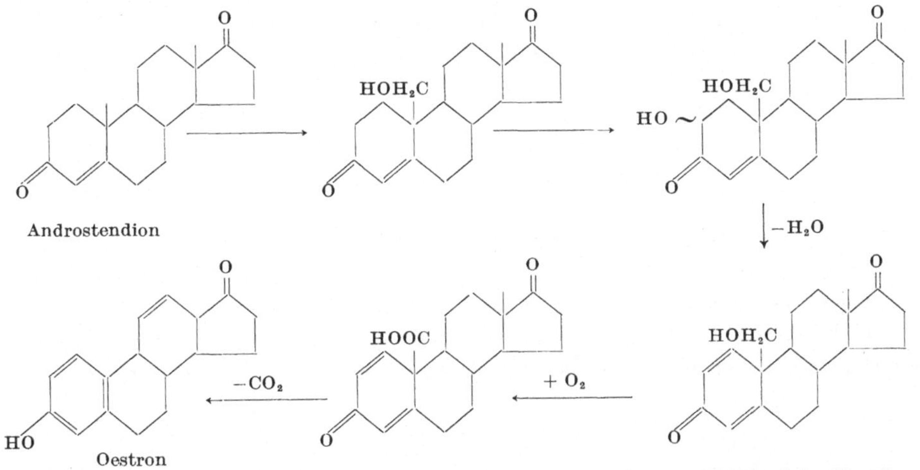

Androstendion

Oestron

Abb. 3. Möglicher Verlauf der Umwandlung von $\Delta^4$-Androsten-3.17-dion zu Oestron beim Menschen. Von den theoretischen Zwischenprodukten ist bisher nur 19-Hydroxy-$\Delta^4$-androsten-3,17-dion isoliert worden

Perfusionsmedium keine Oestrogene nachgewiesen werden. Versuche, in denen mit Schnitten normaler menschlicher Nebennieren gearbeitet wurde, gaben ebenfalls keine Anhaltspunkte für die Bildung von Oestrogenen. Um dem Einwand zu begegnen, daß die Biogenese von Oestrogenen in vitro möglicherweise gestört und dadurch ein irreführendes Ergebnis vorgetäuscht werden könnte, untersuchten wir Nebennierenvenenblut des Menschen. Auch hier konnten wir weder Oestradiol-(17$\beta$), noch Oestron oder Oestriol mit Sicherheit nachweisen. Die von uns verwendete Methode gestattet den Nachweis von etwa 1 $\mu$g Oestrogen/100 ml Blut, so daß allenfalls geringere Mengen im Nebennierenvenenblut vorkommen können.

Nach dem negativen Ausfall dieser Versuche prüften wir einen anderen Weg, der zur Bildung von Oestrogenen führen kann. Wie MEYER (31) und RYAN (35) gezeigt haben, können Androgene im menschlichen Organismus zu Oestrogenen umgewandelt werden; dieser Reaktionsverlauf ist bisher im Ovar und in der Placenta des Menschen nachgewiesen worden. In Abb. 3 ist der mögliche Reaktionsverlauf für die Umwandlung von $C_{19}$-Steroiden zu $C_{18}$-Steroiden dargestellt; die Aromatisierung erfolgt mit großer Wahrscheinlichkeit über 19-Hydroxy-$\Delta^4$-androsten-3.17-dion als Zwischenstufe (30, 31). Wir haben zunächst $\Delta^4$-Androsten-3.17-dion mit Schnitten normaler menschlicher Nebennieren inkubiert, konnten aber unter den Reaktionsprodukten keine Oestrogene nachweisen. Auch nach Inkubation von 19-Hydroxy-$\Delta^4$-androsten-3.17-dion (25) waren keine Oestrogene nachweisbar. Dieser letzte Befund war besonders auffallend, da die Bildung der 19-Hydroxyverbindung in der Nebennierenrinde als gesichert gilt. Wir schlossen aus diesen Versuchen, daß die Vorstufe von Oestron — nämlich 19-Hydroxy-$\Delta^4$-androsten-3.17-dion — in der Nebenniere zwar gebildet, nicht aber in größerem Umfang zu Oestron umgewandelt wird. Es lag nunmehr nahe, die Frage zu prüfen, ob extra-adrenale Organe — wie z. B. die Leber und die Milz des Menschen — 19-Hydroxy-$\Delta^4$-androsten-3.17-dion zu Oestron aromatisieren können. In der Tat fanden wir eine — wenn auch geringe — Oestrogenbildung aus der 19-Hydroxy-

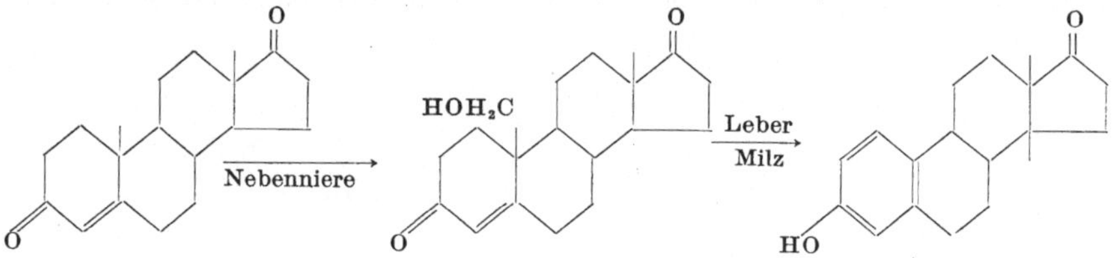

Abb. 4. Biogenese der sog. adrenalen Oestrogene aus $C_{19}$-Steroiden beim Menschen

verbindung in Leberschnitten und mit einer Enzympräparation aus Milz. Damit konnte die Teilnahme extra-adrenaler Organe an der Bildung der sog. adrenalen Oestrogene bewiesen werden. In Abb. 4 sind die Reaktionsschritte, die zur Biogenese der adrenalen Oestrogene führen, dargestellt. Es ist natürlich denkbar, daß ein kleiner Teil der adrenalen Oestrogene auch direkt in der Nebenniere entsteht.

## 2. Adrenalektomie

Auch nach Ovari- und Adrenalektomie werden in einzelnen Fällen noch Oestrogene im Urin ausgeschieden (22). Von den vielen Möglichkeiten, die als Ursache der anhaltenden Oestrogenausscheidung angeschuldigt werden, möchte ich nur die 3 wichtigsten herausgreifen:

1. Oestrogenbildung in aberrantem bzw. unvollständig entferntem Nebennierengewebe,

2. Zufuhr von Oestrogenen mit der Nahrung,

3. Bildung von Oestrogenen aus Cortison.

Wir haben uns mit dem letzten Punkt näher beschäftigt, da die Meinung immer wieder geäußert wird, aus den sog. Glucocorticoiden (Corticosteroide mit einer Sauerstoff-Funktion am C-Atom 11) könnten Oestrogene entstehen. Außerdem ist die Klärung dieser Frage von Interesse im Zusammenhang mit der Cortisonbehandlung des Mammacarcinoms, auf die später noch näher eingegangen wird.

Es ist bekannt, daß $C_{21}$-Steroide, zu denen Cortison und Hydrocortison gehören, im Organismus zu $C_{19}$-Steroiden abgebaut werden können; so findet man nach Verabreichung von Cortison stets eine Zunahme der sog. 17-Ketosteroide. Sowohl Cortison als auch Hydrocortison besitzen eine Sauerstoff-Funktion am C-Atom 11; da eine Eliminierung der Sauerstoff-Funktion bei intaktem Steroidgerüst bisher noch nie beobachtet worden ist, kommen als Abbauprodukte 11-Keto- und 11$\beta$-Hydroxy-$C_{19}$-Verbindungen in Frage, wie sie z. B. in Abb. 5 dargestellt sind. Eine weitere Umwandlung dieser Verbindungen zu Oestrogenen kann nur durch eine Aromatisierung erfolgen. Wir haben deshalb nach Ryan (35) eine Enzympräparation hergestellt, die z. B. $\Delta^4$-Androsten-3.17-dion in etwa 20%iger Ausbeute zu Oestron umwandelt. Mit diesem aromatisierenden Enzym wurden 11-Keto-$\Delta^4$-androsten-3.17-dion und 11$\beta$-Hydroxy-$\Delta^4$-androsten-3.17-dion inkubiert. Es konnte keine Bildung von 11-Keto-oestron oder 11 $\beta$-Hydroxy-oestron nachgewiesen werden. Dieses Ergebnis erscheint auf Grund sterischer Überlegun-

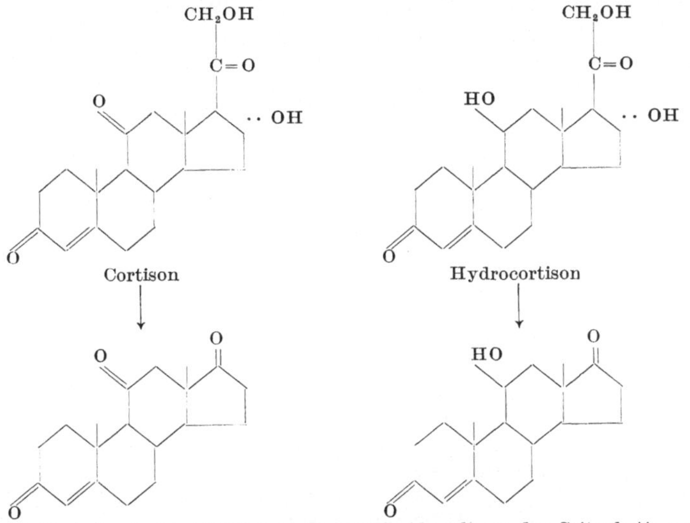

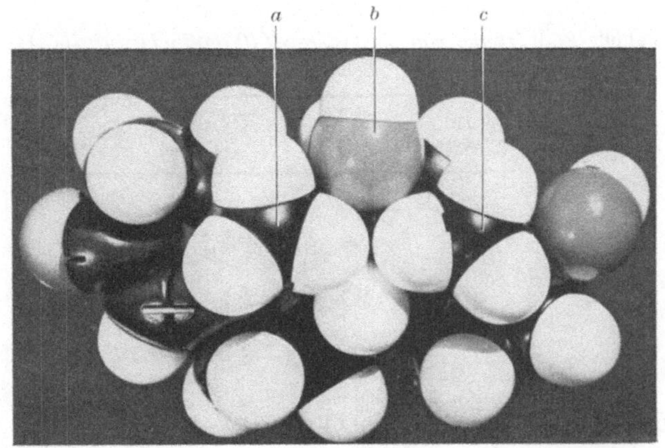

Abb. 5. 11-substituierte $C_{19}$-Verbindungen, die durch Abspaltung der Seitenkette aus Cortison und Hydrocortison entstehen können

gen durchaus verständlich. Wie das Stuart-Modell in Abb. 6 zeigt, befindet sich die 11 $\beta$-ständige Hydroxylgruppe in unmittelbarer Nachbarschaft der angulären Methylgruppe am C-Atom 10, die ja bei der Aromatisierung entfernt werden muß. Die $\beta$-ständige Hydroxylgruppe dürfte aus räumlichen Gründen einen Angriff des aromatisierenden Enzyms von der Vorderseite des Steroidmoleküls verhindern. Damit aber wird eine Umwandlung der 11-substituierten Androgene in entsprechende Oestrogene offenbar unmöglich gemacht. Die Frage also, ob aus Cortison oder Hydrocortison bzw. ihren Metaboliten im menschlichen Organismus Oestrogene entstehen, kann mit nein beantwortet werden.

Abb. 6. Frontansicht eines Stuart-Modells von 11 $\beta$-Hydroxy-$\Delta^4$-androsten-3-on-17$\beta$-ol. Die Doppelbindung vom C-Atom 4 nach 5 ist durch eine Klammer markiert. *a* Anguläre Methylgruppe am C-Atom 10; *b* 11 $\beta$-ständige Hydroxylgruppe; *c* Anguläre Methylgruppe am C-Atom 13

## 3. Behandlung mit Testosteron

Die Behandlung des metastasierenden Mammacarcinoms mit Testosteron hat von allen endokrinen Maßnahmen die geringste Erfolgsquote. Im allgemeinen wird diese Therapie beim Mammacarcinom als sog. „gegengeschlechtige Hormontherapie" bezeichnet, wobei man stillschweigend annimmt, daß Testosteron als Vertreter der Androgene die Wirkung der weiblichen Sexualhormone aufhebt. Ob diese Annahme in allen Fällen, besonders aber beim Mammacarcinom ganz zutrifft, kann z. Z. noch nicht entschieden werden. Wir haben uns mit der Frage

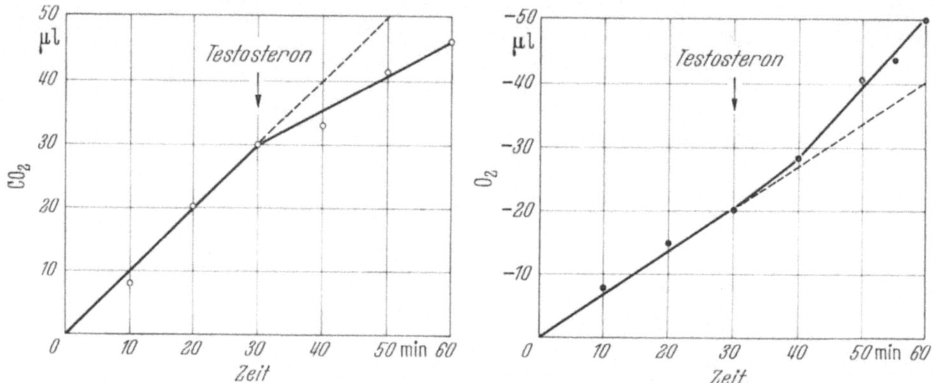


Abb. 7. Atmung und anaerobe Glykolyse von Schnitten eines menschlichen Mammacarcinoms vor und nach Zusatz von Testosteron. Die Endkonzentration des Steroids betrug 10 µg/3 ml Inkubationsflüssigkeit. Temp. 37°

befaßt, ob Testosteron neben der eiweiß-anabolen und der hemmenden Wirkung auf die Hypophyse auch einen direkten Einfluß auf den Stoffwechsel der Carcinomzelle ausübt (7). Es war naheliegend, als Teilfunktion des Intermediärstoffwechsels

Tabelle 2. *Wirkung von Testosteron (10 µg/3 ml) auf die Atmung und anaerobe Glykolyse von Schnitten menschlicher Mammacarcinome*

| Zahl der Versuche | Prozentuale Beeinflussung der | |
|---|---|---|
| | Atmung | Glykolyse |
| 5 | $+ 30$ | $- 35$ |
| | $(+ 15$ bis $+ 60)$ | $(- 15$ bis $- 50)$ |
| 5 | $0$ | $- 40$ |
| | $(- 5$ bis $+ 10)$ | $(- 20$ bis $- 70)$ |
| 10 | $0$ | $0$ |
| | $(- 8$ bis $+ 9)$ | $(- 5$ bis $+ 7)$ |

die Atmung und anaerobe Glykolyse näher zu untersuchen. Schnitte von Mammacarcinomgewebe wurden in *Krebs*-Ringer-Phosphatlösung bei 37°in einer Warburg-Apparatur geschüttelt. Nachdem während der ersten 30 min die Atmung und die anaerobe Glykolyse ohne Zusätze gemessen worden war, wurde anschließend Testosteron zugekippt, wobei die Endkonzentration 10 µg Steroid/3 ml Inkubationsmedium betrug. Die Kippmethode wurde gewählt, um Unterschiede in der histologischen Struktur der Schnitte, die infolge der Inhomogenität auftreten, eliminieren zu können. Wie aus dem in Abb. 7 dargestellten Einzelfall hervorgeht, konnte durch Testosteron die Atmung gesteigert und die anaerobe Glykolyse gehemmt werden. Es sei jedoch betont, daß eine Steigerung der Atmung und eine Hemmung der Glykolyse nur in etwa ¼ der Fälle beobachtet wurde. Wie Tabelle 2 zeigt, trat in weiteren 5 von 20 Fällen nur eine Hemmung der Glykolyse ein, während in den restlichen 10 Fällen keine sichere Wirkung von Testosteron nachzuweisen war. Eine Korrelation zwischen dem klinischen Verhalten und den experimentellen Befunden konnte nicht mit Sicherheit gefunden werden. Denn bei einem Teil der Patientinnen, deren Gewebe wir untersuchten, sind bis heute keine Metastasen aufgetreten, so daß eine Hormontherapie nicht notwendig wurde. Bei einer weiteren Gruppe wurde bisher nur eine Ovariektomie durchgeführt. Von 4 Patientinnen, die mit Testosteron behandelt wurden, zeigten 2 eine Besserung; in diesen Fällen war auch eine Atmungssteigerung und Hemmung der Glykolyse in vitro festgestellt worden. 2 Fälle, bei denen in vitro keine Reaktion eingetreten war, zeigten keine Besserung nach Testosterontherapie. Es ist durchaus möglich, daß die Übereinstimmung der Ergebnisse in vivo und in vitro bei den 4 Fällen auf Zufall beruht.

Im Zusammenhang mit der Testosterontherapie beschäftigten wir uns auch mit der Ausscheidung der Oestrogene im Urin. Es war bereits vor Jahren von NATHANSON, ENGEL u. KELLY (32) festgestellt worden, daß unter Behandlung mit Testosteron die Oestrogenausscheidung im Urin anstieg. Wie bereits erwähnt,

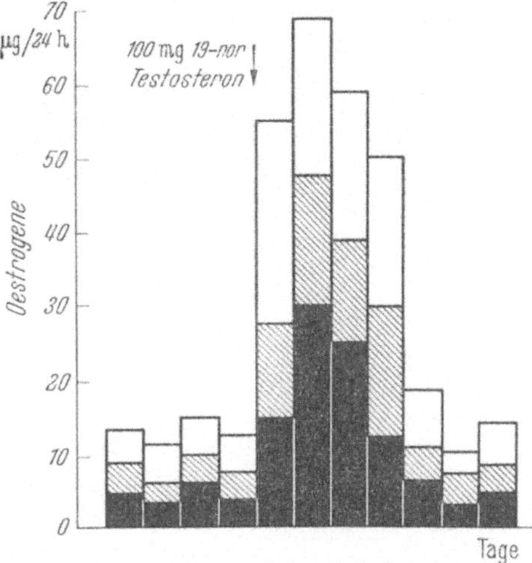


Abb. 8. Wirkung von 100 mg 19-nor-Testosteron auf die Ausscheidung von Oestradiol-(17 β) (■), Oestron (▧) und Oestriol (□) im Urin einer 35jährigen ovariektomierten Frau. Die Bestimmung der Oestrogene erfolgte nach der Methode von BROWN, BULBROOK u. GREENWOOD (21)

Tabelle 3. *Umwandlung von Testosteron- und 19-nor-Testosteronverbindungen zu Oestrogenen (Oestradiol-(17 β) + Oestron + Oestriol) beim Menschen.* Bei den Patienten handelte es sich um ovariektomierte Frauen, Frauen in der Menopause oder Männer. Die Bestimmung der Oestrogene erfolgte nach der Methode von BROWN, BULBROOK u. GREENWOOD (21)

| Zahl der Patienten | Verabreichte Verbindung | Dosis in mg | Prozent Umwandlung in Oestrogene* |
|---|---|---|---|
| 2 | 19-nor-Testosteron | 100 | 0,41 |
| 3 | 19-nor-Testosteron-phenylpropionat | 50 | 0,22 |
| 2 | 19-nor-Testosteron-decanoat | 75 | 0,26 |
| 2 | Testosteron | 100 | 0,65 |
| 2 | Testosteron-propionat | 50 | 0,31 |
| 2 | Testosteron-oenanthat | 250 | 0,39 |

* Berechnet auf Grund der Annahme, daß die im Urin ausgeschiedene Menge Oestradiol + Oestron + Oestriol etwa 13% der im Organismus gebildeten Oestrogene ausmacht.

konnte inzwischen von anderer Seite der Beweis geführt werden, daß Testosteron im Organismus zu Oestrogenen umgewandelt wird. Die Bildung von Oestrogenen aus Androgenen ist von einigen Untersuchern als Ursache für die gelegentlich beobachtete Verschlimmerung der Erkrankung unter Testosterontherapie angeschuldigt worden. Wir haben die Ausscheidung von Oestron, Oestradiol-(17 $\beta$) und Oestriol nach Verabreichung von Testosteron und verschiedenen Testosteron-derivaten quantitativ verfolgt (*5*, *16*) und die Umwandlungsraten berechnet. In Abb. 8 ist ein typisches Beispiel darge-stellt. Nach Verabreichung von 100 mg 19-nor-Testosteron steigt die Ausschei-dung der Oestrogene im Urin um das 3—4fache an. Tabelle 3 gibt eine Zusam-menstellung der Ergebnisse. Die größte Umwandlung wurde bei freiem Testosteron beobachtet; sie betrug 0,65%. Eine Ver-esterung mit Propionsäure oder Oenanth-säure reduzierte die Umwandlung um etwa die Hälfte. Die Aromatisierung von 19-nor-Testosteron war etwas geringer als die von Testosteron. Ähnlich verhielten sich die Ester. Die Versuche zeigen, daß nicht un-erhebliche Mengen an Oestrogenen aus Androgenen entstehen können. Inwieweit diese Oestrogene tatsächlich eine Wirkung auf das Wachstum des Mammacarcinoms ausüben können, ist ungeklärt.

## 4. Behandlung mit Oestrogenen

Die Behandlung des metastasierenden Mammacarcinoms scheint zunächst im Gegensatz zu den Bemühungen zu stehen, möglichst alle Oestrogenquellen auszu-schalten. Nun spielt aber der quantitative Gesichtspunkt gerade bei so stark wirk-samen Stoffen, wie es die Oestrogene sind, sicher eine große Rolle. Die Dosen, die beim Mammacarcinom der alten Frau gegeben werden, fallen weit aus dem

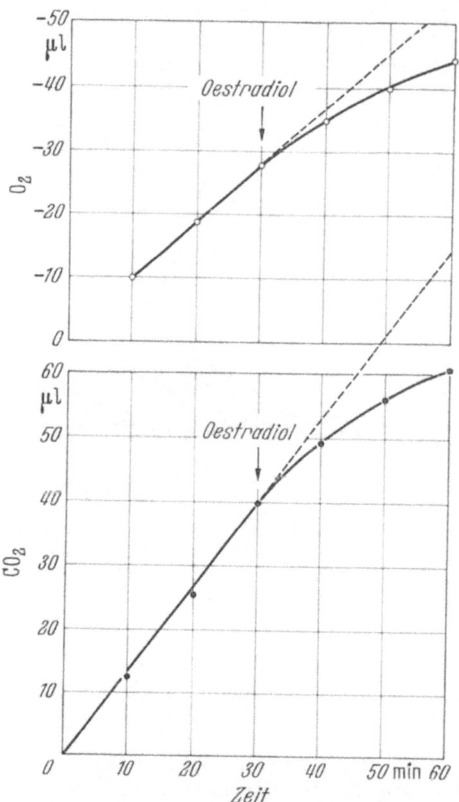



Abb. 9. Atmung und anaerobe Glykolyse von Schnitten eines menschlichen Mammacarci-noms vor und nach Zusatz von Oestradiol-(17 $\beta$); die Endkonzentration des Steroids be-trug 10 $\mu$g/3 ml Inkubationsflüssigkeit. Temp. 37°

physiologischen Bereich heraus. DRUCKREY, DANNENBERG u. SCHMÄHL (*24*) haben auf Grund von Versuchen an Seeigeleiern die Vermutung geäußert, daß Oestrogene in höheren Dosen cytostatisch wirken. Wir haben deshalb die Frage geprüft, ob Oestrogene (Endkonzentration 10 $\mu$g/3 ml) auch eine Wirkung auf die Atmung und die anaerobe Glykolyse des Mammacarcinoms ausüben. In den von uns unter-suchten Fällen konnten wir meistens eine Hemmung der Atmung und der anaero-ben Glykolyse nach Zusatz von Oestradiol-(17 $\beta$) feststellen. In Abb. 9 ist ein typisches Beispiel dargestellt. Die Hemmung betrug im Durchschnitt etwa 40—50% für die anaerobe Glykolyse und etwa 20—30% für die Atmung. In einigen Fällen haben wir auch die Konzentration an energiereichem Phosphat bestimmt. Sie war nach Zusatz von Oestradiol-(17 $\beta$) stets verringert. Diese Ergebnisse legen den Schluß nahe, daß die Oestrogene eine direkte Wirkung auf den Energiestoff-wechsel der Carcinomzelle ausüben können.

## 5. Behandlung mit Cortison

Cortison wurde vor mehreren Jahren von NISSEN-MEYER (*33, 34*) in Oslo und von LEMON (*29*) in USA zur Behandlung metastasierender Mammacarcinome vorgeschlagen. Die therapeutischen Erfolge sind recht eindrucksvoll und scheinen hinter denen der ablativen Eingriffe nicht zurückzustehen. Bei Einführung dieser Therapie erhob sich die Frage, wie man sich die Wirkungsweise der Cortisontherapie vorzustellen hat. Es lag nahe anzunehmen, daß Cortison die sog. adrenalen Oestrogene unterdrückt und daß ein Teil seiner Wirkung auf diese Weise zu erklären ist. Die Bestimmung der Oestrogene im Urin bei mit Cortison behandelten Patientinnen stieß zunächst auf Schwierigkeiten, da der chemische Nachweis der Oestrogene in Gegenwart von Cortison und seinen Metaboliten gestört wird. Nach Einführung einer verbesserten Methode durch BROWN, BULBROOK u. GREENWOOD (*21*) konnte diese Schwierigkeit überwunden werden. Abb. 10 zeigt den typischen Verlauf der Oestrogenausscheidung bei einer Patientin, die Cortison erhalten hatte; unter der Behandlung nahmen die Oestrogene ab und erreichten schließlich Nullwerte. Bei einer anderen Patientin, die gleichzeitig eine Röntgenbe-

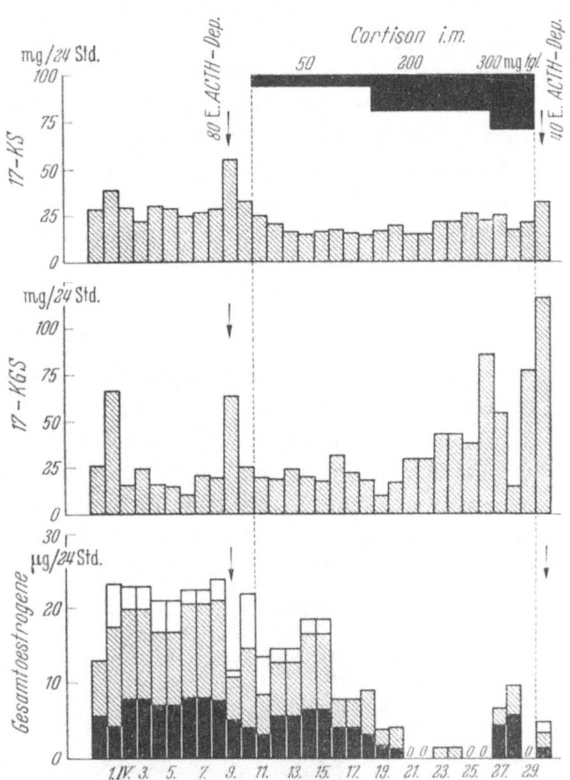

Abb. 10. Ausscheidung von Oestradiol-(17 *β*) (■), Oestron (▨) und Oestriol (□) im Urin einer 35jährigen ovariektomierten Patientin mit Mammacarcinom vor und während einer oralen Zufuhr von Cortison. Die Bestimmung der Oestrogene erfolgte nach der Methode von BROWN, BULBROOK u. GREENWOOD (*21*)

strahlung erhielt, wurde durch die zugeführte Menge Cortison zunächst keine Abnahme der Oestrogene erreicht; erst nach Beendigung der Röntgenbestrahlung kam es zu einer Verminderung der Hormonausscheidung. Dieses Beispiel zeigt, daß bei Vorliegen einer Stress-Situation eine gegebene Menge Cortison nicht notwendigerweise eine Ruhigstellung der Nebennierenrinde bewirkt. Damit erklärt sich auch unsere Beobachtung, daß nicht bei allen Patientinnen eine Abnahme der Oestrogenausscheidung nach Cortisonzufuhr eintrat (*3*).

Die Frage, ob die günstige Wirkung von Cortison speziell auf der weitgehenden Eliminierung der adrenalen Oestrogene beruht, kann zunächst noch nicht beantwortet werden. Es liegt zwar nahe, hier einen kausalen Zusammenhang anzunehmen, doch darf die Bedeutung von Cortison für die allgemeinen Wachstumsvorgänge nicht übersehen werden. Abschließend sei erwähnt, daß eine Beeinflussung des Intermediärstoffwechsels der Carcinomzelle durch Cortison nicht festgestellt wurde.

## 6. Steroidausscheidung in vivo

Da es sich bei einem Teil der Mammacarcinome um hormonempfindliche Geschwülste handelt, lag es nahe, nach Abweichungen in der Hormonausscheidung zu forschen. Besonders während der letzten Jahre sind die in diesem Zusammenhang interessierenden Oestrogene untersucht worden, ohne daß mit Sicherheit ein verwertbarer Unterschied zwischen Patientinnen mit und ohne Mammacarcinom gefunden worden wäre (*20*). Nun muß für die Oestrogene allerdings einschränkend bemerkt werden, daß bisher nur Oestron, Oestradiol-(17 $\beta$) und Oestriol bestimmt worden sind. Es wäre natürlich denkbar, daß andere, bisher noch nicht untersuchte Metaboliten des Oestrogenstoffwechsels in unterschiedlicher Menge ausgeschieden werden. Diese Überlegung veranlaßte uns, den Stoffwechsel der Oestrogene im Mammacarcinomgewebe näher zu studieren; daneben interessierte uns auch das Verhalten der Androgene.

## 7. Stoffwechsel der Steroide in vitro

Zu diesem Zweck war es zunächst notwendig, eine Methode zur Trennung, Isolierung, Identifizierung und quantitativen Bestimmung der Oestrogene und Androgene auszuarbeiten (*14*); besondere Schwierigkeiten bereitete die Isolierung der nur in wenigen $\mu$g gebildeten Metaboliten. Nach entsprechender Aufarbeitung gelingt es nun heute, mit Hilfe der Mikrosublimation 2—4 $\mu$g eines Steroids zu isolieren und zur Schmelzpunktbestimmung unter dem Mikroskop zu verwen-

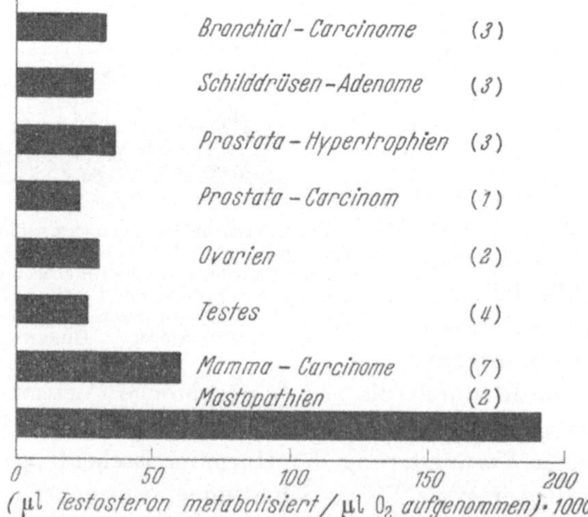


Abb. 11. Mittelwerte der Steroid-Umsatzquotienten für normale und neoplastische menschliche Gewebe. Die Zahlen in Klammern geben die Zahl der untersuchten Patienten an

den (*10*). Auf diese Weise konnten 2 neue Epimere von Oestriol, nämlich 17-epi-Oestriol (*9*) und 16.17-epi-Oestriol (*18*) aus dem Urin isoliert werden.

Nachdem die Zuverlässigkeit der Methode geprüft worden war, untersuchten wir zunächst den Zwischenstoffwechsel von Testosteron in verschiedenen Geweben des Menschen (*8, 17*). Es konnte kein Unterschied im Umsatz von Testosteron zwischen Mammacarcinomen und anderen Geschwülsten festgestellt werden. Bezog man aber die umgesetzte Steroidmenge auf die aufgenommene Menge Sauerstoff, so ergab sich ein anderes Bild (Abb. 11). Die Steroidumsatzquotienten

$$Q = \frac{\mu l\ \text{Testosteron metabolisiert}}{\mu l\ O_2\ \text{aufgenommen}} \times 1000$$

waren am größten in Geweben von Mastopathien und Mammacarcinomen. Alle übrigen untersuchten Gewebe hatten kleinere Werte.

Ähnliche Ergebnisse wurden auch nach Inkubation von Oestradiol-(17 $\beta$) mit verschiedenen Geschwülsten des Menschen erhalten (*8, 15*). Auch hier waren die Steroidumsatzquotienten am höchsten in Mammacarcinomen. Darüber hinaus machten wir die Beobachtung, daß in Mammacarcinomen aus Oestradiol-(17 $\beta$) in schwankender Ausbeute phenolische Metaboliten entstanden, die mit den bis dahin bekannten Oestrogenen nicht identisch waren. Auf Grund dieser Beobachtung entschieden wir uns für eine genauere Untersuchung des Zwischenstoffwechsels der Oestrogene zunächst in normalen Geweben, um damit die Grundlage für die Beurteilung des Oestrogenstoffwechsels in Mammacarcinomen zu schaffen. Die wichtigsten Ergebnisse sind in Abb. 12 dargestellt. Der Steroidring wird durch Lebergewebe des Menschen an zahlreichen Stellen angegriffen. Wie wir feststellen konnten, erfolgt die Bildung von 2-Methoxy-Oestrogenen durch Methylierung der entsprechenden 2-Hydroxy-Verbindungen unter Beteiligung einer O-Methyltransferase (*11*); als Methyldonator dient S-Adenosylmethionin. Auch am C-Atom 6 wird eine Hydroxylgruppe eingeführt (*12*). Die 16.17-substituierten Oestrogene

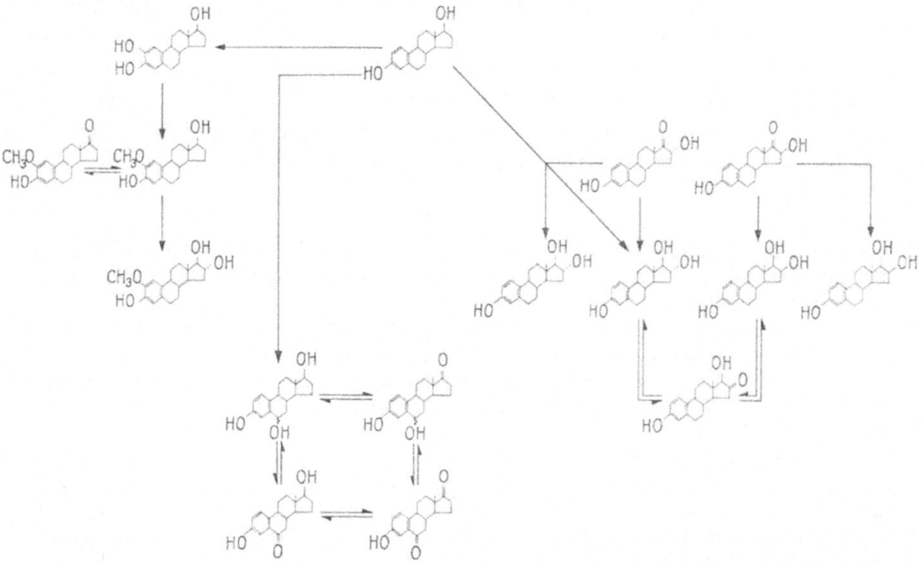

Abb. 12. Stoffwechsel der phenolischen Steroide in menschlichen Geweben. 200 mg Gewebeschnitte wurden mit 100 $\mu$g bzw. 200 $\mu$g Steroid in *Krebs*-Ringer-Phosphatlösung für 60 min bei 37° in O$_2$ inkubiert

ergeben bei der Reduktion und Oxydation eine Vielzahl von Verbindungen, von denen dem 16-Ketooestron möglicherweise eine besondere Bedeutung zukommt (*13*).

Ohne auf weitere Einzelheiten einzugehen, zeigen die Untersuchungen über den Zwischenstoffwechsel der Oestrogene, daß neben Oestron, Oestradiol-(17 $\beta$) und

Oestriol noch andere phenolische Steroide, auch vom quantitativen Gesichtspunkt aus, eine wichtige Rolle spielen.

Neben diesen in vitro-Versuchen haben wir auch Untersuchungen über den Stoffwechsel in vivo begonnen. Auch hier war es zunächst notwendig, Methoden zur Bestimmung der sog. neuen Oestrogene im Urin auszuarbeiten. Wir erhoffen uns von der Isolierung und quantitativen Bestimmung dieser Verbindungen nach Injektion bestimmter Vorstufen eine Aufklärung über die Frage, ob beim hormonempfindlichen Mammacarcinom charakteristische Abweichungen im Steroidstoffwechsel auftreten.

Die in meinem Vortrag geschilderten Versuche und Ergebnisse sollten zeigen, daß die ursprünglich im wesentlichen auf Empirie gegründete endokrine Therapie eine mit naturwissenschaftlichen Methoden beweisbare Grundlage hat, wenngleich manche Fragen auch heute noch unbeantwortet bleiben müssen. Damit scheinen mir aber auch die Grenzen dieser Therapie gegeben. Es ist wenig wahrscheinlich, daß die endokrine Therapie hormonempfindlicher Geschwülste noch um entscheidende Maßnahmen bereichert werden kann. Es muß vielmehr die Aufgabe der weiteren Forschung sein, durch entsprechende Untersuchungen den endokrinen Status des Patienten und der Geschwulst zu ermitteln und damit die Aufstellung eines optimalen Therapieplanes für jeden einzelnen Patienten zu ermöglichen.

Herrn Professor Dr. med. A. Gütgemann, Direktor der Chirurgischen Universitätsklinik und Poliklinik, Bonn, danke ich für die großzügigen Arbeitsmöglichkeiten im Rahmen der Klinik. Ferner möchte ich folgenden Herren, ohne deren Unterstützung die Durchführung der Untersuchungen nicht möglich gewesen wäre, danken: Professor Dr. med. J. M. Bayer für wertvolle klinische Hinweise, Dr. med. W. Nocke für die Beratung bei der Bestimmung der Oestrogene und Dr. rer. nat. R. Knuppen für die Darstellung zahlreicher Steroide. Frau Lieselotte Nocke, Fräulein Gerta Pangels, Frau Brigitta Dumont und Frau Ilse Pechthold bin ich für ihre wertvolle Mitarbeit sehr zu Dank verpflichtet.

## Literatur

1. Bayer, J. M., H. Breuer u. W. Nocke: Die Ausscheidung der Oestrogene im Urin beim Mamma-Carcinom vor und nach Ovariektomie sowie in spontaner Menopause. Langenbecks Arch. klin. Chir. **288**, 84—95 (1958).
2. — — — Die Oestrogen-Ausscheidung im Urin beim Mamma-Carcinom nach verschiedenen therapeutischen Maßnahmen. Bull. Soc. int. Chir. **17**, 146—155 (1958).
3. — — — Beitrag zur Ausscheidung der Oestrogene im Urin bei ovariektomierten Frauen mit Mamma-Carcinom unter dem Einfluß von Cortison und seinen Derivaten. Endokrinologie (im Druck).
4. — — — Vergleichende Untersuchungen über den Einfluß LH- und FSH-wirksamer Präparate sowie von ACTH auf die Nebennierenrindenfunktion, insbesondere auf die adrenalen Oestrogene bei ovariektomierten Frauen. Klin. Wschr. **38**, 1143—1146 (1960).
5. — W. Nocke u. H. Breuer: Die Oestrogenausscheidung im Urin beim Mamma-Carcinom unter Androgenbehandlung. Klin. Wschr. **35**, 682—687 (1957).
6. Beatson, G. T.: On treatment of inoperable cancer of mamma: suggestions for a new method of treatment with illustrative cases. Lancet **1896**, 104—107 u. 162—165.
7. Breuer, H.: The effects of steroid hormones on human mammary cancer, Proc. II. Intern. Symp. on Mammary Cancer, Perugia, 1958, 9—14.
8. — Metabolism of testosterone and oestradiol-(17 $\beta$) by human mammary cancer slices, Proc. II. Intern. Symp. on Mammary Cancer. Perugia, 1958, 15—19.
9. — Isolation of 17-*epi*oestriol from the urine of pregnant women. Nature (Lond.) **185**, 613—614 (1960).

10. Breuer, H., u. E. Kassau: Eine einfache Methode zur Isolierung von Steroiden aus biologischen Medien durch Mikrosublimation, Acta endocr. (Kbh.) Suppl. 51, 1113 (1960).

11. — u. R. Knuppen: Biogenese von 2-Methoxy-oestradiol-(17 $\beta$) in der menschlichen Leber. Naturwissenschaften 47, 280—281 (1960).

12. — — R. Ortlepp, G. Pangels and A. Puck: Biogenesis of 6-hydroxylated oestrogens in human tissues. Biochim. biophysica Acta 40, 560—561 (1960).

13. — — u. G. Pangels: Stoffwechsel von 16-Keto-oestron in menschlichen Geweben. Acta endocr. (Kbh.) 30, 247—258 (1959).

14. — u. L. Nocke: Eine chemische Methode zur Bestimmung der Oestrogene nach Inkubation mit Gewebe. Acta endocr. (Kbh.) 29, 489—498 (1958).

15. — — Stoffwechsel von Oestradiol-17 $\beta$ in normalen und neoplastischen menschlichen Geweben. Acta endocr. (Kbh.) 31, 69—79 (1959).

16. — — Chemical determination of oestrogens in the urine of women with cancer of the breast. Acta endocr. (Kbh.) Suppl. 31, 319—323 (1957).

17. — — u. I. Pechthold: Stoffwechsel von Testosteron in normalen und neoplastischen Geweben des Menschen. Z. Vitamin-, Hormon- u. Fermentforsch. 10, 106—115 (1959).

18. — and G. Pangels: Isolation of oestriol-3, 16 $\beta$, 17 $\alpha$ from the urine of pregnant women. Biochim. biophysica Acta 36, 572—573 (1959).

19. Brown, J. B.: A chemical method for the determination of oestriol, oestrone and oestradiol in human urine. Biochem. J. 60, 185—193 (1955).

20. — Urinary oestrogen excretion in the study of mammary cancer, in: Endocrine aspects of breast cancer, p. 197—208. Edinburgh-London: E. & S. Livingstone 1958.

21. — R. D. Bulbrook and F. C. Greenwood: An additional purification step for a method for estimating oestriol, oestrone and oestradiol-17 $\beta$ in human urine. J. Endocr. 16, 49—56 (1957).

22. Bulbrook, R. D., and F. C. Greenwood: Persistence of urinary oestrogen excretion after oophorectomy and adrenalectomy. Brit. med. J. 1957, 662—666.

23. — — G. J. Hadfield and E. F. Scowen: Oophorectomy in breast cancer; An attempt to correlate clinical results with oestrogen production. Brit. Med. J. 1958, 7—11.

24. Druckrey, H., P. Dannenberg and D. Schmähl: Zellteilungshemmende Gifte; Versuche an Seeigeleiern. Arzneimittel-Forsch. 3, 151—161 (1953).

25. Ehrenstein, M., and M. Dünnenberger: Investigations on steroids XXVI. Synthesis of 19-hydroxy-$\Delta^4$-androstene-3.17-dione. J. org. Chem. 21, 774—782 (1956).

26. Kaufmann, C., u. H. A. Müller: Bemerkung zu der Arbeit von A. Butenandt: Zur physiologischen Bedeutung des Follikelhormons und der östrogenen Wirkstoffe für die Genese des Brustdrüsenkrebses und die Therapie des Prostata-Karzinoms. Dtsch. med. Wschr. 75, 1409—1410 (1950).

27. — — A. Butenandt u. H. Friedrich-Freksa: Experimentelle Beiträge zur Bedeutung des Follikelhormons für die Carcinomentstehung. Z. Krebsforsch. 56, 482—542 (1949).

28. Korus, W., H. Schriefers, H. Breuer u. J. M. Bayer: Untersuchungen zur Biogenese der Steroide an der überlebenden Nebenniere einer Cushing-Patientin im Perfusionsversuch. Acta endocr. (Kbh.) 31, 529—541 (1959).

29. Lemon, H. M.: Cortisone-thyroid therapy of metastatic mammary cancer, Ann. intern. Med. 46, 457—484 (1957).

30. Longchampt, J. E., C. Gual, M. Ehrenstein and R. I. Dorfman: 19-Hydroxy-$\Delta^4$-androstene-3.17-dione an intermediate in estrogen biosynthesis. Endocrinology 66, 416—420 (1960).

31. Meyer, A. S.: Conversion of 19-hydroxy-$\Delta^4$-androstene-3.17-dione to estrone by endocrine tissue. Biochim. biophysica Acta 17, 441—442 (1955).

32. Nathanson, I. T., L. L. Engel and R. M. Kelly: The effect of androgens on the urinary excretion of ketosteroids, nonketonic alcohols and estrogens. J. clin. Endocr. 12, 1172—1186 (1952).

33. Nissen-Meyer, R.: Cancer Mammae; Forsøk med en ny endocrinologisk behandlingskombinasjon. Nord. Med. 53, 186—190 (1955).

34. — and J. H. Vogt: Cortisone treatment of metastatic breast cancer. Acta Un. int. Cancer 15, 1140—1143 (1959).

35. Ryan, K. J.: Biological aromatisation of steroids. J. biol. Chem. 234, 268—272 (1959).

36. Schinzinger, A.: Über Carcinoma mammae, Cbl. Chir. 1889, Beilage 18. Kongreß, S. 55—56.

76 Diskussion

## Diskussion

R. NISSEN-MEYER (Oslo):

Ich bin aufgefordert worden, dem außerordentlich interessanten Vortrage von Herrn BREUER einige klinische Bemerkungen anzuknüpfen.

Herr BREUER hat uns gezeigt, daß kleine Corticosteroiddosen die Ausscheidung von Oestrogenen in oophorektomierten Frauen unterdrücken. Die Arbeit in unserem Laboratorium in Oslo unterstützt diese Resultate; wir finden auch, daß die Ausscheidung von Pregnandiol durch kleine Cortisongaben unterdrückt wird.

Tabelle 1

| Patientengruppe | Alter J. | Anzahl | Besserungen | | | | | | | Fehlschläge | |
| | | | Anzahl | Pro-zent | Dauer (Monate) Mittel-wert | Von - Bis | Noch in Rem. | Über-leb.-Zeit | Noch am Leben | Über-leb. Zeit |
|---|---|---|---|---|---|---|---|---|---|---|
| Totale Serie | 56 | 49 | 25 | 51 | 19,7 | 1,5—75,0 | 6 | 24,1 | 9 | 5,2 |
| Oophorekto-mierte | 53 | 34 | 18 | 53 | 17,8 | 1,5—75,0 | 5 | 22,0 | 6 | 6,2 |
| Röntgen-kastrierte | 62 | 15 | 7 | 47 | 24,6 | 7,0—54,5 | 1 | 29,5 | 3 | 3,1 |
| *Abstand rad.-op. Metastasen* | | | | | 5,5 | | | | | |
| <1 Jahr | 54 | 9 | 3 | 33 | 5,5 | 3,5—7,0 | 1 | 9,1 | 1 | 4,4 |
| 1—2 Jahre | 52 | 9 | 4 | 44 | 33,4 | 6,0—75,0 | 1 | 41,0 | 1 | 3,7 |
| > 2 Jahre | 56 | 28 | 16 | 57 | 18,6 | 1,5—54,5 | 4 | 22,1 | 7 | 5,0 |
| Keine Rad.-Op. | 64 | 3 | 2 | | | 7,5—39,0 | 0 | 28,3 | 0 | 19,2 |
| *Menstruations-verhältnis* | | | | | | | | | | |
| Menstruation | 44 | 14 | 11 | 78 | 19,8 | 1,5—75,0 | 5 | 23,0 | 5 | 6,5 |
| <5 Jahre nach der Menopause | 53 | 10 | 2 | 20 | | 16,0—40,5 | 0 | 38,3 | 0 | 4,8 |
| > 5 Jahre nach der Menopause | 63 | 25 | 12 | 48 | 18,1 | 7,0—54,5 | 1 | 22,8 | 4 | 5,1 |

Diese sog. „Medikamentöse Adrenalektomie" wird praktisch bei der Behandlung des fortgeschrittenen Brustkrebses angewendet. Wir haben in den letzten $6\frac{1}{2}$ Jahren in der Medizinischen Abteilung B in Aker Sykehus in Oslo eine systematische Serie von Patientinnen im Stadium IV, die mit den Serien chirurgisch adrenalektomierter Patientinnen vergleichbar sind, aufzubauen versucht. Unsere Patientinnen sind alle nur mit der Kombination von Kastration (Oophorektomie oder Röntgenkastration) und Corticosteroidgaben (Cortison 12,5 mg, 4mal täglich, oder Prednison 2,5 mg, 4mal täglich) behandelt worden. Über diese Untersuchung habe ich soeben auf dem 7. Symposion der Deutschen Gesellschaft für Endokrinologie berichtet; die Verhandlungen dort werden bald veröffentlicht. Unsere Resultate gehen aus der Tabelle 1 hervor. Sie scheinen ebenso gut zu sein wie die bisher veröffentlichten Ergebnisse nach chirurgischer Adrenalektomie.

Die referierten Laboratorienresulate können den Wirkungsmechanismus der klinischen Resultate andeuten.

In den letzten 4 Jahren haben wir auch versucht, die gleiche Kombination von Kastration und Corticosteroidanwendung als sog. prophylaktische Behandlung in Verbindung mit der Radikaloperation im Stadium II anzuwenden. Wir wissen ja, daß ungefähr 60—70% dieser Patientinnen früher oder später Fernmetastasen bekommen und dann der Erkrankung erliegen. Die Absicht der „prophylaktischen" endokrinen Behandlung ist in erster Reihe das rezidivfreie Intervall nach der Radikaloperation zu verlängern. Unsere vorläufigen Erfahrungen mit dieser Behandlung sind günstig.

Andere Kliniker versuchen in der gleichen Absicht andere Steroide anzuwenden, besonders Androgene wie Testosteron. Ich habe dies als etwas bedenklich angesehen. Wir wissen ja alle, daß man in einigen Fällen klinisch eine Beschleunigung des Tumorwachstums sieht, wenn man androgene Steroide bei fortgeschrittenem Mammacarcinom anwendet. Einige Verfasser haben diese entgegengesetzte Wirkung sehr schön mit der Messung der Harnausscheidung von Calcium und anderen Stoffen gezeigt, andere haben dasselbe mittels Enzymstudien demonstriert. Deshalb müssen wir solche Patientinnen in der ersten Zeit nach Beginn der Androgentherapie sehr genau beobachten und bereit sein, das Mittel schnell wieder abzusetzen, wenn Zeichen einer solchen konträren Wirkung auftreten sollten. Man muß dann eine andere Therapie wählen. Bei der „prophylaktischen" Behandlung, bei der ja keine meßbare Ausdehnung des Tumorgewebes vorhanden ist, können uns aber solche Symptome nicht frühzeitig warnen. Rechnet man ferner mit der Hypothese, daß kleine Gruppen von Tumorzellen nach der Radikaloperation einen Kampf gegen die Verteidigungskräfte des Körpers führen, dann kann man sich gut vorstellen, daß in einigen wenigen Fällen eine solche konträre Wirkung diesen Kampf entscheiden, d. h. die Tumorzellen zum Sieg stimulieren könnte. Diese Betrachtung läßt es mir nicht unbedenklich erscheinen, ein Verfahren, das möglicherweise entgegengesetzt wirken kann, als Versuch einer Prophylaxe anzuwenden.

Eine solche konträre Wirkung ist aber — soweit mir bekannt ist — nie mit den kleinen Cortisondosen gezeigt worden.

Parallel mit diesen klinischen Erfahrungen geht der Nachweis, daß Testosteron in vivo in oestrogene Steroide umgewandelt werden kann, während dasselbe mit Cortison nicht nachgewiesen worden ist.

Es paßt ja sehr gut zu diesem Bild, das auch bei rein steroidchemischen Arbeiten gefunden wurde, daß eine 11-Keto oder eine $11\beta$-OH-Gruppe eine Aromatisierung des A-Ringes unmöglich macht, während zum Beispiel Testosteron leicht in Oestron umgewandelt werden kann.

H. DANNENBERG (München):

Sie haben, Herr Dr. BREUER, in der Nebenniere überhaupt keine Oestrogene gefunden. Andererseits ist in der Nebenniere ein Enzym vorhanden, welches die angulare Methylgruppe C-19 angreift, also eine 19-Hydroxylase. Darin könnte man doch eigentlich einen Hinweis für eine Umwandlung in Oestrogene sehen. Bestände die Möglichkeit, daß Oestrogene primär doch gebildet, aber sehr schnell weiter umgewandelt werden, z. B. in Metabolite, die Sie in anderen Untersuchungen gefunden haben? Der Oestrogenspiegel könnte dann so gering sein, daß sich die Oestrogene einer Bestimmung entziehen.

E. DICZFALUSY (Stockholm):

Zuerst möchte ich Herrn Dr. BREUER zu seiner ausgezeichneten Darstellung meinen besten Glückwunsch aussprechen. Das Problem einer möglichen Oestrogensynthese in den menschlichen Nebennieren ist zweifellos von großem Interesse. Auf dem Endocrine Society Meeting in Atlantic City 1959 berichteten E. CHANG und T. L. DAO über die Isolierung von $11\beta$-Hydroxy-17$\beta$Oestriol aus dem Harn einer ovariektomierten Patientin nach Zuführung einer täglichen Dosis von 100 mg Cortison 3 Tage lang. Es ist schwer darüber zu urteilen, wie gut ihre Beweise sind; aber man ist ein wenig skeptisch, da es bisher nicht bekannt ist, daß der menschliche Organismus in der Lage ist, eine 11-Sauerstoff-Funktion vom Steroidnucleus zu entfernen. Die Resultate von Dr. BREUER unterstützen in der Tat meine Skepsis. Eine andere Arbeit, welche sich mit der Oestrogensynthese in der menschlichen Nebennierenrinde beschäftigt, wurde von HARDY, WARD, TURNER u. SAMPSON[1] veröffentlicht. Diese Autoren fanden mit der Methode von BROWN[2] eine weitaus größere Oestrogenkonzentration im Nebennieren-Venenblut als im peripheren Blut. Es würde interessant sein, Dr. BREUERS Meinung dazu zu hören.

---

[1] Surg. Forum 8, 109 (1957)
[2] Biochem. J. 60, 185 (1955)

Der 3. Beweis, welcher für eine Oestrogensynthese in der Nebennierenrinde beim Menschen spricht, beruht auf der Isolierung von Oestron und Oestriol aus dem Harn von ovariektomierten Frauen durch WEST und Mitarbeiter[1]. Nach Injektion von ACTH wurde von mehreren Gruppen ein Anstieg der Oestrogenausscheidung beim Menschen berichtet. Diese Studien beweisen jedoch nicht, daß das mit dem Harn ausgeschiedene Oestrogen wirklich von den Nebennierenrinden sezerniert wurde. Es ist ebenso möglich, daß lediglich ein Vorläufer sezerniert wurde und daß dieser im Organismus in Oestrogene umgewandelt wurde.

Weiterhin sprechen Fälle mit oestrogenproduzierenden Nebennierenrindentumoren für eine adrenale Oestrogensynthese. Es ist recht sicher, daß Tumoren und auch Metastasen Oestrogene produzieren können, soweit man dies von der Oestrogenausscheidung sowie von Analysen im Tumorgewebe her beurteilen kann. In diesen Fällen würde es von größtem Interesse sein, die Vorläufer der Oestrogene aufzuzeigen.

Es ist kein Zweifel daran, daß in den letzten Jahren große Fortschritte, besonders auf dem Oestrogengebiet, gemacht wurden. Wenn es heute möglich ist, als Resultat der Arbeit von Dr. BREUER und seinen Mitarbeitern Mikrosublimationen auszuführen sowie Schmelzpunktbestimmungen an $2\gamma$ Oestrogene durchzuführen, ist dies ein bedeutender Fortschritt. Er wird die Arbeit auf zahlreichen schwierigen Gebieten erleichtern. Ich glaube, für diesen methodischen Fortschritt müssen wir Dr. BREUER und seiner Gruppe besonders dankbar sein.

Schließlich möchte ich noch einige Worte über die grundlegende Philosophie sagen, welche man haben sollte, wenn man Forschungen über die Beziehung zwischen Oestrogenen und dem Mammacarcinom betreibt. Viele Forschungsgruppen haben versucht, dieses Problem in Tierexperimenten zu untersuchen. Unglücklicherweise sind besonders auf dem Oestrogengebiet die Artunterschiede so groß, daß es zumindest im Augenblick nicht möglich ist, von einer auf die andere Species zu extrapolieren oder zu generalisieren. Es ist deshalb notwendig, Experimente mit menschlichen Geweben und an menschlichen Subjekten auszuführen. Zugegeben, derartige Studien würden im Schrifttum veröffentlicht. So zum Beispiel die Harnausscheidung von Oestron, Oestradiol-, $17\beta$Oestriol bei Patientinnen mit Mammacarcinom im Vergleich mit der Ausscheidung bei gesunden Frauen. Aber wie Ihnen bekannt ist, wurden keine größeren Differenzen gefunden. Man könnte deshalb denken, daß derartige Untersuchungen kein besonders fruchtbarer Ansatz zum Problem des Krebses sind und daß Oestrogenbestimmungen kaum bedeutende Aspekte in diesem Feld ergeben werden. Dies mag so sein, aber es ist vielleicht wertvoll, wenn wir uns selbst daran erinnern, daß in diesen Untersuchungen — wie bei den meisten modernen Methoden — etwa 15% der Harnoestrogenmetaboliten gemessen werden. In anderen Worten: 85% dieser Metaboliten werden *nicht* gemessen, z. T. weil eine ganze Anzahl dieser Metaboliten noch unbekannt ist. Das aber ist das Gebiet, auf dem uns Dr. BREUER und seine Gruppe Neues bringen; teils durch die Isolierung neuer Oestrogene, teils dadurch, daß wir über grundlegende Fakten des normalen Oestrogenstoffwechsels mehr und mehr erlernen. Es gab eine Zeit, in der Alchemisten versuchten, ein Element in das andere zu verwandeln, um auf diese Weise z. B. Gold zu produzieren. Sie hatten keinen Erfolg, einfach deshalb, weil ihnen grundlegende Kenntnisse über die gegebenen Naturgesetze fehlten. Heute ist es kein Problem mehr, ein Element in das andere zu verwandeln. Es ist sozusagen ein Gemeinplatz. Das Problem von heute besteht darin, den Krebs zu heilen. Wir werden aber keinen Erfolg haben, bevor wir mehr über die Naturgesetze erlernen, z. B. über den normalen Stoffwechsel der Oestrogene. Ich hoffe sehr, daß es Dr. BREUER und seiner Gruppe möglich sein wird, diese interessanten Studien für viele Jahre fortzusetzen. Studien von solch systematischer Art wie sie Dr. BREUER und seine Mitarbeiter heute dargestellt haben, führen in der Regel zu neuen und bedeutenden Parametern, zu Parametern, welche vielleicht brauchbar sein können auch in therapeutischer Hinsicht.

H. BREUER (Bonn):

Zu den Ausführungen von Herrn Dr. DICZFALUSY möchte ich bemerken, daß die Befunde von HARDY und Mitarbeitern über die hohen Oestrogenkonzentrationen im adrenalen Blut insofern schwer zu beurteilen sind, als die Autoren in ihrer kurzen Mitteilung keine methodischen Angaben gemacht haben; außerdem wurden die Untersuchungen von einem Vertragslaboratorium zu einem Zeitpunkt durchgeführt, als über die Anwendbarkeit der Brownschen Methode auf die Bestimmung der Oestrogene im Blut noch keine Veröffentlichungen vorlagen.

---

[1] J. biol. Chem. **418, 419** (1956)

Ich möchte Herrn Dr. Diczfalusy beipflichten, daß die qualitative und quantitative Untersuchung der bisher nicht identifizierten Oestrogenmetaboliten möglicherweise Zusammenhänge zum Mammacarcinom aufdecken kann. Diese Versuche müßten sich natürlich auch auf solche Verbindungen erstrecken, die keinen Steroidcharakter mehr besitzen. Damit ergeben sich allerdings größere methodische Schwierigkeiten, da über die chemische Natur der nichtsteroiden Abbauprodukte der Oestrogene noch nichts bekannt ist.

Zu der Frage von Herrn Prof. Dannenberg möchte ich sagen, daß die Bildung von Oestrogenen aus Androgenen über die entsprechende 19-Hydroxyverbindung für die Nebenniere des Rindes schlüssig bewiesen worden ist. Ob dieser Reaktionsverlauf — nämlich Hydroxylierung und Eliminierung der angulären Sauerstoff-Funktion — auch in der menschlichen Nebenniere stattfindet, erscheint zur Zeit zumindest zweifelhaft. Auf Grund von Versuchen, in denen wir Oestradiol und Oestron mit Schnitten normaler menschlicher Nebennierenrinden inkubiert haben, glauben wir die Möglichkeit einer nennenswerten Bildung anderer Oestrogenmetaboliten in diesem Organ ausschließen zu können.

An unserer Klinik in Bonn führen wir ebenfalls seit einiger Zeit die von Herrn Dr. Nissen-Meyer vorgeschlagene Behandlung des metastasierenden Mammacarcinoms mit Cortison und seinen Derivaten durch. Die — wenn auch zeitlich leider nur begrenzten — Erfolge dieser Behandlung sind so überzeugend, daß die Adrenalektomie inzwischen fast völlig aufgegeben wurde. In diesem Zusammenhang möchte ich noch einmal darauf hinweisen, daß nach unserer Meinung die Wirkung der Corticosteroidtherapie beim Mammacarcinom weniger auf einer Hemmung der adrenalen Oestrogenbildung beruht, als vielmehr durch die pharmakodynamischen Eigenschaften der Glucocorticoide bedingt ist.

# Die Harngonadotropine
## bei weiblichen Genital-Carcinomen und ihre Beeinflussung durch Verabfolgung von Keimdrüsenhormonen*

Von

RUDOLF BUCHHOLZ (Düsseldorf)

Mit 2 Abbildungen

Während über die Hormontherapie des Mammacarcinoms zahlreiche Veröffentlichungen vorliegen, sind nur relativ wenige Untersuchungen bekannt, die, mit exakten Methoden durchgeführt, uns einen Einblick geben in das hormonale Geschehen bei Mammacarcinom-Patientinnen (4). Hormonuntersuchungen mit neuen, zuverlässigen Methoden beim Carcinom des Corpus oder der Cervix des Uterus liegen überhaupt nicht vor (4). Aus diesem Grunde führten wir entsprechende Untersuchungen bei Patientinnen, die an einem Genitalcarcinom erkrankt waren, durch. Hierbei ergaben sich bei der Bestimmung der Harngonadotropine einige interessante Beobachtungen, über die nachfolgend berichtet werden soll.

Unsere Untersuchungen wurden durchgeführt an Patientinnen mit einem Collumcarcinom im Stadium I, II und III. Weiterhin an Frauen mit einem Rezidiv nach früher operiertem und durchbestrahltem Collumcarcinom und an Patientinnen mit einem Adenocarcinom des Corpus uteri.

Die Extraktion der Harngonadotropine erfolgte mit Hilfe der Kaolin-Aceton-Methode von LORAINE u. BROWN (3) mit anschließender Reinigung des Extraktes mit Tricalciumphosphat. Bei dem Fehlen eines internationalen Standards für Harngonadotropine wird von zahlreichen Untersuchern die zu bestimmende Gonadotropinaktivität in Tiereinheiten angegeben, wobei eine Einheit die Menge des Extraktes darstellt, die eine 100%ige Gewichtszunahme des Testorgans bewirkt. Diese Methode hat den Nachteil, daß sie infolge der außerordentlich großen Schwankungsbreite in der Empfindlichkeit der einzelnen Tierstämme und infolge der jahreszeitlich schwankenden Empfindlichkeit der Testorgane ungenaue und nicht vergleichbare Werte ergibt. Um dieser Fehlerquelle aus dem Wege zu gehen, stellten wir uns einen eigenen Laboratoriumsstandard her, den wir mit der angegebenen Kaolin-Aceton-Methode von LORAINE u. BROWN aus 500 l Urin von Frauen in der Menopause gewannen. Der Extrakt wurde ebenfalls mit Tricalciumphosphat gereinigt. Als eine Einheit wurde die Aktivität angenommen, die der Wirkung von 3,2 mg dieses Standardextraktes entspricht. Die Aktivität dieser Extraktmenge liegt etwas unterhalb der Aktivität von 1 mg des von LORAINE als Standard verwendeten Extraktes HMG 20 A, so daß unsere Werte in Einheiten ausgedrückt über den von LORAINE angegebenen Werten liegen.

---

* Aus der Frauenklinik der Medizinischen Akademie Düsseldorf (Direktor: Prof. Dr. med. R. ELERT).

Zur Bestimmung des Gesamtgonadotropinkomplexes wurde die Uterusgewichts-
methode bei intakten, infantilen weiblichen Mäusen gewählt unter Verwendung
des Inzuchtstammes CFW (Carworth Farms, New City, Rockland Country, New
York USA).

Tabelle 1. *Gonadotropinausscheidung bei Collum-Ca-Patientinnen*

| Alter der Patienten | E/24 Std | Vertrauens-grenzen (P = 0,05) | g | λ | L | Stadium des Ca | Mittelwert. E/24 Std S. D. |
|---|---|---|---|---|---|---|---|
| 56 | 105 | 88—154 | 0,121 | 0,14 | 7,3 | I | |
| 61 | 76 | 58— 98 | 0,157 | 0,13 | 7,9 | I | |
| 52 | 66 | 54— 86 | 0,361 | 0,12 | 8,5 | I | |
| 52 | 114 | 90—149 | 0,197 | 0,12 | 8,3 | I | |
| 45 | 58 | 38— 82 | 0,462 | 0,14 | 6,9 | I | |
| 48 | 106 | 88—128 | 0,116 | 0,13 | 7,5 | I | |
| 52 | 135 | 118—154 | 0,073 | 0,11 | 9,4 | I | |
| 49 | 71 | 16—129 | 0,790 | 0,22 | 4,5 | I | 91,4 ± 27,2 |
| 49 | 99 | 74—130 | 0,196 | 0,12 | 8,5 | II | |
| 51 | 126 | 76—178 | 0,329 | 0,15 | 6,6 | II | |
| 46 | 95 | 76—114 | 0,139 | 0,15 | 6,8 | II | |
| 62 | 104 | 96—113 | 0,030 | 0,07 | 14,6 | II | |
| 59 | 102 | 89—115 | 0,086 | 0,10 | 10,3 | II | |
| 52 | 64 | 56— 73 | 0,083 | 0,11 | 8,9 | II | 98,3 ± 20,1 |
| 47 | 119 | 94—180 | 0,212 | 0,13 | 8,0 | III | |
| 60 | 60 | 44— 81 | 0,220 | 0,12 | 8,1 | III | |
| 44 | 89 | 76—104 | 0,095 | 0,12 | 8,2 | III | |
| 50 | 89 | 73—114 | 0,361 | 0,12 | 8,5 | III | 89,3 ± 23,9 |
| 59 | 194 | 166—228 | 0,121 | 0,14 | 7,3 | Rec | |
| 44 | 121 | 101—158 | 0,346 | 0,12 | 8,7 | Rec | |
| 46 | 207 | 153—252 | 0,307 | 0,10 | 10,4 | Rec | |
| 72 | 36 | 26— 46 | 0,303 | 0,15 | 6,7 | Rec+ | 139,5 ± 78,7 |

g = statistische Meßzahl zur Beurteilung der Regression, λ = Präzisionsindex nach GAD-
DUM, L = Präzisionsindex nach WOOLF.

Um etwaige individuelle Tagesschwankungen auszugleichen und um eine ausreichende Extraktmenge zu erhalten, wurde von jeder Patientin 10 Tage lang der
gesamte 24-Std-Urin gesammelt und jede 24-Std-Portion einzeln verarbeitet. Die
erhaltenen Rohextrakte wurden vereinigt und gemeinsam gereinigt. Der gereinigte
Extrakt wurde gegen den eigenen Laboratoriumsstandard ausgetestet.

Die Versuche wurden jeweils als 3+3-Punktbestimmung geplant, d. h. jedes
unbekannte Präparat wird mit 3 Dosen gegenüber einem Präparat mit bekanntem
Gehalt an gonadotroper Aktivität mit ebenfalls 3 Dosen verglichen. In einigen
Fällen verwendeten wir auch 5-Punktbestimmungen, und ganz vereinzelt 4-Punkt-
und 3-Punktbestimmungen. Jede einzelne Dosis der Dosiswirkungskurven wurde
mit je 10 Tieren bestimmt. Somit basiert im Durchschnitt jedes der Untersuchungsergebnisse auf den Werten von jeweils 50—60 Tieren. Die statistische Auswertung
der Versuchsergebnisse erfolgte nach dem von BORTH, DICZFALUSY u. HEINRICHS
(2) angegebenen Auswertungsverfahren.

Unsere Untersuchungsergebnisse sind in Tabellen zusammengefaßt. Die Ergebnisse der Gonadotropinbestimmungen bei Patientinnen mit einem Collumcarcinom finden sich in der Tabelle 1. Angegeben sind die Ausscheidungswerte von 24 Std, ausgedrückt in Einheiten unseres Laboratoriumsstandards. Zur Beurteilung der Versuchsergebnisse werden angeführt die Vertrauensgrenzen, die sich aus der statistischen Berechnung ergeben, g nach FINNEY als statistische Meßzahl zur Beurteilung der Regression, der Präzisionsindex $\lambda$ nach GADDUM sowie der Präzisionsindex L nach WOOLF (2).

Bei allen diesen Patientinnen handelt es sich um Frauen, die sich seit mindestens einem Jahr in der Menopause befinden. Die Werte zeigen, wie auch die Gonadotropinbestimmungen bei gesunden Frauen in der Menopause, eine relativ große Schwankungsbreite. Die Mittelwerte liegen aber bei allen 3 Carcinomgruppen in der gleichen Größenordnung und entsprechen auch den Werten gesunder Frauen. Lediglich die Werte der Frauen mit einem Rezidiv eines vor einem längeren Zeitraum operativ und Ra. Rö.-behandelten Collumcarcinoms liegen wesentlich höher als die der anderen Patientinnen. Hierbei weisen 2 Frauen extrem hohe Ausscheidungswerte auf, während 1 Frau extrem niedrige Werte zeigt. Hierbei handelt es sich um eine 72jährige Frau mit einem weit fortgeschrittenen Carcinomwachstum und einer starken Kachexie, die 3 Wochen nach der Gonadotropinbestimmung ad exitum kam. Möglicherweise ist hierdurch der stark abweichende Wert zu erklären.

Bei den Corpuscarcinom-Patientinnen finden sich wiederum extrem starke Abweichungen (Tabelle 2). Während 3 Patientinnen sehr niedrige Werte zeigten, fanden sich bei 2 Patientinnen mittlere Werte und bei weiteren 2 Patientinnen hohe Werte. Bei einer dieser Patientinnen (N) handelte es sich ebenfalls um ein Rezidiv nach einer vor 2 Jahren durchgeführten Operation, bei der anderen (Patientin H) um ein Adenocarcinom der Cervix, das streng genommen nicht in diese Gruppe der Corpuscarcinome eingereiht werden dürfte.

Tabelle 2. *Gonadotropinausscheidung bei Patientinnen mit einem Corpuscarcinom*

| Patient | E/24 Std | Vertrauensgrenzen 0,05 | G | $\lambda$ | L |
|---|---|---|---|---|---|
| Nx | 133 | 127—172 | 0,061 | 0,10 | 10,4 |
| G | 35 | 29— 41 | 0,156 | 0,12 | 8,2 |
| M | 64 | 56— 77 | 0,109 | 0,13 | 7,7 |
| H | 152 | 78—567 | 0,715 | 0,22 | 4,5 |
| W | 61 | 50— 72 | 0,155 | 0,12 | 8,2 |
| B | 30 | 23— 37 | 0,202 | 0,18 | 5,6 |
| Ma | 34 | 28— 41 | 0,133 | 0,13 | 7,8 |

72,7 $\pm$ 49,8 Mittelwert

Die Gonadotropinausscheidungsuntersuchungen zeigen somit bei den Collumcarcinom-Patientinnen mit einem frischen Carcinom im I., II. und III. Stadium keine Abweichungen, während die trotz einer vor längerer Zeit durchgeführten Behandlung weiter wachsenden Collumcarcinome deutlich erhöhte Werte aufweisen. Der Mittelwert der Corpuscarcinome liegt wenig unter dem der Collumcarcinome, d. h. Frauen mit einem Rezidiv eines Collumcarcinoms scheiden mehr

Gonadotropine aus als Frauen mit einem frischen Collumcarcinom, während Frauen mit einem Corpuscarcinom etwas weniger Gonadotropine ausscheiden als Frauen mit einem Collumcarcinom.

Aus diesen Befunden die Vermutung zu äußern, daß die erhöhte Gonadotropinausscheidung bei den Collumcarcinom-Patientinnen zu einer Rezidivierung bzw. zu einem Weiterwachsen des Carcinoms geführt hat, erscheint uns angesichts der kleinen Zahl der bisher durchgeführten Untersuchungen nicht möglich. Die Differenzen könnten rein zufällig bedingt sein und sich bei der Vergrößerung der Untersuchungsreihe ausgleichen. Außerdem glauben wir durch weitere zufällig erhobene Befunde hierfür eine andere Erklärung gefunden zu haben.

Im Rahmen der Untersuchungen über die Beeinflussung der Gonadotropinausscheidung unter Keimdrüsenhormonzufuhr wurde ein Teil der Untersuchungen aus technischen Gründen an Carcinompatientinnen durchgeführt, bei welchen vor 2 bzw. vor 3 Monaten eine erweiterte Totalexstirpation durchgeführt worden war. Wir nahmen dabei an, daß innerhalb dieses Zeitraumes der gleiche Enthemmungszustand der Hypophysentätigkeit vorhanden sei wie bei Frauen, die sich schon längere Zeit in der Menopause befinden (Abb. 1). Bei der Zusammenstellung unserer Untersuchungsergebnisse mußten wir dann jedoch feststellen, daß die Frauen, die 2 Mo-

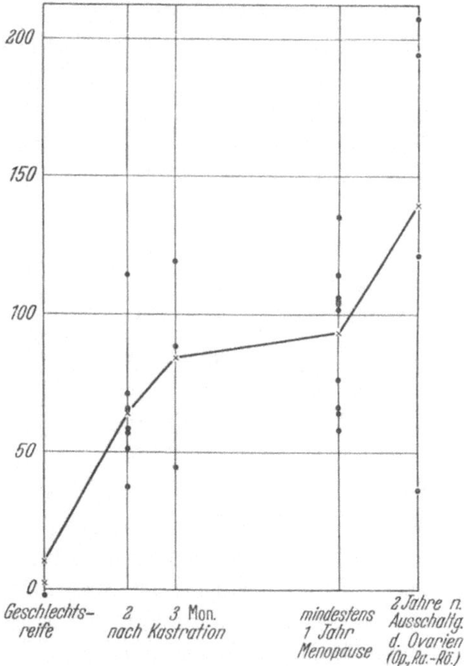



Abb. 1. Gonadotropinausscheidung in E/24 Std bei Frauen in der Geschlechtsreife, 2 bzw. 3 Monate nach der Kastration, in der Menopause und 2 Jahre nach der Kastration

nate nach der Totalexstirpation untersucht worden waren, im Durchschnitt niedrigere Gonadotropinausscheidungen aufwiesen als die Frauen, die schon längere Zeit in der Menopause waren. Und auch die Frauen, bei welchen die Totalexstirpation 3 Monate zurücklag, zeigten noch etwas geringere Werte an. Die völlige Enthemmung der Hypophyse mit Abgabe einer sehr hohen Gonadotropinaktivität tritt offenbar nicht sofort nach Entfernung der Ovarien ein, sondern die Hypophyse steigert sich nach dem Ausfall der Ovarien erst langsam in einen Zustand der Hypersekretion hinein. Die maximal erhöhte Ausscheidung von gonadotropen Hormonen bei den Frauen mit einem Rezidiv nach einer vor längerer Zeit durchgeführten Totalexstirpation ließe sich damit erklären, daß die Frauen in der Menopause, wie aus zahlreichen Untersuchungen bekannt ist, noch eine geringe Oestrogenproduktion aufweisen. Diese reicht zwar nicht aus, um die Hypophyse in dem Maße zu hemmen, wie in der Geschlechtsreife, sie zügelt jedoch die Gonadotropinausscheidung noch in einem gewissen Umfange und verhindert eine völlige Enthemmung. Nach Entfernung der Ovarien fällt der letzte Zügel der Beeinflussung der Gonadotropinausscheidung fort und die Ausscheidung steigt damit weiter an, bis sie nach einer gewissen Zeit das Höchstmaß der Funktionsfähigkeit der Hypophyse erreicht hat. Dies ist der Fall bei unseren Rezidivfällen, bei welchen vor 2 Jahren die Ovarien entfernt wurden. Die extrem hohen Werte könnten damit eine Erklärung finden. Bei der einen Patientin mit dem hohen Alter und der Kachexie 3 Wochen ante finem ließen sich die niedrigen Werte mit einer Erschöpfung der Körperfunktion erklären.

Auch die bei den Corpuscarcinom-Patientinnen beobachteten relativ niedrigen Werte der Gonadotropinausscheidung fänden hierdurch eine gewisse Erklärung. Wird die Patientin mit dem Rezidiv, bei welcher die Ovarien ebenfalls vor längerer Zeit ausgeschaltet worden waren, sowie die Frau mit dem Adenocarcinom der Cervix, das streng genommen nicht in die Reihe der Corpuscarcinome gehört, eliminiert, ergibt sich ein völlig verändertes Bild, das aus der Tabelle 3 ersichtlich ist. Den Patientinnen mit einem Collumcarcinom bei regelrechter Menopause stehen auf der einen Seite die Frauen mit vor 2 Jahren entfernten Ovarien und stark erhöhter Gonadotropinausscheidung, auf der anderen Seite die Frauen mit einem Corpuscarcinom mit stark erniedrigten Gonadotropinwerten gegenüber. Man könnte auch sagen, die Gonadotropinwerte sind auf der einen Seite so stark erhöht, weil die Ovarien entfernt sind und damit die Oestrogene völlig fehlen, während auf der anderen Seite die Gonadotropinausscheidung niedriger ist, weil die Ovarien noch mehr Oestrogene ausscheiden als die Ovarien anderer Frauen in der Menopause.

Tabelle 3. *Mittelwerte der täglichen Gonadotropinausscheidung bei Patientinnen mit einem Collum- bzw. Corpuscarcinom*

| Carcinom | Mittelwert E/24 Std $\pm$ S. D. |
|---|---|
| Collum   I | 91,4 $\pm$ 27,2 |
| Collum  II | 98,3 $\pm$ 20,1 |
| Collum III | 89,3 $\pm$ 23,9 |
| Collum Rez. | 138,2 $\pm$ 56,2 |
| Corpus | 44,8 $\pm$ 15,5 |

Die Zufälligkeit der Befunde kann bei der kleinen Zahl der untersuchten Frauen auch hier nicht ausgeschlossen werden, und wir möchten diese Befunde zunächst auch noch mit großer Zurückhaltung zur Diskussion stellen. Andererseits deuten zahlreiche klinische Beobachtungen auf die Möglichkeit hin, daß bei den Frauen mit einem Corpuscarcinom tatsächlich eine erhöhte oder zumindest verlängerte Oestrogenproduktion stattfindet. So finden sich in der Anamnese von Corpuscarcinom-Patientinnen gehäuft eine späte Menopause und häufiger funktionelle Blutungen vor dem Manifestwerden des Corpuscarcinoms. Auch das histologische Bild der glandulären Hyperplasie, das auf eine Oestrogenproduktion schließen läßt, bietet gelegentlich Schwierigkeiten in der Abgrenzung gegenüber einem beginnenden Corpuscarcinom. Die ebenfalls klinisch zu beobachtende Häufung von Adipositas, Hypertonie und Diabetes bei Corpuscarcinom-Patientinnen legt außerdem die Vermutung nahe, daß auch noch andere Störungen im Steroidstoffwechsel vorhanden sind, die möglicherweise auch bei der Beeinflussung der Hypophysentätigkeit eine Rolle spielen könnten.

Die von uns erhobenen Befunde erscheinen uns aber so bedeutungsvoll, daß sie durch weitere Untersuchungen abgeklärt werden müßten. Aus diesem Grunde haben wir Untersuchungen anlaufen lassen, bei welchen bei Corpuscarcinom-Patientinnen neben den Gonadotropinen auch die Oestrogene und die anderen erfaßbaren Steroide bestimmt werden, um hier ein möglichst breites Hormonspektrum zu erhalten und damit vielleicht weitere Aussagen machen zu können über hormonale Faktoren, welche die Auslösung eines Corpuscarcinoms begünstigen können.

Im Rahmen dieser Untersuchungen erschien uns die Beeinflußbarkeit der Hypophysentätigkeit durch Keimdrüsenhormone und andere zentralangreifende Stoffe ebenfalls von Bedeutung. Bei der Annahme, daß einige Carcinome tatsächlich hormonabhängig sind, müßte die völlige Ausschaltung der Hypophysentätigkeit, zumindest der gonadotropen Partialfunktion, auch zu günstigeren Behandlungsergebnissen führen. Beim inkurablen Mammacarcinom konnten LUFT u. OLIVECRONA (5) durch Hypophysektomien einen wenn auch nur vorübergehenden Stillstand oder sogar eine gewisse Besserung des Carcinomwachstums feststellen. Die Hypophysektomie ist ein operativer Eingriff mit einem entsprechenden Operationsrisiko und wurde deswegen bisher nur bei fortgeschrittenen Carcinomen als ultima ratio durchgeführt. Die übrige Hormontherapie bei Carcinomen hat sich rein empirisch entwickelt und wird heute noch sehr unterschiedlich gehandhabt, wobei bei der Wirkung der Hormone von der einen Seite mehr die anabole Funktion, von der anderen Seite die hypophysenhemmende Wirkung in den Vordergrund gestellt wird. Die hypophysenhemmende Wirkung der Keimdrüsenhormone beim Menschen ist aus den bisher vorliegenden Untersuchungen, die zum größten Teil mit heute als unzulänglich zu bezeichnenden Methoden durchgeführt wurden, nicht einheitlich zu beurteilen (1). Um in dieses Geschehen einen besseren Einblick zu gewinnen und möglicherweise aus diesen Untersuchungen therapeutische Rückschlüsse ziehen zu können, führten wir entsprechende Untersuchungen durch. Zu den Untersuchungen wurden Frauen herangezogen, denen die Ovarien operativ entfernt worden waren sowie Frauen in der Menopause. Die Gonadotropinbestimmung erfolgte derart, daß jede Frau vor der Sexualhormonbehandlung für 10 Tage täglich den 24-Std-Urin sammelte. Der aus diesen Urinen nach der Methode von LORAINE u. BROWN gewonnene Extrakt, der die Ausgangslage der Frau angab, galt als Standard für die jeweilige Versuchsperson. Dieser wurde ausgetestet gegen den Extrakt, der bei der gleichen Frau unter der Hormonbehandlung ebenfalls von 10mal 24-Std-Urinen gewonnen wurde.

In allen mitgeteilten Fällen wurde nur der Gesamtgonadotropinkomplex mit Hilfe des Maus-Uterus-Gewichtstestes infantiler weiblicher Mäuse eines eigenen Inzuchtstammes bzw. eines CFW-Inzuchtstammes bestimmt. Die Austestung erfolgte ebenfalls mit Hilfe der 6-Punkt- bzw. 5-Punktmethode, wobei zur Bestimmung eines jeden Punktes der Dosenwirkungskurven jeweils 10 Tiere verwendet wurden, so daß die Berechnung der relativen Wirkungsstärke des Extraktes unter der Hormonbehandlung gegenüber den Extrakten vor der Hormonbehandlung bei jedem Versuch auf den Werten von jeweils 50—60 Tieren basiert.

Unsere Ergebnisse sind in den Tabellen 4—8 zusammengefaßt. Die Verabfolgung von 1mal 50 mg Testosteron als Önanth- und Tropionsäureester 3 Tage vor Versuchsbeginn bewirkt praktisch keine Änderung der Gonadotropinausscheidung (Tabelle 4). Bei 100 mg erfolgt eine mäßige Senkung. Eine Verabreichung von 25 mg Testosteronpropionat jeden 2. Tag, beginnend 6 Tage vor Versuchsbeginn, hat eine deutliche Hemmung der Gonadotropinausscheidung auf etwa 50% zur Folge. Werden 2mal wöchentlich 250 mg als Önanthsäureester verabfolgt, so kommt es zu einem Absinken der Gonadotropinausscheidung (Tabelle 5). Aber auch nach einer 3wöchigen Behandlung lassen sich bei der Patientin noch Gonadotropine nachweisen, die etwa in der gleichen Höhe liegen, wie wir sie bei geschlechtsreifen Frauen finden. Selbst unter dieser hohen Dosis kommt es also innerhalb einer Zeitspanne von 20—30 Tagen nicht zu einer vollständigen Hemmung der gonadotropen Hypophysentätigkeit.

Tabelle 4. *Wirkung von Testosteronoenanthat und Testosteronpropionat auf die Gonadotropinausscheidung.* Die statistische Sicherung erfolgte unter Zugrundelegen der Vertrauensgrenzen (P = 0,05)

| Patient | Dosis mg | Relative Wirkungsstärke | Vertrauensgrenzen (P = 0,05) | g | λ | L | Statistische Sicherung |
|---|---|---|---|---|---|---|---|
| | | | Testosteronoenanthat | | | | |
| Ra | 50 | 0,90 | 0,71—1,10 | 0,173 | 0,17 | 6,1 | ∅ |
| W | 50 | 0,83 | 0,67—1,08 | 0,194 | 0,17 | 5,7 | ∅ |
| G | 50 | 1,30 | 0,98—1,83 | 0,162 | 0,17 | 6,0 | ∅ |
| M | 50 | 0,97 | 0,83—1,12 | 0,091 | 0,17 | 5,8 | ∅ |
| N | 50 | 1,05 | 0,87—1,28 | 0,143 | 0,15 | 6,7 | ∅ |
| R | 100 | 0,80 | 0,70—0,91 | 0,068 | 0,10 | 10,2 | + |
| | | | Testosteronpropionat jeden 2. Tag 25 mg | | | | |
| K | | 0,66 | 0,55—0,76 | 0,106 | 0,12 | 8,4 | ∅ |
| Po | | 0,28 | 0,22—0,34 | 0,205 | 0,15 | 6,5 | +- |
| Pe | | 0,45 | 0,35—0,55 | 0,182 | 0,17 | 5,9 | + |

Tabelle 5. *Wirkung von wöchentlich 2×250 mg Testosteronoenanthat auf die Gonadotropinausscheidung innerhalb eines Zeitraums von 30 Tagen*

| | Relative Wirkungsstärke | Vertrauensgrenzen (P = 0,05) | g | λ | L | Statistische Sicherung | E/24 Std |
|---|---|---|---|---|---|---|---|
| I. Dekade | 0,79 | 0,61—0,96 | 0,212 | 0,1 | 10,3 | ∅ | 27 |
| II. Dekade | 0,64 | ± ∞ | >1,0 | — | — | ∅ | 22 |
| III. Dekade | 0,24 | 0,18—0,32 | 0,248 | 0,14 | 7,4 | + | 8 |

Tabelle 6. *Wirkung von Oestradiolbenzoat auf die Gonadotropinausscheidung*

| Patient | Relative Wirkungsstärke | Vertrauensgrenzen (P = 0,05) | g | λ | L | Statistische Sicherung |
|---|---|---|---|---|---|---|
| | | Oestradiolbenzoat 5 mg jeden 2. Tag | | | | |
| U | 0,49 | 0,38—0,58 | 0,194 | 0,12 | 8,6 | + |
| S | 0,50 | 0,39—0,63 | 0,138 | 0,10 | 10,2 | + |
| K | 0,44 | 0,39—0,52 | 0,161 | 0,11 | 8,9 | + |
| B | 0,42 | 0,36—0,50 | 0,242 | 0,12 | 8,4 | + |
| HO | 0,57 | 0,38—0,84 | 0,396 | 0,20 | 5,0 | ∅ |
| | | Oestradiolbenzoat 5 mg jeden Tag | | | | |
| T | 0,18 | 0,15—0,21 | 0,098 | 0,12 | 8,1 | + |
| W | 0,59 | 0,54—0,65 | 0,080 | 0,11 | 8,9 | + |
| Ha | 0,30 | 0,25—0,36 | 0,132 | 0,13 | 7,9 | + |

Von den Oestrogenen verabreichten wir zunächst jeden 2. Tag 5 mg Oestradiolbenzoat (Tabelle 6). Hier erfolgte eine etwa 50%ige Hemmung der Gonadotropinausscheidung gegenüber den Ausgangswerten. Eine Erhöhung der Dosis auf täglich 5 mg bewirkte nur eine geringe Verstärkung der Hemmwirkung.

Als Gestagen gaben wir zunächst 125 mg 17-α-Hydroxy-17-kapronat 2 Tage vor Versuchsbeginn (Tabelle 7). Es hatte keinen Einfluß auf die Gonadotropinausscheidung. Aber auch 250 mg, also eine Dosis, die etwa der Menge Progesteron

Tabelle 7. *Wirkung verschiedener Gestagene auf die Gonadotropinausscheidung*

| Patient | Dosis mg | Relative Wirkungsstärke | Vertrauensgrenzen (P = 0,05) | g | $\lambda$ | L | Statistische Sicherung |
|---|---|---|---|---|---|---|---|
| | | | 17 α-Hydroxy-progesteron-kapronat | | | | |
| N | 125 | 1,12 | 0,97—1,32 | 0,116 | 0,11 | 9,5 | $\emptyset$ |
| W | 250 | 0,93 | 0,79—1,07 | 0,119 | 0,15 | 6,5 | $\emptyset$ |
| O | 250 | 0,63 | 0,54—0,76 | 0,146 | 0,12 | 8,4 | + |
| D | 250 | 1,04 | 0,92—1,17 | 0,063 | 0,13 | 7,5 | $\emptyset$ |
| We | 250 | 0,97 | 0,78—1,20 | 0,174 | 0,17 | 6,0 | $\emptyset$ |
| B | 250 | 0,79 | 0,70—0,91 | 0,075 | 0,16 | 6,4 | + |
| | | | 20 mg/die Progesteron | | | | |
| H | | 1,45 | 1,19—2,02 | 0,151 | 0,15 | 6,5 | $\emptyset$ |
| | | | 15 mg/die Äthinyl-nor-testoteron | | | | |
| I | | 0,79 | 0,67—0,93 | 0,128 | 0,14 | 7,3 | $\emptyset$ |
| II | | 0,55 | 0,49—0,63 | 0,063 | 0,10 | 10,2 | + |
| III | | 0,37 | 0,32—0,43 | 0,122 | 0,15 | 6,6 | + |

Tabelle 8. *Wirkung von Kombinationen von Oestrogenen mit Androgenen auf die Gonadotropinausscheidung*

| Patient | Relative Wirkungsstärke | Vertrauensgrenzen (P = 0,05) | g | $\lambda$ | L | Statistische Sicherung |
|---|---|---|---|---|---|---|
| | | 3,5 mg 17 β-Oestradiol-cyclopentylpropionat + 90 mg Testosteron-cyclopentylpropionat | | | | |
| St | 0,11 | 0,09—0,13 | 0,167 | 0,10 | 10,5 | + |
| Sch | 0,38 | 0,34—0,45 | 0,097 | 0,14 | 7,2 | + |
| L | 0,62 | 0,53—0,70 | 0,094 | 0,09 | 11,3 | + |
| A | 0,58 | 0,44—0,76 | 0,175 | 0,11 | 9,1 | + |
| H | 0,52 | 0,42—0,63 | 0,109 | 0,09 | 11,5 | + |
| | | 4 mg Oestradiolvalerionat + 60 mg Testosteronoenanthat | | | | |
| N | 0,52 | 0,47—0,56 | 0,086 | 0,07 | 13,7 | + |
| P | 0,57 | 0,54—0,60 | 0,016 | 0,05 | 20,4 | + |

entsprechen soll, welche in einem Cyclus von einem Corpus luteum gebildet wird, bewirkt keine sichere Beeinflussung. Von den Untersuchungen mit der Verabfolgung von 20 mg Progesteron/die konnte bisher erst ein Versuch ausgewertet werden. Auch hier erfolgte keine Depression der Gonadotropinausscheidung. Ein Gestagen der Nortestosteronreihe dagegen zeigte nach Verabfolgung von täglich 15 mg eine deutliche bis sehr starke Hemmung der Harngonadotropine.

Weiterhin untersuchten wir die Wirkung eines Kombinationspräparates von Oestradiol mit Testosteron (Tabelle 8), wie sie heute Verwendung finden zur Behandlung von klimakterischen Ausfallserscheinungen. Die Kombination von 3,5 mg 17-β-Oestradiol-cyclopentylpropionat und 90 mg Testosteron-cyclopentylpropionat wurde 7 Tage vor Versuchsbeginn injiziert. Die Hemmwirkung auf die

Hypophyse erwies sich als relativ stark und lag bei etwa 50%. Eine Kombination in etwas anderer Zusammensetzung hatte die gleiche Wirkung.

Eine vergleichende graphische Darstellung aller Untersuchungsergebnisse (Abb. 2) zeigt, daß die gonadotrope Partialfunktion des Hypophysenvorderlappens durch Androgene offenbar wesentlich geringer gehemmt wird als allgemein angenommen. Die Hemmfunktion der Oestrogene erscheint wesentlich stärker. Die Androgene erfahren offenbar durch gleichzeitige Verabreichung von geringen Mengen Oestrogen eine Potenzierung ihrer Wirkung. Erstaunlich erscheint die geringe Wirkung des Gestagens auf die Gonadotropinausscheidung mit Dosen, von denen man annimmt, daß sie in etwa physiologischen Verhältnissen entsprechen. Erstaunlich auch deswegen, weil es gelingt, mit Gestagengaben die Ovulation zu unterdrücken und weil wir annehmen, daß dieser Wirkungsmechanismus über die Hypophyse verläuft. Offenbar spielt bei dem Wirksamwerden des Progesterons auf die

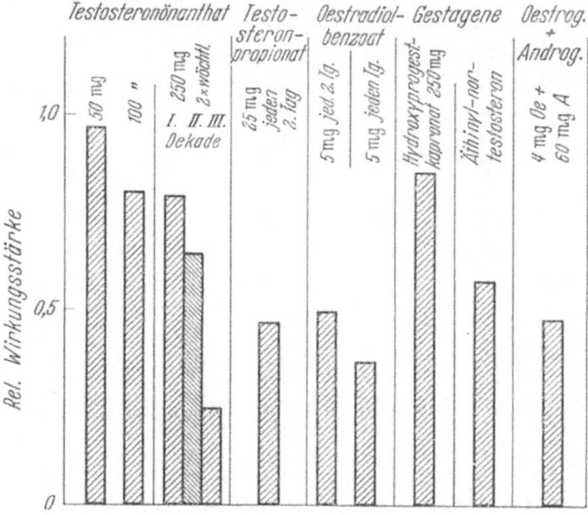

Abb. 2. Graphische Darstellung der Versuchsergebnisse

Hypophysenfunktion das gleichzeitige Vorhandensein von Oestrogenen eine wesentliche Rolle. Das Äthinyl-nortestosteron als Gestagen hat dagegen eine relativ sehr starke zentrale Wirkung mit einer Hemmung der Hypophysenfunktion.

Unsere Untersuchungen können und wollen nicht eine erschöpfende Beantwortung der Frage nach der Beeinflussung der Gonadotropinausscheidung unter Keimdrüsenhormonzufuhr darstellen. Die vorliegenden Untersuchungen dienten uns lediglich als Testuntersuchungen, um einen Anhaltspunkt zu gewinnen über die Größenordnung der erforderlichen Menge von Keimdrüsenhormon, mit welcher eine sichere Beeinflussung der Hypophysentätigkeit zu erzielen war. Die Fragen nach dem Zeitfaktor und vor allem auch den Kombinationen verschiedener Hormone, wie sie im Organismus gegeben sind, mußten zunächst noch offen gelassen werden. Wir glauben, daß den Hormonkombinationen, in welcher Zusammensetzung wäre noch zu klären, auch in der Therapie der hormonabhängigen Carcinome eine größere Rolle eingeräumt werden sollte. Bei entsprechender Dosierung sind sie vielleicht eher in der Lage, die Hypophyse vollständig zu hemmen und zugleich ihre anabole Wirkung zu entfalten, während die unangenehmen Nebenwirkungen durch den teilweise vorhandenen Antagonismus geringer sein dürften. Welche Hormonkombinationen hier in Frage kommen und in welchen Zusammensetzungen, ist Gegenstand weiterer Untersuchungen.

## Zusammenfassung

Untersuchungen über die Gonadotropinausscheidung im Harn bei Frauen mit einem Genitalcarcinom zeigten, daß die Gonadotropinaktivität im Harn bei

Frauen mit einem Collumcarcinom im Stadium I, II und III gegenüber gesunden Frauen in der Menopause keine Unterschiede aufwies. Stärker erhöhte Gonadotropinwerte bei Frauen mit einem Rezidiv nach operierten oder durchbestrahlten Collumcarcinomen werden darauf zurückgeführt, daß infolge völliger Ausschaltung der Ovarien vor einem längeren Zeitraum die bei Menopausenfrauen zu beobachtende geringe Oestrogenproduktion fortfällt und es damit zu einer völligen Enthemmung der Hypophysentätigkeit kommt. Die untersuchten Frauen mit einem Adenocarcinom des Corpus uteri wiesen eine geringere Gonadotropinausscheidung auf als gesunde Frauen in der Menopause bzw. Frauen mit einem Collumcarcinom. Diese Befunde legen die Vermutung nahe, daß bei Corpuscarcinom-Patientinnen eine verlängerte und verstärkte Oestrogenproduktion stattfindet. Bei diesen Befunden zwingt allerdings die geringe Zahl der untersuchten Patientinnen zu einer Zurückhaltung in der Beurteilung der Untersuchungsbefunde. Die Harngonadotropine unter Keimdrüsenhormonbehandlung zeigen bei Gaben von Progesteron und 17-$\alpha$-Hydroxyprogesteronkapronat keine Veränderung ihrer Aktivität. Die Zufuhr von 17-$\alpha$-Aethinyl-19-nor-testosteron als Gestagen bewirkt dagegen eine deutliche Hemmung der Gonadotropinausscheidung. Die Verabfolgung von 25 mg Testosteronpropionat jeden 2. Tag bewirkt ebenfalls eine deutliche Abnahme der Gonadotropinaktivität im Harn. Diese liegt etwa in der gleichen Größenordnung wie sie mit 5 mg Oestradiolbenzoat, jeden 2. Tag verabfolgt, erreicht wird. Verstärkt wird die Hemmwirkung der Keimdrüsenhormone auf die Hypophysentätigkeit durch die Kombination von Androgenen mit Oestrogenen, wobei eine Kombination von 90 mg Testosteron-cyclopentylpropionat mit 3,5 mg 17-$\beta$-Oestradiol-cyclopentylpropionat bei einmaliger Verabfolgung eine Hemmung der Gonadotropinausscheidung auf etwa 50% der Ausgangslage bewirkte.

## Literatur


1. ALBERT, A.: Human urinary gonadotropin. Recent Progr. Hormone Res. **12**, 227 (1956).
2. BORTH, A., E. DICZFALUSY u. H. D. HEINRICHS: Grundlagen der statistischen Auswertung biologischer Bestimmungen. Arch. Gynäk. **188**, 497—538 (1957).
3. LORAINE, H. A., and J. B. BROWN: Further observations on the estimation of urinary gonadotropins in non-pregnant human subjects. J. clin. Endocr. **16**, 1180—1195 (1956).
4. LORAINE, J. A.: Hormone estimations in patients with cancer, in R. R. Raven: Cancer **6**, 160—187 (1959).
5. LUFT, R., H. OLIVECRONA and D. IKLOS: Endocrine treatment of metastatic cancer of the breast and prostate. Acta endocr. (Kbh.) **24**, Suppl. 31, 241 (1957).

# In vitro-Studien an Ovarien mit abnormer Hormonbildung*

Von

Josef Zander (Köln)

Unsere Kenntnisse über die Hormonbildung in pathologisch veränderten Ovarien sind gering. Sie basieren im wesentlichen auf klinischen und morphologischen Beobachtungen. Genauere Informationen über die Hormonsekretion solcher Ovarien liegen nicht vor. Auch die üblichen Routinemethoden zur Bestimmung der Hormonmetaboliten im Harn haben nicht sehr viel weiter gebracht. Das betrifft besonders zwei Veränderungen, das Arrhenoblastom und das polycystische Ovarium. Das Arrhenoblastom führt klinisch zu den schwersten Veränderungen im Sinne einer Vermännlichung des weiblichen Organismus. Trotzdem zeigt zum Beispiel die Bestimmung der neutralen 17-Ketosteroide, zu denen auch die Metaboliten der androgen wirksamen Hormone gehören, nur wenig oder gar keine Abweichungen von der Norm. Ähnlich verhält es sich bei den wahrscheinlich gar nicht so seltenen polycystischen Ovarien, bei welchen im sogenannten Stein-Leventhal-Syndrom ebenfalls häufig Androgenzeichen vorliegen.

Genauere Informationen über die Hormonbildung bei solchen Erkrankungen können erst erwartet werden, wenn differenziertere Methoden angewandt werden. Dazu gehört u. a. die Untersuchung des überlebenden Ovarialgewebes in vitro. Sie kann unter den gegebenen Versuchsbedingungen eine intimere Kenntnis über die Fähigkeit des betreffenden Gewebes zur Hormonbildung vermitteln.

Wir hatten in der vergangenen Zeit Gelegenheit, in vitro-Untersuchungen beim Arrhenoblastom sowie bei einem Fall mit polycystischen Ovarien vorzunehmen. Über die Ergebnisse soll kurz berichtet werden.

## Umwandlung von Progesteron-4-C$^{14}$ in einem Arrhenoblastom

Es handelt sich um ein Arrhenoblastom bei einem 20jährigen Mädchen. Die 17-Ketosteroidausscheidung war normal. Der Tumor führte zu schwersten Virilisierungserscheinungen. Er wurde operativ entfernt. Anliker, Rohr u. Ruzicka (1957) isolierten aus einem Arrhenoblastom Progesteron, Androstendion, Testosteron und Androsteron. In der Annahme, daß der Tumor im Verlauf der Steroidbiosynthese Progesteron als Intermediärprodukt bildet, inkubierten wir homogenisiertes frisches Tumorgewebe mit Progesteron-4-C$^{14}$. Über die Ergebnisse wurde von Wiest, Zander u. Holstrom (1959) ausführlich berichtet. 33% des inkubierten Progesterons wurden in 17$\alpha$-Hydroxyprogesteron, 1,2% in $\Delta^4$-Androsten-3.17-dion und 0,6% in $\Delta^4$-Pregnen-20$\alpha$-ol-3-on umgewandelt. Außerdem wurden 2 mehr polare Umwandlungsprodukte isoliert, welche bisher nicht identifiziert werden konnten. Über ähnliche Umwandlungen von Progesteron im Arrhenoblastomgewebe berichteten Savard, Dorfman, Gabrilove u. Soffer (1957).

---

* Aus der Universitäts-Frauenklinik, Köln (Direktor: Prof. Dr. C. Kaufmann).

## Umwandlung von Progesteron-4-$C^{14}$ in Gewebe polycystischer Ovarien

Dieser Fall wurde gemeinsam mit WIEST und OBER bearbeitet. Eine ausführliche Mitteilung erfolgt an anderer Stelle.

Es handelt sich um eine 31jährige Patientin, welche wegen erheblicher Meno-Metrorrhagien mehrmals curettiert wurde. Die Blutungen hatten innerhalb eines Jahres erheblich zugenommen. Außerdem bestand ein Hirsutismus. Die 17-Ketosteroidausscheidung lag im oberen Bereich der Norm. Das Endometrium zeigte eine atypische Hyperplasie. Die Aufwachtemperatur war monophasisch.

Bei einer Laparotomie im Dezember 1955 fanden sich gegenüber normalen Ovarien etwa um das 4fache vergrößerte polycystische Ovarien. Es wurde beiderseits eine Keilresektion vorgenommen. Histologisch fand sich eine besonders auffallende Hyperplasie des Ovarialmarks. Postoperativ regulierten sich zuerst die Blutungen. Nach ½ Jahr kam es aber erneut zu Dauerblutungen, und das Endometrium zeigte wiederum eine atypische Hyperplasie. Daneben waren aber Progesteroneinwirkungen erkennbar.

Im April 1958 wurde die Patientin wegen der starken Blutungen erneut laparotomiert. Das rechte Ovarium wurde in toto entfernt. Am linken Ovarium erfolgte nochmals eine ausgiebige Keilresektion, so daß etwa ¼ der Ovarialmasse zurückblieb. Histologisch zeigten die Ovarien dieselben Veränderungen wie bei der 1. Laparotomie. Postoperativ kam es zu einem signifikanten Abfall der 17-Ketosteroide. Eine deutliche präoperative relative Vermehrung der Androsteron- und Ätiocholanolonfraktion normalisierte sich. Oestrogene, 17-Hydroxycorticosteroide und 21-Desoxyketole blieben unverändert.

Aus den Ovarien wurde rindennahes und hilusnahes Gewebe mit Progesteron-4-$C^{14}$ inkubiert. Die Ergebnisse sind in Tabelle 1 zusammengefaßt. Es fand sich

Tabelle 1. *Prozentumwandlung von Progesteron-4-$C^{14}$ (7,6 µg)*

| Gewebe | Gewebsmenge g | Nicht identifiziert | Nicht identifiziert | 6β-Hydroxy-progesteron | 17α-Hydroxy-progesteron | 4-Pregnen-20α-ol-3-on Androstendion* | Progesteron | Pregnandion | Gesamt-ausbeute |
|---|---|---|---|---|---|---|---|---|---|
| **Rechtes Ovarium** | | | | | | | | | |
| Rindennah | 0,5 | 3,1 | 1,0 | 2,1 | 4,4 | 3,6 | 70,4 | | 84,7 |
| Rindennah | 1,0 | 5,6 | 1,2 | 2,3 | 8,0 | 4,6 | 61,8 | 2,0 | 85,5 |
| Rindennah | 1,1 | 4,2 | 1,2 | 1,9 | 4,2 | 4,4 | 72,8 | | 88,7 |
| Rindennah | 2,0 | 4,1 | 1,2 | 1,8 | 10,3 | 6,8 | 53,6 | 2,6 | 80,3 |
| **Linkes Ovarium** | | | | | | | | | |
| Hilusnah | 0,9 | 2,3 | 1,1 | 1,5 | 2,5 | 3,6 | 80,0 | | 91,0 |
| Kontrolle | 0 | 0 | 0 | 0 | 0 | 0 | 89,0 | | 89,0 |

* Die Fraktion enthält zu 75% $\Delta^4$-Pregnen-20α-ol-3-on und zu 25% Androstendion.

eine Umwandlung in 17α-Hydroxyprogesteron, $\Delta^4$-Androsten-3,17-dion, $\Delta^4$-Pregnen-20α-ol-3-on, Pregnan-3,20-dion und 6β-Hydroxyprogesteron. Außerdem wurden wieder 2 mehr polare, jedoch nicht identifizierte Verbindungen beobachtet.

Klinisch kam es im postoperativen Verlauf zu einer deutlichen Rückbildung des Hirsutismus. Die genitalen Blutungen normalisierten sich vollständig. Die

Basaltemperatur zeigte einen biphasischen Verlauf, welcher für verkürzte Gelbkörperphasen sprach.

Im Februar 1959 traten plötzlich starke Schmerzen im Unterleib mit Temperaturen auf. In der linken Beckenhälfte fand sich ein kindskopfgroßer Tumor. Es wurde erneut laparotomiert. Dabei zeigte sich, daß sich aus dem linksseitigen Ovarialrest eine einkammerige Cyste gebildet hatte. Sie wurde entfernt. Histologisch handelte es sich um ein Cystoma simplex. Das Gewebe des Restovariums

Tabelle 2. *Prozentumwandlung von Progesteron-4-C$^{14}$ (7,6 µg)*

| Gewebe | Gewebs- menge g | Nicht identifiziert | Nicht identifiziert* | 17α-Hydroxy- progesteron | 4-Pregnen- 20α-ol-3-on | Androsten- dion | Progesteron |
|---|---|---|---|---|---|---|---|
| Cystenwand | 1,6 | 0,2 | 0,3 | 0,6 | 0,6 | 0 | 98,6 |
| Cystenwand | 1,6 | 0,3 | 0,3 | 0,3 | 0,6 | 0 | 89,8 |
| Cystenwand | 1,6 | 0,3 | 0,3 | 0,4 | 0,6 | 0 | 90,3 |
| Restovarium | 0,7 | 2,1 | 2,4 | 9,0 | 1,4 | 0,6 | 63,9 |

* Nach der Korrektur: Ein Teil dieser Fraktion wurde inzwischen als 6β-Hydroxyprogesteron identifiziert.

wies dagegen die gleichen Veränderungen auf wie bei der 1. und 2. Laparotomie. Es fand sich ein Corpus luteum.

Gewebe aus der Cystenwand und aus dem Restovarium wurde mit Progesteron-4-C$^{14}$ imkubiert. Es fand sich im Prinzip die gleiche Umwandlung wie im Gewebe, welches bei der 2. Laparotomie gewonnen wurde (Tabelle 2). Die Aktivität des Gewebes aus der Cystenwand war jedoch im Vergleich zur Aktivität des Gewebes aus dem Restovarium etwa 10—20fach niedriger.

### Zusammenfassung

Die Ergebnisse zeigen, daß die Umwandlung von Progesteron in den untersuchten, pathologisch veränderten, überlebenden Ovarialgeweben quantitativ in gleicher Weise verläuft wie in normalem Gewebe. Das betrifft die Umwandlung in 17α-Hydroxyprogesteron und in das Androgen $\Delta^4$-Androsten-3,17-dion. Auch die Umwandlung in 6β-Hydroxyprogesteron findet in normalem Ovarialgewebe statt (ZANDER u. WIEST, unveröffentlichte Ergebnisse), während eine Umwandlung in Pregnan-3,20-dion bisher nicht beobachtet wurde. Das bedeutet nicht, daß sie nicht stattfindet. Die beiden untersuchten Gewebe sind zweifellos grundverschiedener Art. Im 1. Fall besteht ein autonomes Tumorwachstum. Im 2. Fall ist dagegen ein autonomes Wachstum nicht sehr wahrscheinlich. Eine vermehrte Androgenbildung scheint aber nach den Ergebnissen der prä- und postoperativen Harnuntersuchung mit den beobachteten polycystischen Ovarien in unmittelbarem Zusammenhang zu stehen.

Es ist demnach wahrscheinlich, daß die Ursache der klinisch erkennbaren Androgenzeichen in beiden Fällen mehr in quantitativen als in qualitativen Veränderungen der ovariellen Steroidbiosynthese zu suchen ist. Dafür möchten wir 2 verschiedene Arbeitshypothesen bilden.

1. Es findet lediglich eine relativ vermehrte Bildung von Androgen statt. Ursache ist eine verminderte Aktivität aromatisierender Systeme, welche in einer relativ verminderten Oestrogensynthese resultiert. (Eine Umwandlung in Oestrogene ließ sich in unseren Untersuchungen nicht nachweisen. Auch ANLIKER und Mitarbeiter fanden im Arrhenoblastom keine Oestrogene.) Die biosynthetische Aktivität des Gewebes würde damit der einer männlichen Keimdrüse ähnlich sein. Es würde weiterhin verständlich, daß die 17-Ketosteroidausscheidung auch bei klinisch sehr ausgeprägten Androgenzeichen nicht vermehrt ist.

2. Das wichtigste Androgen des Ovariums ist bei der gesunden Frau $\Delta^4$-Androsten-3,17-dion (ZANDER 1958). Dieses Androgen hat im Verhältnis zu Testosteron nur eine relativ schwache Androgenwirkung. Es ist denkbar, daß unter pathologischen Bedingungen eine relativ vermehrte Testosteronbildung stattfindet. Die Oestrogenbildung braucht in diesem Fall nicht gestört zu sein. Auf diese Weise könnte die normale 17-Ketosteroidausscheidung bei klinisch vermehrten Androgenzeichen ebenfalls erklärt werden.

Unsere Ergebnisse lassen keine klare Entscheidung für eine der beiden Hypothesen zu. Sie bedürfen weiterer Prüfung. — In bezug auf die Beobachtungen bei dem Fall mit polycystischen Ovarien erscheint eine weitere Schlußfolgerung erlaubt. Der therapeutische Erfolg der Keilresektion vergrößerter, polycystischer Ovarien ist seit langem bekannt. Die Ergebnisse der beiden in vitro-Untersuchungen im Abstand von 10 Monaten zeigen aber, daß sich die biosynthetische Aktivität des Ovarialgewebes bei gleichen Versuchsbedingungen weder in qualitativer noch in quantitativer Hinsicht verändert. Trotzdem kam es in dieser Zeit zu einer eindeutigen Rückbildung der klinischen Symptome. Wir glauben deshalb, daß der therapeutische Effekt der Keilresektion lediglich auf einer Reduzierung des hormonbildenden Gewebes beruhte, während die Hormonbildung in qualitativer Hinsicht unbeeinflußt blieb.

Eine Verallgemeinerung der Befunde bei den polycystischen Ovarien für andere Fälle mit sog. Stein-Leventhal-Syndrom ist nicht möglich, weil sich möglicherweise unter diesem Symptomenkomplex eine Reihe ätiologisch sehr verschiedenartiger Störungen befinden.

### Literatur

ANLIKER, R., O. ROHR u. L. RUZICKA: Über den Nachweis von androgenen Hormonen in einem virilisierenden Ovarialtumor. Justus Liebigs Ann. Chem. **602**, 109 (1957).

SAVARD, K., R. I. DORFMAN, J. L. GABRIELOVE and L. J. SOFFER: Androgen formation in vitro by human ovarian tumor tissue. 39th Meeting of the Endocrine Society, New York 1957, Abstracts of papers.

WIEST, W., J. ZANDER and E. G. HOLMSTROM: Metabolism of progesteron-4-C$^{14}$ by an arrhenoblastoma. J. clin. Endocr. **19**, 297 (1959).

ZANDER, J.: Steroids in the human ovary. J. biol. Chem. **232**, 117 (1958).

### Diskussion

W. G. WIEST (Salt Lake City/Köln):

Die Identifizierung der Umwandlungsprodukte des Progesteron, über welche Dr. ZANDER berichtet hat, erfolgte mit mikrochemischen Methoden unter Verwendung von Instrumenten, mit welchen sehr geringe Steroidmengen unmittelbar auf dem Papier gemessen werden können. Es wurde ein Geiger-Müller Gas-Durchflußzähler benutzt, mit dem die Verteilung von C$^{14}$ entlang dem Papierstreifen nachweisbar war. Ebenso wurde die Ultraviolettabsorption bei

240 m$\mu$ mit einem Spezial-UV-Spektrophotometer fortlaufend auf dem Papierstreifen registriert.

Die für die Identifizierung angewandten Methoden lassen sich am besten am Beispiel eines Umwandlungsproduktes, welches aus dem Arrhenoblastomgewebe isoliert wurde, demonstrieren. Die Chromatographie der Extrakte der Inkubationsgemische ergab 3 Zonen mit Radioaktivität mit gleicher Beweglichkeit wie Progesteron, $\Delta^4$-Androsten-3,17-dion bzw. $\Delta^4$-Pregnen-20$\alpha$-ol-3-on und Testosteron bzw. 17$\alpha$-Hydroxyprogesteron. Diese Zonen wurden eluiert. 25$\gamma$ authentisches Testosteron wurden dem Material zugefügt, welches Testosteron oder 17$\alpha$-Hydroxyprogesteron enthielt. Das Gemisch wurde acetyliert. Wäre das isolierte Material mit Testosteron identisch gewesen, so hätte bei einer Rechromatographie das radioktive Material gleiche Beweglichkeit zeigen müssen, wie die UV-Absorption des acetylierten Testosterons. Im Falle des 17$\alpha$-Hydroxyprogesterons, welches nicht acetylierbar ist, trennte sich dagegen bei einer Rechromatographie das UV-absorbierende acetylierte Testosteron von dem unveränderten radioaktiven Material. Letzteres war in unserer Untersuchung der Fall. Dem radioaktiven Material wurden nunmehr 50 $\gamma$ authentisches 17$\alpha$-Hydroxyprogesteron zugefügt. Das Gemisch wurde unter Bedingungen, welche zur Formierung von $\Delta^4$-Androsten-3,17-dion führen, oxydiert und rechromatographiert.

Radioaktives Material und UV-absorbierendes Material zeigten dabei gemeinsam die gleiche Beweglichkeit wie authentisches $\Delta^4$-Androsten-3,17-dion. Das Gemisch wurde erneut unter Bedingungen, welche zur Bildung von Testosteron führen, reduziert und anschließend chromatographiert. Wiederum begleitete die Radioaktivität das „carrier"-Steroid. Die gemessene spezifische Radioaktivität des „carrier"-Steroids blieb während der gesamten Manipulationen konstant. Die Schlußfolgerung, daß das Umwandlungsprodukt des Progesterons mit 17$\alpha$-Hydroxyprogesteron identisch ist, erscheint demnach berechtigt, ebenso die weitere Schlußfolgerung, daß unter den gewählten Versuchsbedingungen kein Testosteron gebildet wurde. Durch Verwendung im Prinzip ähnlicher Methoden wurde gezeigt, daß die 2. Zone mit radioaktivem Material aus einem Gemisch von $\Delta^4$-Androsten-3,17-dion und $\Delta^4$-Pregnon-20$\alpha$-ol-3-on besteht.

# Beeinflussung der sublichtmikroskopischen Struktur von Tumorzellen durch Cytostatika*

Von

H. Themann und C. G. Schmidt (Münster i. W.)

Mit 10 Abbildungen

Das Verhalten bösartiger Geschwülste in tierischen Organismen — ihr destruktives, invasives Wachstum und Ausbreitung in fremde Organe sowie ihre zu Kachexie und Untergang des Organismus führenden Fernwirkungen — hatten schon früh den Verdacht genährt, in malignen Tumoren besondere Stoffwechselregulationen zu erwarten. Wenngleich es nach den heutigen Anschauungen der Biochemie zwar keine Reaktion in der Tumorzelle gibt, die nicht auch in irgendeiner anderen Zelle anzutreffen wäre, so ist doch das allen Tumorzellen gemeinsame biochemische Kennzeichen ihre intensive aerobe und anaerobe Glykolyse. Normale tierische Gewebe häufen unter aeroben Bedingungen keine Milchsäure an, da sie die zum Abbau gelangenden Kohlenhydrate vollständig verbrennen. Der Stoffwechsel der Tumoren ist daher eine Mischung aus Oxydations- und Spaltungsstoffwechsel, wobei selbst in Gegenwart von Sauerstoff die Spaltungen überwiegen. Geschwulstzellen leben somit, energetisch gesehen, selbst in Gegenwart von Sauerstoff stets in partieller Anaerobiose. Warburg hat dieser seiner berühmten Entdeckung schon früh die Hypothese einer primären irreversiblen Atmungsschädigung an die Seite gestellt, der die Glykolyse als Anpassung folgen sollte. Zweifellos lag im Hinblick auf die primitiven Energieausbeuten der Glykolyse die Annahme einer primären Schädigung der energetisch soviel wirksameren Atmung nahe. Von dieser vielfach bereits zur Tatsache erhobenen Hypothese war es nur ein kleiner Schritt zu der Auffassung, in der Tumorzelle eine morphologisch und biochemisch ent- oder undifferenzierte Zelle zu sehen. Insbesondere die später gewählte Unterscheidung zwischen cytoplasmatischer und mitochondrialer ATP, wobei nur die mitochondriale ATP die normale Differenzierung und spezifischen Leistungen der Zelle gewährleisten soll, trug zu der Auffassung einer Dedifferenzierung von Tumorzellen bei.

Gibt es ein morphologisches Äquivalentbild — z. B. im Bereich der Mitochondrien, welches diese Auffassung unterstützen kann? Wir brauchen in diesem Zusammenhang nicht auf die vielfachen lichtmikroskopischen Bemühungen einzugehen, da sie nicht in der Lage waren, an Einzelzellen Strukturelemente aufzufinden, die für die Wachstumsautomatie bösartiger Zellen charakteristisch sind.

* Aus der Abteilung für medizinische Elektronenmikroskopie an der Universität Münster (Leiter: Prof. Dr. G. Pfefferkorn) und der Medizinischen Klinik und Poliklinik der Universität Münster (Direktor: Prof. Dr. W. H. Hauss).

Frühe elektronenmikroskopische Studien an verschiedenen Tumoren haben dagegen
den Verdacht auf eine gegenüber normalen Zellen unzureichende Entwicklung
wesentlicher Zellorganellen erwecken können. Die Überwindung fixierungsbeding-
ter Schwierigkeiten und verbesserte Schnittechnik erlauben jedoch die Feststel-

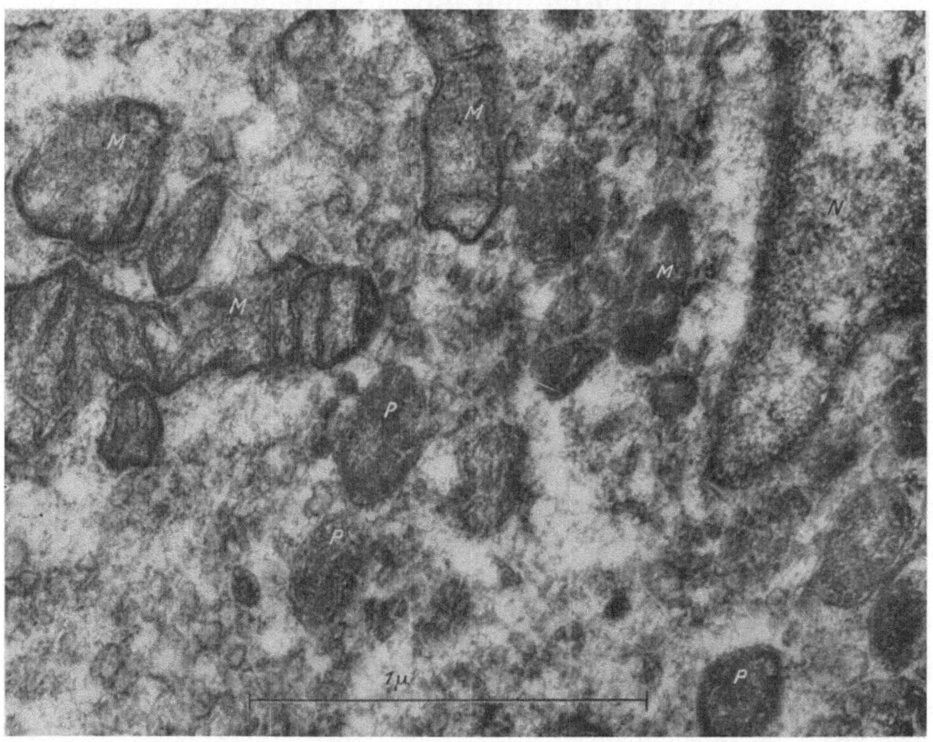

Abb. 1. Normale Yoshida-Ascites-Tumorzelle auf dem Höhepunkt der Entwicklung. Neben gut ausdifferenzierten Mitochondrien (*M*) finden sich häufig Promitochondrien (*P*) mit doppelt konturierter
Außenmembran und granulärer Grundsubstanz. (*N*) Kern

lung, daß elektronenoptische Cellularstrukturen an humanen und experimentellen
Krebsen bislang weder Kriterien für die Feststellung der Malignität noch solche
im Sinne einer mangelhaften Differenzierung ergeben haben. In Übereinstimmung
mit anderen Untersuchern, von denen wir u. a. Bernhard (1957), Wessel u.
Bernhard (1957), Miller (1958), Schulz (1957) sowie Gusek (1959) anführen
möchten, konnten Fasske u. Themann (1960) an menschlichen Krebsen kein spe-
zifisches morphologisches Substrat auffinden, das nur der Krebszelle eigen wäre.
Zwar konnten sie gelegentlich Veränderungen im *Erhaltungszustand* der Mitochondrien sehen, doch muß dabei die Position der Geschwulstzelle in ihrem Gewebs-
verband und ihre Beziehung zum gefäßführenden Stroma berücksichtigt werden.
Die Anzahl der Mitochondrien in der Tumorzelle steht in erkennbarem Zusammenhang mit der geweblichen Differenzierung des Krebses insofern, als diejenigen
Krebszellen, die dem gefäßführenden Stroma unmittelbar benachbart sind, über
reichlich Mitochondrien verfügen. Demgegenüber sind in zentralen Krebsnestern
kaum noch Zellorganellen nachweisbar. In schmalen Strängen wachsende Platten-
epithel- und Adenocarcinome enthalten Zellen, die reichlich mit Mitochondrien

ausgestattet sind. Die sog. „Entdifferenzierung" der zentralen, an der capillären Versorgung kaum noch teilhabenden Tumorzellen erweist sich somit als ein Degenerationsvorgang innerhalb des Tumors, der durch die Eigentümlichkeiten seiner Stromaversorgung und nicht durch die Ausgestaltung der Tumorzelle an sich bedingt ist.

In Anbetracht dieser Verhältnisse bei der Untersuchung humaner Krebse haben wir daher unsere Experimente über die morphologischen und biochemischen Reaktionen der Krebszelle auf Cytostatika an experimentellen Tumoren durchgeführt. Sie bieten außerdem den Vorteil der gleichzeitigen morphologischen und biochemischen Analyse. Seit den ersten Untersuchungen an Ehrlich-Ascitestumorzellen durch SELBY und Mitarbeiter (1953) ist der experimentelle Ascitestumor unter Einschluß des Yoshida-Ascitestumors wiederholt Objekt elektronenoptischer Studien gewesen. In Übereinstimmung mit anderen Autoren fanden wir die Yoshida-Ascitestumorzellen auf dem Höhepunkt der Tumorentwicklung gut ausdifferenziert und ohne morphologisch erkennbare Anzeichen degenerativer Prozesse (Abb. 1) (SCHMIDT u. THEMANN 1960 und THEMANN u. SCHMIDT 1960). Die häufig beschriebene Anaplasie von Tumorzellen trifft für die untersuchten Yoshidazellen nicht zu. Dies gilt insbesondere für die an Zahl und Größe variierenden Mitochondrien und die gelegentlich in ausdifferenzierten Tumorzellen anzutreffenden Promitochondrien, wie sie bereits von WEISSENFELS (1956) beschrieben wurden. Der Aufbau der Tumormitochondrien weicht für den Fall des Yoshidatumors hinsichtlich Innenstruktur, lamellärer Außenmembran und cristae mitochondriales in keiner Weise von dem normaler tierischer Zellen ab.

Regelmäßig ließen sich in den untersuchten Geschwulstzellen Ergastoplasmastrukturen — teils in lamellärer, teils in vesiculärer Form — nachweisen. Die Bedeutung dieses Befundes muß in der Funktion gesehen werden, die heute den Ergastoplasmastrukturen der Zelle zugeschrieben wird. Die lichtmikroskopische Aera verstand unter ihnen stark basophile, körnige oder faserige, streifige Strukturen, die mit der Eiweißsynthese in Zusammenhang gebracht wurden. Durch die Methode der fraktionierten hochtourigen Zentrifugation konnten kleinste Granula — die Mikrosomen oder auch microbodies — mit einem Durchmesser von ungefähr 50—150 m$\mu$ von den größeren Cytoplasmaorganellen — den Mitochondrien — abgegrenzt werden. Die biochemische Analyse hat schon vor Jahren in den Mikrosomen die Stätte der cytoplasmatischen Proteinsynthese erkannt, die als Energiequelle ATP benötigen. Durch die Entdeckung des Ultrachondrioms, der Mikrosomen und des endoplasmatischen Reticulums (PORTER 1954) scheint ein geschlossener, allmählicher Übergang von den kleinsten Teilchen bis zu den Mitochondrien gegeben zu sein. Nach den Untersuchungen von PALADE u. SIEKEVITZ (1956) tragen die einzelnen Lamellen des Ergastoplasmas kettenförmig aneinandergereihte äußerst kleine präformierte Granula. Im Hinblick auf ihre Basophilie und starke Osmierung dürfte den Ergastoplasmastrukturen die chemische Grundzusammensetzung aus Nucleinsäuren und Proteinen — in Übereinstimmung mit der Funktion der Mikrosomen — zukommen. Die gute Ausdifferenzierung dieser Strukturen in der Yoshida-Tumorzelle steht in Übereinstimmung mit der intensiven Proteinsynthese rasch wachsender Geschwülste.

An weiteren cytoplasmatischen Gebilden finden sich in Yoshida-Tumorzellen regelmäßig homogene, rundlich begrenzte Einschlüsse, die wir als Lipoidgebilde

ansprechen. Maligne Tumoren haben in der Regel einen höheren Lipoidgehalt
als entsprechende normale Gewebe, was möglicherweise auf den hohen Gehalt der
cytoplasmatischen Zellstrukturen an Lipoiden zurückzuführen ist. Vor allem in
Asciteszellen ist eine tropfenförmige Cholesterinanreicherung zu beobachten, die

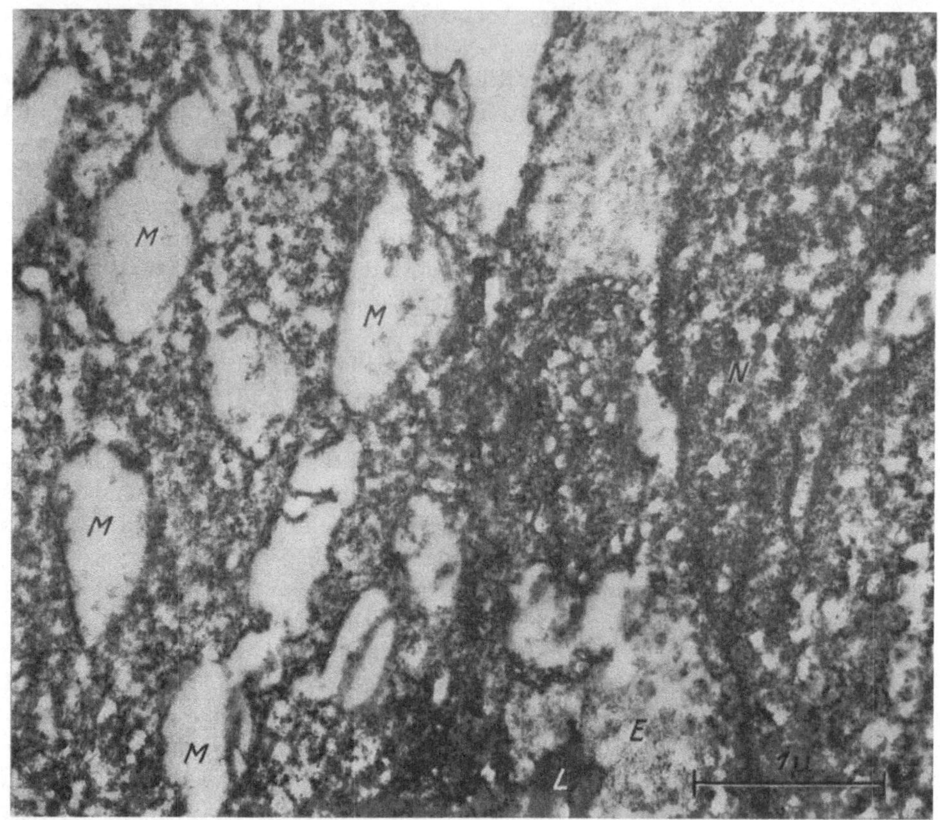

Abb. 2. Yoshida-Ascites-Tumorzelle. 24 Std nach Endoxan. Hauptsächlich an der Peripherie der Zelle
starke Lipoidbildung (*L*) und Protoplasmaentmischung (*E*). Um den Kern herum vacuolisierte Mitochondrien (*M*) noch angedeutet. Nucleus (*N*)

mit dem Alter der Ascitesentwicklung zunimmt. Der Mechanismus dieser tropfigen
Cholesterinanreicherung ist noch nicht geklärt. Sie entsteht möglicherweise durch
Lipoidentmischung in geschädigten Mitochondrien. Jedenfalls enthalten Mitochon-
drien des Jensen-Sarkoms reichlich Cholesterin. Die Zahl der Lipoidgebilde ist in
Tumorzellen mit gut ausgebildetem Chondriom sehr begrenzt.

Dem Zellkern der Yoshida-Tumorzelle ließen sich elektronenoptisch keine für
den Zelltyp spezifischen Charakteristika zuordnen. Morphologische Substrate, die
es erlauben würden, seinen Funktionszustand festzulegen, sind nicht erkennbar
gewesen.

Bei der Prüfung der Einwirkung cytostatischer Substanzen auf die Tumorzelle
haben wir von den z. Z. im Vordergrund stehenden 3 größeren Gruppen Endoxan
als Vertreter der N-Lost-Reihe, E 39 als Mitglied der Aethyleniminchinone
— beide ini. v.-Applikation — gewählt. Aus der Reihe der Antibiotica mit carcino-

statischer Wirkung stand uns das aus Streptomyces sahachiroi isolierte Carcinophilin, das subkutan injiziert wurde, zur Verfügung.

Die nach parenteraler Injektion dieser 3 chemisch ganz unterschiedlich auf-
gebauten Verbindungen an den Geschwulstzellen auftretenden Veränderungen sind

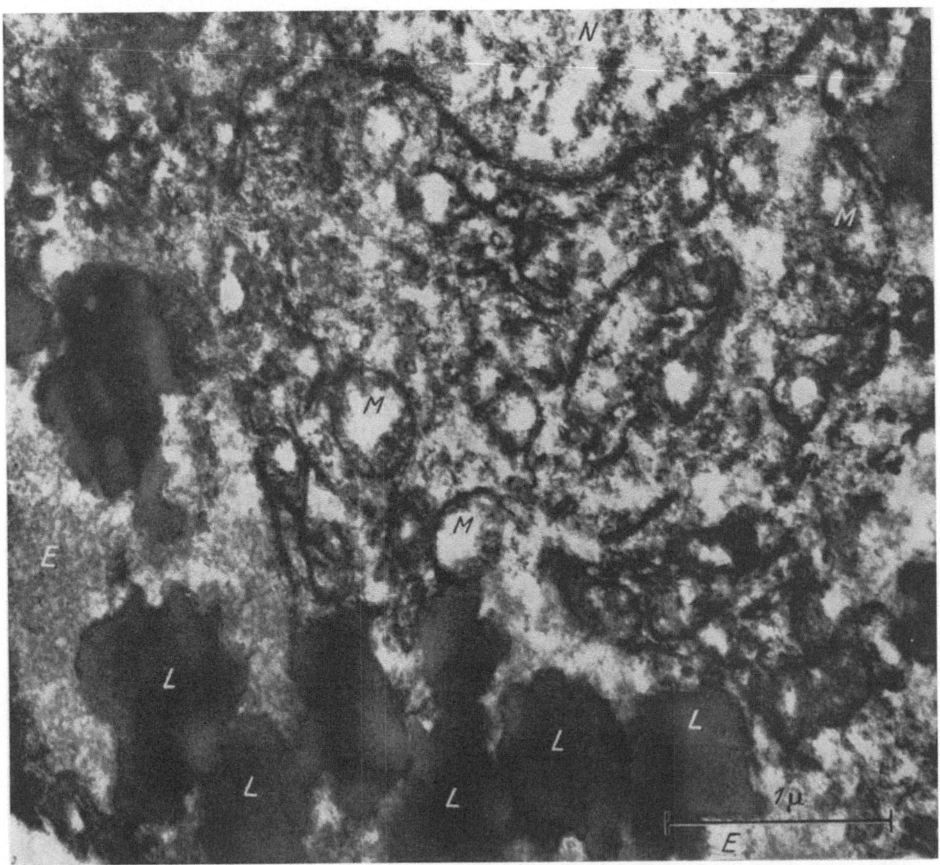

Abb. 3. Yoshida-Ascites-Tumorzelle, 24 Std nach Behandlung mit Endoxan. Vacuolisierung der
Mitochondrien (*M*) und beginnende Protoplasmaentmischung (*E*), Lipoid (*L*), Kern (*N*)

in ihrer endgültigen Ausprägung weitgehend gleich. Jedoch sind zeitliche Unterschiede hinsichtlich des Befalls verschiedener Zellstrukturen erkennbar. Es sei
vorausgeschickt, daß therapeutisch wirksame Dosierungen gewählt wurden, die
zur Rückbildung des Tumors führten. Die gleichzeitige Beeinflussung der Tumordysproteinämie diente als weiteres chemotherapeutisches Charakteristikum. Nebenwirkungen wurden nur beim E 39 gesehen.

Die i.v.-Applikation der Cytostatika führte schnell zu regressiven Veränderungen der Feinstrukturen. So lassen sich bereits 24 Std nach Injektion von 10 mg
Endoxan/kg Schwellung der Mitochondrien und Auflösung der cristae mitochondriales nachweisen (Abb. 2). Dieser Prozeß führt zur Zerstörung der Innenstruktur
der Mitochondrien, die zunehmend vacuolisiert werden. Die nach cytostatischer
Therapie in Ascitestumorzellen zu beobachtende starke Vacuolisierung der

Geschwulstzellen ist vorwiegend die Folge der vacuoligen Degeneration der Mitochondrien. Bereits nach einmaliger Injektion von Endoxan sind normal ausdifferenzierte Zellen — d. h. Zellen ohne erkennbare Schädigung — praktisch nicht mehr zu sehen. Neben der frühen Schädigung des Chondrioms finden sich bereits vereinzelte Zellen mit beginnender Protoplasmaentmischung (Abb. 3). Gleichzeitig treten vermehrt Lipoideinschlüsse auf, die der Fettphanerose an die Seite gestellt werden können. Auffallend ist die erhebliche Vermehrung von Ergastoplasmamembranen, die die Lipoideinschlüsse umgeben.

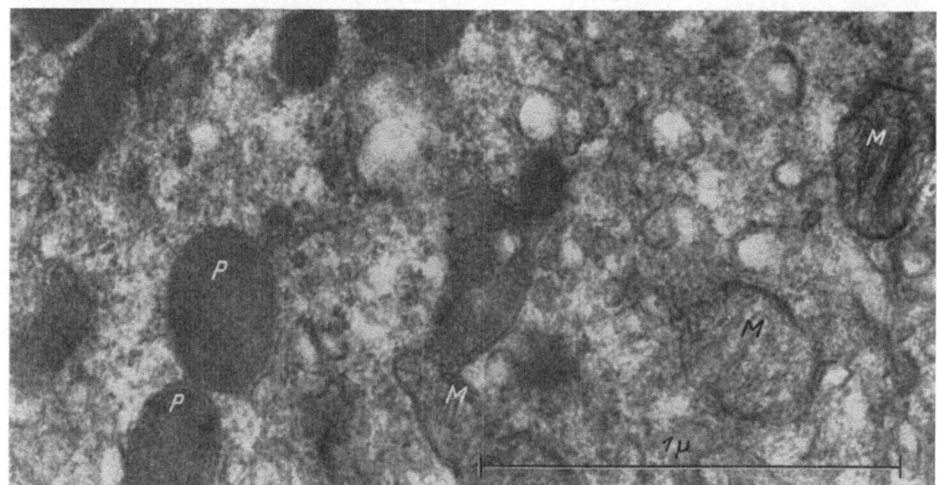

Abb. 4. Bildung von Mitochondrien (*M*) und Promitochondrien (*P*) 3 Tage nach Behandlung mit Endoxan

Der nekrobiotische Prozeß schreitet nach zweimaliger Applikation — insgesamt also nach 20 mg Endoxan/kg — weiter fort. So hat nach 48 Std die Zahl der in voller Nekrose sich befindenden Zellen zugenommen, um nach 30 mg Endoxan/kg mit einem vollständigen Zerfall der meisten Tumorzellen zu enden. Der Prozeß endet mit einer totalen Nekrose der Tumorzellen, die vorwiegend von der Zellperipherie ausgeht.

Neben diesen überwiegend regressiven Veränderungen konnten wir am 3. Tag in einigen überlebenden Zellen die Entstehung von Promitochondrien und somit die Neubildung von Mitochondrien beobachten (Abb. 4). Sie trat bemerkenswerterweise in Zellen ein, in denen die Zahl der Lipoideinschlüsse gering ist. Unter der Voraussetzung, daß man berechtigt ist, in der Entstehung von Promitochondrien ein Regenerationszeichen erblicken zu können, möchten wir diesen Befund als Regeneration einzelner Tumorzellen nach Chemotherapie deuten. Wird abweichend von dem bisherigen Vorgehen die auf 3 Injektionen verteilte Dosis Endoxan auf einmal injiziert (also 30 mg/kg), so unterbleibt in der Regel die eben gezeigte Vermehrung der Ergastoplasmastrukturen.

E 39 (Dosierung 5,5 mg/kg) führt 24 Std nach seiner i. v.-Applikation zu frühen Veränderungen des Zellkernes und der Mitochondrien (Abb. 5). Die Auflösung der Innenstruktur mit Zerfall der cristae mitochondriales und Vacuolisierung der Mitochondrien nach E 39 weicht nicht von den durch Endoxan hervorgerufenen

Veränderungen ab. Daneben aber konnte zusätzlich eine schon frühzeitig beginnende Vacuolisierung des Cytoplasmas und das Auftreten meistens zentralgelegener größerer Protoplasmapartikel beobachtet werden. Wir möchten in letzterem

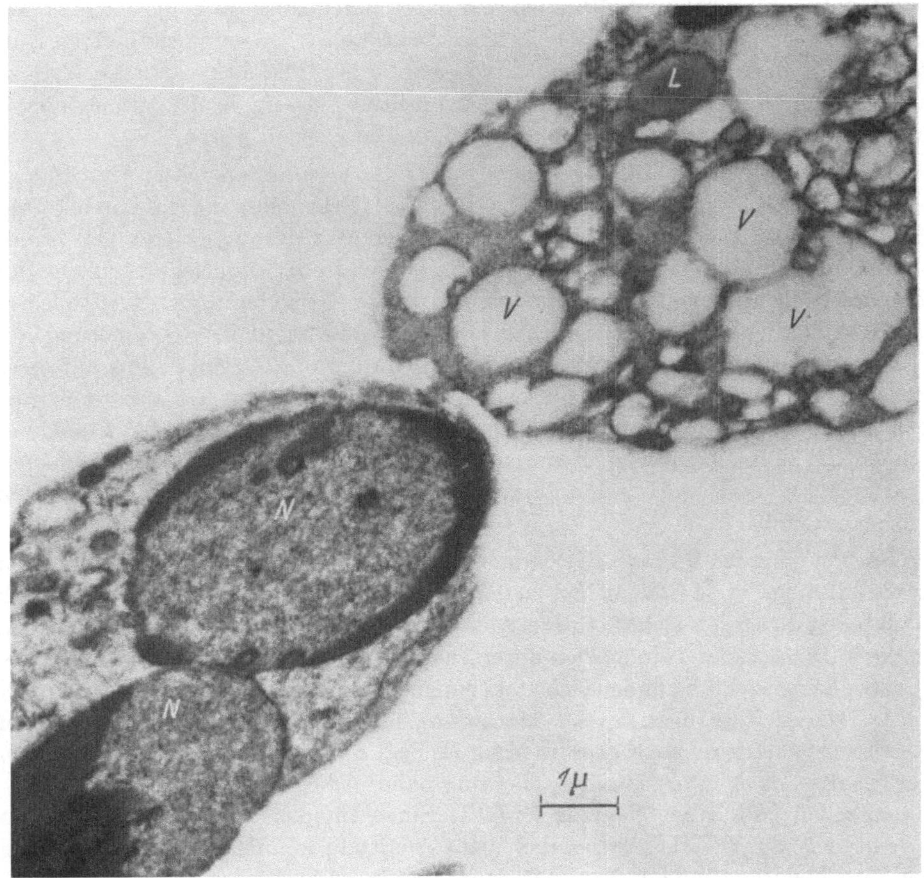

Abb. 5. Yoshida-Ascites-Tumorzelle, 24 Std nach Behandlung mit E 39. Typische Kernveränderungen (N) und zahlreiche Vacuolen (V) im Protoplasma, Lipoid (L)

Vorgang einen Ausdruck frühzeitiger Denaturierungsvorgänge des Zelleiweißes sehen, das sich zu größeren Komplexen aggregiert.

E 39 bewirkt gegenüber dem Endoxan und Carcinophilin frühe Kernveränderungen (vgl. Abb. 5). Diese bestehen in der Bildung exzentrischer Kernformationen und dem Auftreten einer in ihren elektronenmikroskopischen Eigenschaften dem Chromatin ähnlichen Substanz am Rande des Kerns. Bereits nach 48 Std befinden sich die Zellen im Zustand der totalen Nekrose. In den noch erhaltenen Zellen fällt der Verlust bzw. die fortgeschrittene Auflösung des Kerns auf. Die Lipoide sind vermehrt, die Mitochondrien total zerstört.

Auch Carcinophilin induziert 24 Std nach subcutaner Injektion zuerst eine Schädigung der Mitochondrien mit Verlust der cristae mitochondriales. Es unterbleibt jedoch weitgehend die Ausbildung der Lipoideinschlüsse, deren Vermehrung gewöhnlich mit einer toxischen Schädigung im Zusammenhang steht. Im Protoplasma werden im Verlauf von 48 Std nach der Injektion neben partieller Entmischung stärkere Vernetzungserscheinungen sichtbar. Die Zellen sind teilweise ganz erheblich geschwollen. Später tritt Caryolyse ein. 72 Std nach Injektion von Carcinophilin befindet sich auch hier ein Teil der Zellen in vollkommener Nekrose. Daneben existieren zahlreiche stark geschädigte, jedoch noch nicht in Auflösung begriffene Zellen. Für die elektronenoptischen Veränderungen der Tumorzelle nach Carcinophilin kann somit eine frühzeitige Schädigung der Mitochondrien und die Auflockerung des Protoplasmas als vorherrschend gelten.

Insgesamt ist die Schlußfolgerung erlaubt, daß allen untersuchten Cytostatika — Endoxan, E 39 und Carcinophilin — eine zur Nekrobiose der Tumorzelle führende Wirkung zu eigen ist. Ein Vergleich der geprüften Verbindungen ergibt somit hinsichtlich des Endeffektes auf die sublichtmikroskopische Struktur der Tumorzelle keine wesentlichen Unterschiede. Graduelle Differenzen betreffen lediglich den zeitlichen Verlauf. Die frühzeitige Auflösung und Vacuolisierung der Mitochondrien ist allen gemeinsam. Die Einwirkung des Carcinophilins auf diese Zellorganellen ist anfänglich schwächer ausgeprägt. Endoxan hat außerdem eine bemerkenswerte Vermehrung der Ergastoplasmastrukturen und der Lipoideinschlüsse, E 39 eine frühzeitige Kernschädigung zur Folge. Dagegen wird die Caryolyse nach Endoxan und Carcinophilin erst nach der primären cytoplasmatischen Läsion erkennbar[1].

Die Prüfung des Verlaufs der Tumornekrobiose nach parenteraler Applikation der erwähnten Cytostatika zwingt zu der Feststellung, daß die chemotherapeutisch erzielbaren Nekrosen sich in ihrem Ablauf nicht von sog. Spontannekrosen einzelner unbehandelter Tumorzellen unterscheiden. Auf dem Höhepunkt der Ascitesgeschwulstentwicklung finden sich stets einige Tumorzellen, die dem Abbau unterliegen. Dieser Vorgang kann als Mauserung überalterter Zellen bei intensivem Geschwulstwachstum angesehen werden. Es liegt somit ein quantitatives Problem vor, in dem nach cytostatischer Therapie nahezu die Gesamtheit der Yoshida-Tumorzellen plötzlicher Nekrose verfällt. Einen für das einzelne Cytostatikum spezifischen Effekt haben wir dabei nicht ermitteln können. Die Anschwellung der Mitochondrien und ihre Vacuolisierung ist ein Ereignis, das außer nach cytostatischer Therapie auch nach Gaben von Humanserum (LÖBLICH 1960), nach intravitaler Azokoppelung zum Fermentnachweis (GUSEK u. LINDNER 1959) sowie von SCHULZ (1958) auch im Alveolarepithel der Lunge nach Änderung der Atmungsbedingungen, in Leberzellen bei Hypoxydose (MÖLBERT 1957) und im Hungerzustand (BERNHARD 1957) beobachtet werden konnte. Offenbar sind in Anbetracht der Vulnerabilität der Zellstrukturen ihre Reaktionsmöglichkeiten auf heterogene Reize recht uniform.

In Ergänzung zu den beschriebenen in vivo-Versuchen wurden mit Carcinophilin vergleichende biochemische und sublichtmikroskopische Untersuchungen im in vitro-Versuch durchgeführt. Zunächst war zu prüfen, ob nicht die Untersuchungstechnik für die Warburgapparatur zu bestimmten Zellschädigungen an unbehandelten Ascites-Tumorzellen führt. Aus diesem Grunde haben wir sowohl

---

[1] Abbildungen zu den bisher beschriebenen Experimenten sind von uns veröffentlicht in: Z. Krebsforsch. **63**, 351 (1960) und Beitr. path. Anat. **122**, 313 (1960); **123**, 1 (1960).

Glykolysemessungen wie auch Atmungsmessungen an Yoshida-Ascites-Tumorzellen in der Warburgapparatur durchgeführt und nach Abschluß des Versuchs
die gleichen Zellen nach dem üblichen Verfahren fixiert und eingebettet.

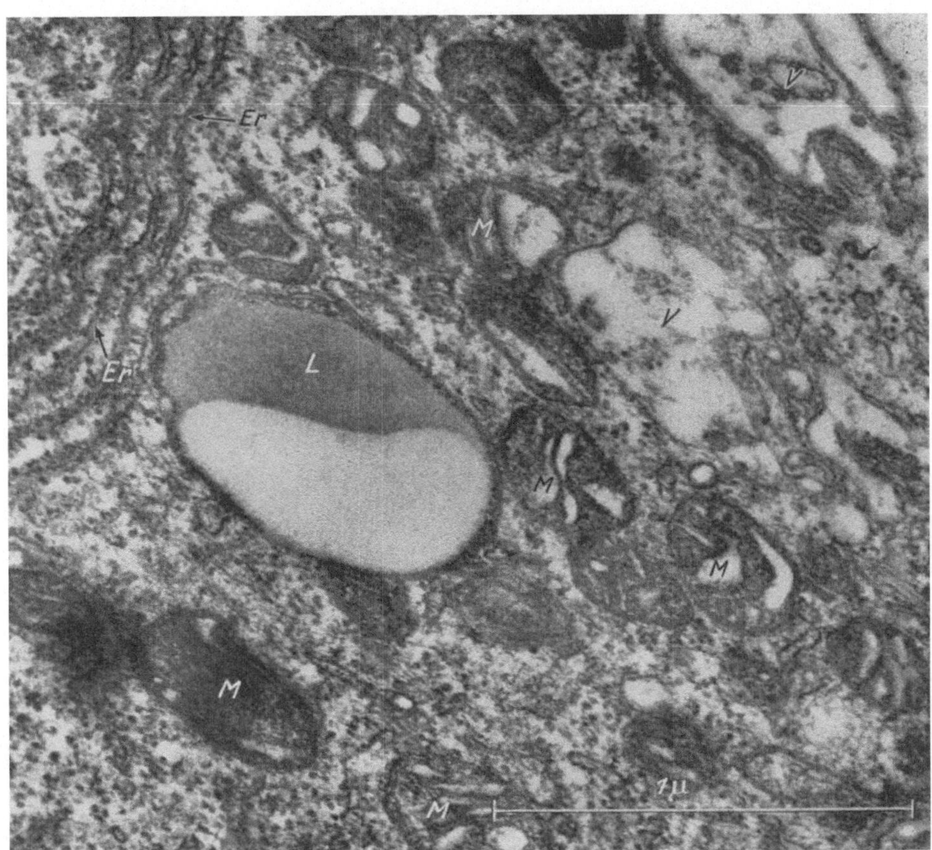

Abb. 6. Yoshida-Ascites-Tumorzelle nach Behandlung mit Carcinophilin. Glykolyse gemessen in der
Warburgapparatur. anschließend elektronenmikroskopisch untersucht. Man beachte die Ausweitung der
cristae mitochondriales (M) und den reichen Gehalt an Palade-Granula (Er). Daneben finden sich
Vacuolen (V) im Protoplasma. Andere Veränderungen nicht erkennbar, Lipoid (L)

Dabei hat sich gezeigt, daß bei einer Versuchsdauer bis zu 60 min gegenüber
den Kontrollen nur geringfügige morphologische Veränderungen eintreten. Diese
Veränderungen bestehen in einer Abnahme der Protoplasmadichte — eine Erscheinung, die auch bei alternden Tumorzellen zu beobachten ist — sowie in dem
Auftreten von Protoplasmavacuolen. Der osmiophobe Anteil der cristae mitochondriales ist in der Regel stark erweitert. Es sei noch darauf hingewiesen,
daß solche Chargen von Tumorzellen, die in der Kontrolle stärkere Nekrosen
aufwiesen, für die Warburguntersuchungen verworfen wurden, zumal sich zeigte,
daß in den gemessenen Glykolysedaten Unregelmäßigkeiten auftraten. Da
solche Veränderungen lichtmikroskopisch nicht erfaßt werden können, ist es
zweckmäßig, biochemische Untersuchungen mit elektronenmikroskopischen zu
koppeln.

Als Besonderheit muß hervorgehoben werden, daß die Mitochondrien den bei
Glykolysenmessungen erforderlichen Sauerstoffabschluß für die Dauer des Versuches in morphologischer wie auch in funktioneller Hinsicht ohne nachweisbaren

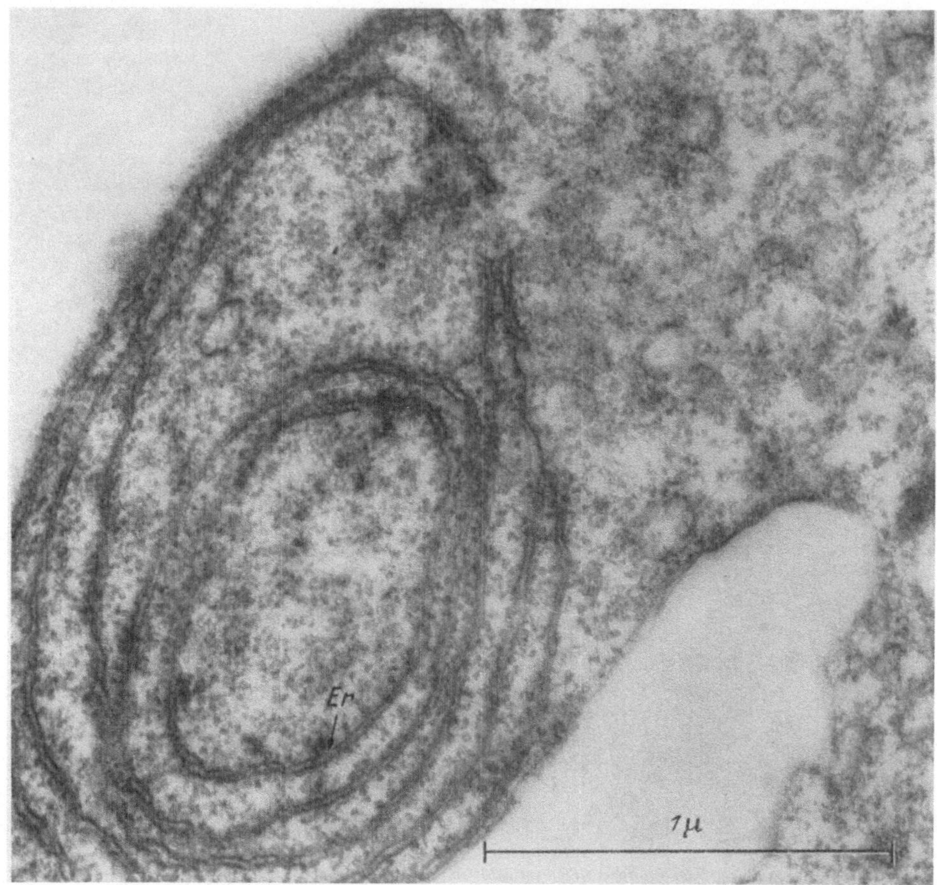


Abb. 7. Yoshida-Ascites-Tumorzelle nach Behandlung mit Carcinophilin für 30 min im Warburggefäß.
Beginnende typische Zellabschnürung, Ergastoplasma (*Er*)

Schaden überstehen. Nachher durchgeführte Atmungsmessungen ergaben im Vergleich zu den Kontrollen normale Werte. In einem Parallelversuch hatten wir quer-
gestreifte Muskulatur für 60 min unter Sauerstoffabschluß gehalten und auch dort
eine Erhaltung der Mitochondrienstruktur gefunden.

Bei den in vitro-Versuchen mit Carcinophilin konnte biochemisch eine Hemmung der Glykolyse, der Fructolyse und Galaktolyse von Yoshida-Ascites-Tumorzellen beobachtet werden (vgl. Vortrag Schmidt). Die Hemmung ist 20 min
nach Zusatz von $6{,}6 \cdot 10^{-6}$ m Carcinophilin zu beobachten, und sie ist nach 30
min vollständig. Carcinophilin bewirkt weiterhin eine Verminderung der stationären DPN-Konzentration, wobei der DPN-Abfall der Hemmung der Glykolyse
vorausgeht. Weiterhin führt Carcinophilin zu einem raschen Zerfall des energetischen
Potentials im ATP-System. Die Konzentration von ATP fällt rapide ab, gleich-

zeitig steigt der Gehalt an ADP. Es interessierte uns die Frage, ob man diesen unter Carcinophilineinwirkung befindlichen Zellen mit den oben beschriebenen Veränderungen im Stoffwechsel ein morphologisches Substrat zuordnen kann. Zu diesem Zweck wurden die Tumorzellen nach Beendigung des Versuches elektronen-

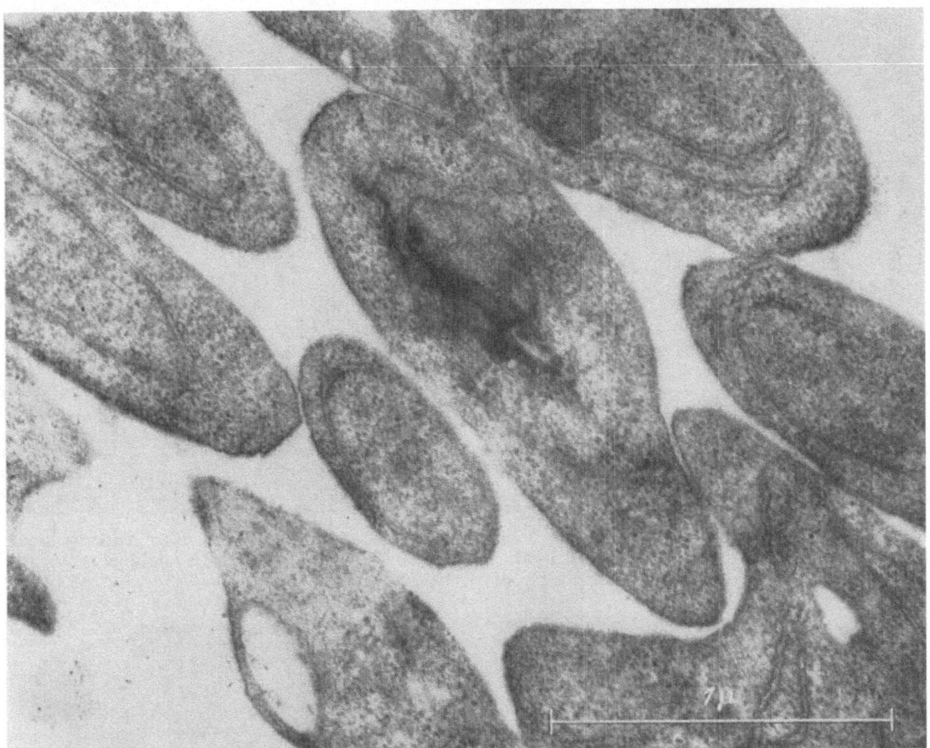

Abb. 8. Yoshida-Ascites-Tumorzelle nach Behandlung mit Carcinophilin in der Warburgapparatur. Bildung zahlreicher „Mikrozellen"

mikroskopisch untersucht. Die auffallendste Veränderung der Tumorzellen nach Carcinophilineinwirkung bestand in einer Destruierung der Zelle. Im Cytoplasma traten vermehrt Vacuolen auf, die häufig zu Gängen assoziiert waren. Die cellulären Doppelmembranen zeigten sich vermehrt. Der osmiophobe Anteil der cristae mitochondriales ist noch stärker als bei den Kontrollen erweitert (Abb. 6).

Abschließend sei eine Besonderheit in dem Verhalten von Yoshida-Tumorzellen, die im Warburggefäß unter Carcinophilineinwirkung stehen, beschrieben. Danach ist regelmäßig in den Zellen eine starke Doppelmembranbildung erkennbar. Diese Doppelmembranen ordnen sich kreisförmig an und umschließen dabei eine vom Grundplasma durch ihren geringeren Gehalt an Partikeln abweichende kontrastarme Zone (Abb. 7). Diese Gebilde mit den Doppelmembranen wandern zur Peripherie der Zelle bzw. sie werden auch dort gebildet und meistens nach Ausbildung einer Zellmembran abgeschnürt. Auf diese Weise bilden sich zahlreiche „Mikrozellen", die mit Ergastoplasma und granulären Partikeln ausgefüllt sind (Abb. 8). Eine Deutung dieses Befundes ist noch nicht möglich. Man ist jedoch

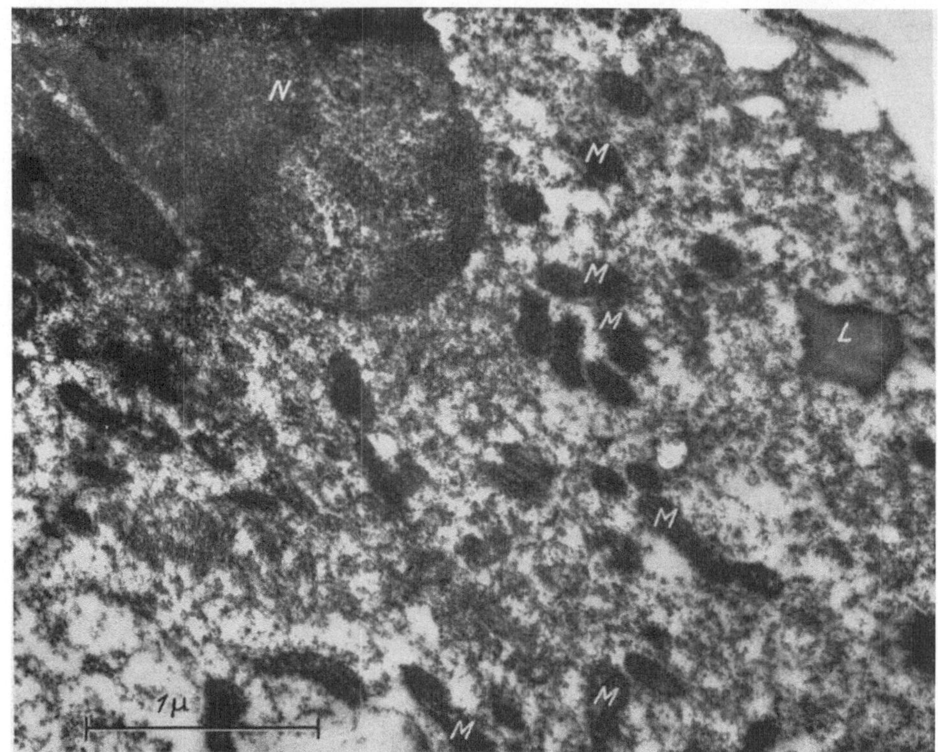

Abb. 9. Yoshida-Ascites-Tumorzelle nach Behandlung mit Carcinophilin und nach Aufhebung der Glykolysehemmung durch Nicotinsäureamid. Zahlreiche kontrahierte, stark osmiophile Mitochondrien (*M*). Das Protoplasma scheint schlechter erhalten als bei Abb. 8. Lipoid (*L*), Nucleus (*N*)

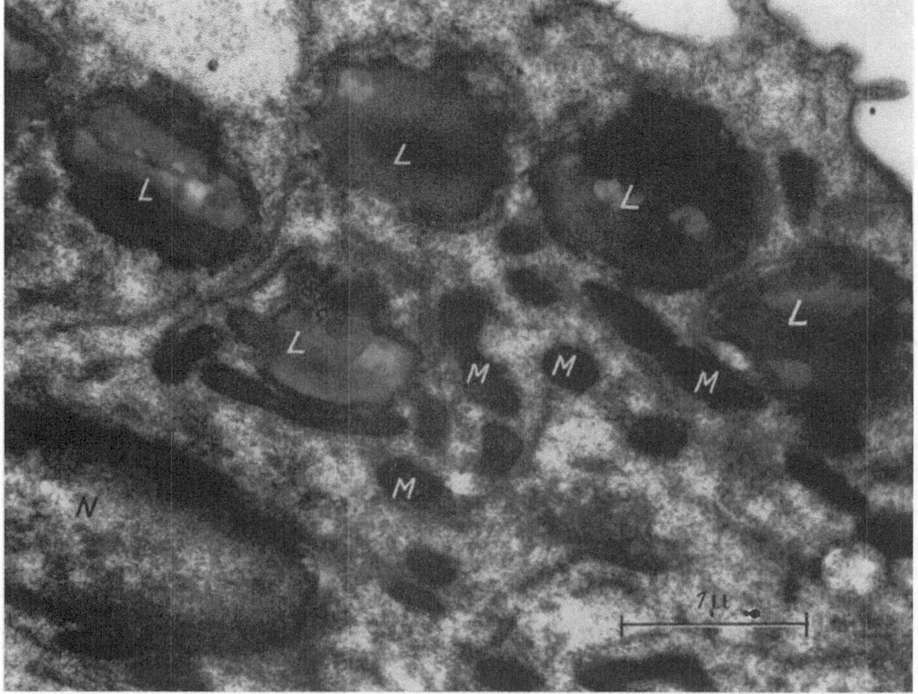

Abb. 10. Yoshida-Ascites-Tumorzelle ohne Behandlung mit Carcinophilin, jedoch unter Einwirkung von Nikotinsäureamid. An den Mitochondrien (*M*) sind die gleichen Veränderungen zu erkennen wie in Abb. 9. Lipoide (*L*), Kern (*N*).

geneigt, darin eine Art von Entgiftung der Zelle zu sehen, die mit der „Phagocytose" durch die Doppelmembranen eingeleitet wird.

Die biochemischen Untersuchungen ergaben weiterhin, daß die Hemmung der Glykolyse durch Carcinophilin mit Nikotinsäureamid aufgehoben werden kann. Die DPN-Konzentration kann bis zu 100% gesteigert werden (vgl. Vortrag SCHMIDT). Morphologisch unterscheiden sich diese Tumorzellen von denen, deren Glykolyse durch Carcinophilin gehemmt ist, in der Mitochondrienstruktur. So sind vergleichsweise die Mitochondrien nach Nikotinsäureamidwirkung sehr viel kontrastreicher, ihre Struktur ist besser erhalten (Abb. 9). Die cristae mitochondriales sind nicht erweitert. Man gewinnt den Eindruck, daß durch die Einwirkung von Nikotinsäureamid eine Kontrahierung der Mitochondrien erfolgt. Die übrigen Erscheinungen der Vacuolisierung des Protoplasmas, der vermehrten Bildung von Ergastoplasma sowie das Auftreten von Zellabschnürungen sind wesentlich geringer. Der beschriebene Befund an den Mitochondrien kann jedoch auch an solchen Tumorzellen beobachtet werden, die ohne Carcinophilin lediglich unter Nikotinsäureamidwirkung gestanden haben (Abb. 10). Biochemisch konnte ebenfalls eine Hemmung der Glykolyse durch Jodessigsäure beobachtet werden, ohne daß ein Abfall der DPN-Konzentration erfolgte. Die Jodessigsäure zeigte sublichtmikroskopisch keinen Einfluß auf die Struktur der Mitochondrien. Das Protoplasma erwies sich nach Jodessigsäureeinwirkung stärker aggregiert, so daß eine Protoplasmaschädigung zu diskutieren ist.

Überblicken wir abschließend die bisherigen kombinierten biochemischen und elektronenmikroskopischen Ergebnisse, so zeigt sich sehr deutlich, daß die Veränderungen in dem biochemischen Verhalten den morphologischen Veränderungen vorauseilen. Viele Stoffwechselvorgänge spielen sich im amikroskopischen Bereich ab.

### Literatur

BERNHARD, W.: Klin. Wschr. **35**, 251 (1957).
FASSKE, E., u. H. THEMANN: Beitr. path. Anat. **122**, 313 (1960).
GUSEK, W.: Beitr. path. Anat. **118**, 205 (1959).
— u. J. LINDNER: Frankf. Z. Path. **69**, 633 (1953).
LÖBLICH, H. J., u. CHR. LANDSCHÜTZ: Verh. dtsch. Ges. Path. 43. Tg., 345—353 (1959).
MILLER, F.: Verh. dtsch. Ges. Path. 42. Tg., 261—335 (1958).
MÖLBERT, E.: Beitr. path. Anat. **118**, 203 (1957).
PALADE, G. E., u. P. SIEKEVITZ: J. biophys. biochem. Cytol. **2**, 671 (1956 b).
PORTER, K. R.: Anat. Rec. **118**, 433 (1954).
SCHMIDT, C. G., u. H. THEMANN: Z. Krebsforsch. **63**, 351 (1960).
SCHULZ, H.: Oncologia (Basel) **10**, 307 (1957).
— Beitr. path. Anat. **119**, 45 (1958).
SELBY, G. C., J. J. BIESELE and C. E. GREY: Ann. N. Y. Acad. Sci. **63**, 748 (1956).
THEMANN, H., u. C. G. SCHMIDT: Beitr. path. Anat. **123**, 1 (1960).
WEISSENFELS, N.: Z. Naturforsch. **12b**, 168 (1957).
WESSEL, W., u. W. BERNHARD: Z. Krebsforsch. **62**, 140 (1957).

# Energiestoffwechsel von Tumorzellen
## im Hinblick auf die Einwirkung von Cytostatika*

Von

C. G. Schmidt (Münster i.W.)

Mit 9 Abbildungen

Eine erfolgversprechende Therapie bösartiger Geschwülste ist heute noch auf das chirurgische Vorgehen und die Bestrahlung beschränkt. Daneben sind, ausgehend von den Erfolgen der Chemotherapie bakterieller Infektionen und der Tuberkulose, im letzten Jahrzehnt Versuche unternommen worden, das Wachstum von Tumoren chemotherapeutisch zu beeinflussen. Neben der Gruppe von Antimetaboliten, die hier außerhalb der Betrachtung bleiben sollen, haben vor allem einige N-Lost-Derivate, die Gruppe der Äthylenimine bzw. Äthyleniminchinone und verschiedene Antibiotica mit cytostatischer Wirkung (z. B. Actinomycine, Carcinophilin, Mitomycin C) Aufmerksamkeit gefunden. Ihre wachstumshemmenden Eigenschaften können nur auf dem Hintergrund der Besonderheiten des Tumorstoffwechsels — d. h. der intensiven aeroben und anaeroben Glykolyse verstanden werden. Normale tierische Gewebe häufen unter aeroben Bedingungen keine Milchsäure an, da sie die zum Abbau gelangenden Kohlenhydrate vollständig verbrennen. Geschwulstzellen leben, energetisch gesehen, selbst in Gegenwart von Sauerstoff stets in partieller Anaerobiose (Warburg) (1).

Tumorzellen benötigen ebenso wie alle anderen Zellen Energie zur Aufrechterhaltung ihrer Heterogenität, d. h. von Konzentrationsunterschieden gegen die Umgebung und auch im Innern der Zelle. Energie wird ferner benötigt zur Entwicklung von Oberflächen und Strukturen sowie zur Durchführung von Biosynthesen. Eine Unterbrechung der Energiebildung führt zum Ausgleich der lebensnotwendigen Konzentrationsunterschiede mit Einstellung eines thermodynamischen Gleichgewichtes als Dauerzustand, in dem sich keine feststellbaren Übergänge mehr vollziehen. Auch für den Tumor liegt der Sinn des Energiestoffwechsels somit in der Niedrighaltung der Entropie arbeitsfähiger Systeme. Eine ernsthafte Unterbrechung der energiebereitenden Reaktionen muß in der Tumorzelle Störungen der Struktur nach sich ziehen.

Das Problem der Energiebereitung in Tumorzellen ist eng mit zwei Stoffwechselprozessen — der Glykolyse und der Atmung — verbunden. Die bei diesen Reaktionen in der Zelle gewonnene Energie steht ihr nicht unmittelbar zur Verfügung. Sie muß vielmehr in Form von energiereichen Phosphatverbindungen gespeichert werden. Die unmittelbare Energiequelle für die verschiedensten Leistungen der Zelle

---

* Aus der Medizinischen Klinik und Poliklinik der Universität Münster (Direktor: Prof. Dr. W. H. Hauss).

ist die Adenosintriphosphorsäure (ATP), die durch Rephosphorylierung von ADP entsteht. Die Spaltung von ATP in ADP und Phosphat ist aus thermodynamischen Gründen irreversibel. Die Neubildung von ATP geschieht auf zwei Wegen: durch die Substratphosphorylierung bei der Glykolyse und durch die Atmungskettenphosphorylierung in den Mitochondrien im Verlaufe der biologischen Oxydation. Beide Wege werden von der Tumorzelle benutzt. Infolge der geringen Energieausbeute der glykolytischen Reaktionen bewegt sich die atmende Zelle auf einem etwa 10—15fach höheren Energieniveau als die glykolysierende Zelle. Es verdient aber hervorgehoben zu werden, daß die anaerob-glykolysierende Tumorzelle ebensoviel ATP zu bilden vermag wie die normal atmende Leberzelle. So konnten wir nach Abschluß einer etwa 30 min dauernden Glykolyse in Yoshida-Ascites-Tumorzellen ATP-Konzentrationen messen, die denen der Leber und anderer Organe in vivo voll und ganz entsprechen.

In Anbetracht dieser Ergebnisse sowie des generellen Überwiegens der Spaltungsreaktionen in Tumorzellen ist es verständlich, daß eine chemotherapeutische Beeinflussung des Geschwulstwachstums vor allem über eine Hemmung der Glykolyse versucht werden kann. WARBURG (2) formulierte 1947: „Offenbar wäre eine Tumorzelle, ihres Gärungsvermögens beraubt, keine Tumorzelle mehr." In der Tat läßt sich durch eine Reihe von Cytostatica eine markante Beeinflussung der Glykolyse und des Energiestoffwechsels erreichen (3—8).

Die nähere Analyse wurde erst dadurch möglich, daß die glykolytische Reaktionsfolge nahezu in allen Einzelheiten aufgeklärt ist. Ein Teil der Reaktionsschritte besteht nur darin, einen Metaboliten in seiner Struktur zu verändern, oder in kleinere Moleküle zu zerlegen. Als Beispiel sei die Umwandlung von Glucose-6-P in das isomere Fructose-6-P oder die Spaltung von Fructose-1,6-diphosphat in 2 Moleküle Triosephosphat (Dioxyacetonphosphat und Glycerinaldehydphosphat) genannt. Bei anderen — uns hier besonders interessierenden Teilreaktionen, in denen Oxydationen oder Phosphatübertragungen stattfinden — ist die Mitwirkung weiterer Reaktionspartner notwendig. Diese zusätzlichen Partner sind Nucleotide wie oxydiertes und reduziertes Diphosphopyridinnucleotid (DPN, DPNH), oxydiertes und reduziertes Triphosphopyridinnucleotid (TPN, TPNH) und Adenosintriphosphat bzw. Adenosindiphosphat (ATP, ADP). Die beiden zuerst genannten Nucleotidpaare dienen als Acceptoren bzw. Donatoren für den im Verlauf der Glykolyse anfallenden Wasserstoff, wohingegen ATP und ADP Donatoren bzw. Acceptoren für die Nutzungsenergie in Form energiereichen Phosphats darstellen.

Sowohl die Wasserstoff als auch die energiereiches Phosphat übertragenden Nucleotidsysteme sind an mehreren Reaktionen der Glykolyse beteiligt. Durch ihre Vermittlung werden Teilreaktionen miteinander gekoppelt. So wird z. B. für die beiden wesentlichen initialen Phosphorylierungsreaktionen der Glykolyse: Phosphorylierung von Glucose zu Glucose-6-P (Hexokinase) und derjenigen von Fructose-6-P zu Fructose-1,6-diphosphat energiereiches Phosphat in Form von ATP benötigt. In späteren Reaktionen der Glykolyse: der oxydierenden Gärungsreaktion (Glycerinaldehydphosphat zu 1,3-Diphosphoglycerinsäure) und der Dephosphorylierung von Phosphoenolpyruvat zu Pyruvat wird ATP neu gewonnen. Durch die Kopplung ATP-verbrauchender und -erzeugender Reaktionen ist eine wechselseitige Steuerung der Reaktionsgeschwindigkeiten dieser Teilprozesse

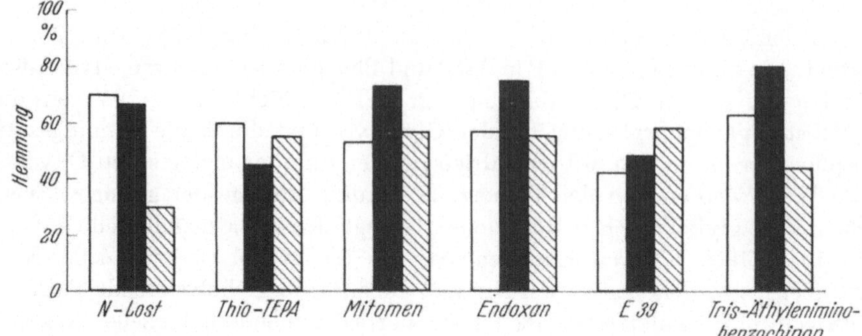



Abb. 1. Hemmung der Hexokinase verschiedener humaner Tumoren (Homogenat) in % nach 1stündiger Inkubation mit verschiedenen Cytostatika (Endkonzentration $1 \times 10^{-4}$ m). ☐ Plattenepithelcarcinom; ■ Adenocarcinom; ▨ Sarkome und andere Malignome

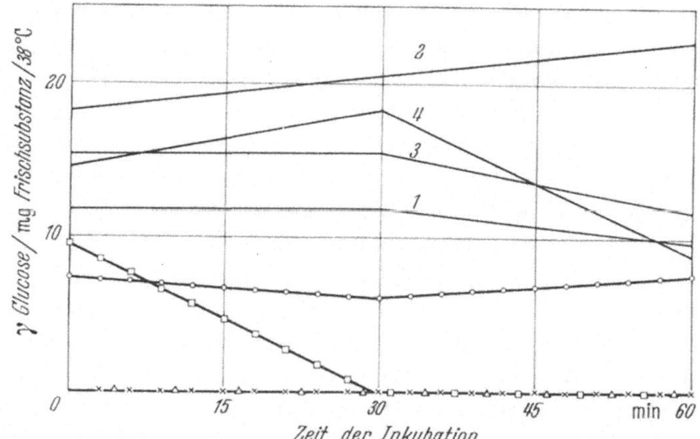



Abb. 2a. Aktivität der Hexokinase verschiedener humaner Tumoren (Homogenat) nach Inkubation mit $1{,}66 \times 10^{-7}$ m Carcinophilin. *1* Plattenepithelcarcinom: — Kontrolle, ×—× $1{,}66 \times 10^{-7}$ m Carcinophilin, *2* Plattenepithelcarcinom: — Kontrolle (Portio uteri), o—o $1{,}66 \times 10^{-7}$ m Carcinophilin, *3* Chondrosarkom: — Kontrolle, △—△ $1{,}66 \times 10^{-7}$ m Carcinophilin, *4* Adenocarcinom: — Kontrolle, ☐—☐ $1{,}66 \times 10^{-7}$ m Carcinophilin. Aktivitätsangaben in γ Glucose/mg/Std

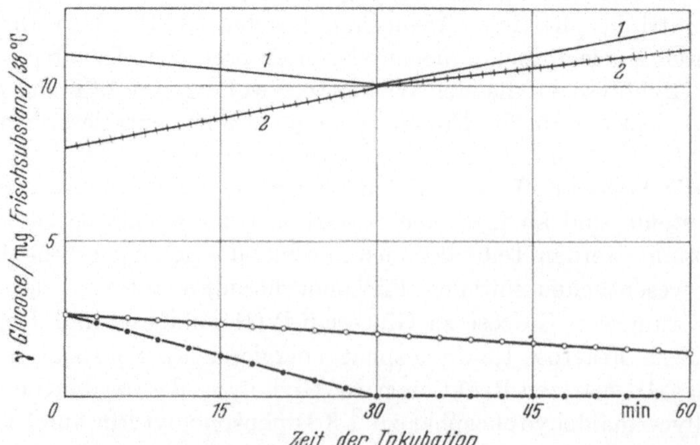



Abb. 2b. Aktivität der Hexokinase von Jensen- und Yoshida-Tumoren (Homogenat) nach Inkubation mit $1{,}66 \times 10^{-7}$ m Carcinophilin. Aktivitätsangaben s. Abb. 2a. *1* —— Kontrolle ohne Carcinophilin (Yoshida-Tumoren), ○—○ $1{,}66 \times 10^{-7}$ m (Yoshida-Tumoren), *2* ⊢⊢⊢ Kontrolle ohne Carcinophilin (Jensen-Tumoren), ●—● $1{,}66 \times 10^{-7}$ m (Jensen-Tumoren)

möglich. In analoger Weise koppeln auch die wasserstoffübertragenden Nucleotide. Dies geschieht in der Bildung von DPNH bei der oxydierenden Gärungsreaktion und der späteren Übertragung des Wasserstoffs vom DPNH auf Brenztraubensäure, wodurch Milchsäure und DPN entsteht. In der Tumorzelle wirkt Brenz

traubensäure — wie bereits erwähnt — auch in Gegenwart von Sauerstoff als Wasserstoffacceptor.

In Anbetracht der initialenSteuerung der Glykolyse durch die Hexokinasereaktion und Ergebnissen über die Hemmung dieses Fermentes durchPodophyllotoxinderivate, die auf BURK (9) zurückgehen, haben wir zunächst den Einfluß verschiedener Cytostatika auf die Hexokinase untersucht. In Versuchen an 50 menschlichen Tumoren konnte nach 1stündiger Inkubation von Tumorhomogenaten mit verschiedenen Cytostatika bei einerEndkonzentrationvon $1 \times 10^{-4}$ m in fast allen untersuchten Tumoren eine erhebliche, teilweise bis zu 100% betragende Hemmung der Hexokinase festgestellt werden. Die Ergebnisse sind in Abb. 1 zusam

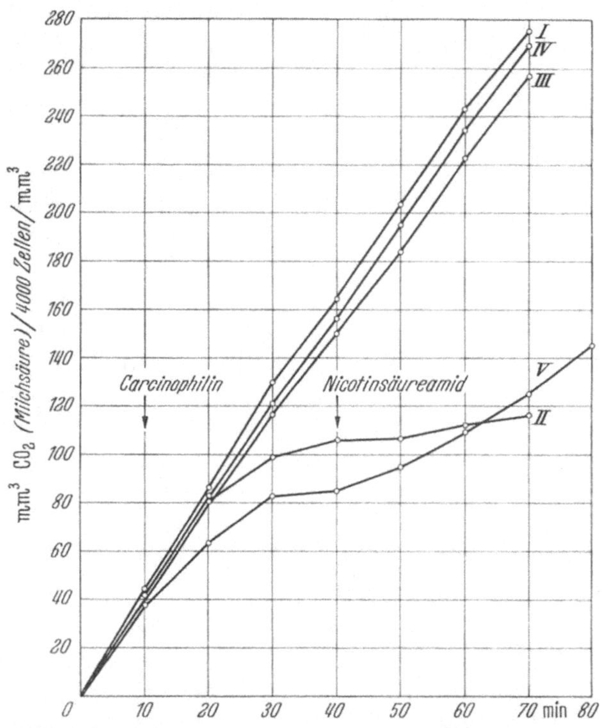



Abb. 3. Hemmung der Glykolyse von Yoshida-Ascites-Tumorzellen durch $6{,}6 \times 10^{-6}$ m Carcinophilin und Aufhebung der Hemmwirkung durch vorherigen bzw. späteren Zusatz von Nicotinsäureamid (2 mg/ml). *I* Kontrolle; *II* $6{,}6 \times 10^{-6}$ m Carcinophilin; *III* Kontrolle + Nicotinsäureamid; *IV* $6{,}6 \times 10^{-6}$ m Carcinophilin + Nicotinsäureamid (2 mg/ml); *V* $6{,}6 \times 10^{-6}$ m Carcinophilin, nach erfolgter Hemmung Nicotinsäureamidzugabe (2 mg/ml)

mengestellt. Ähnliche Befunde wurden auch in verschiedenen experimentellen Tumoren erhalten (Jensen-Sarkom, Walker- und Yoshida- sowie D.S.-Carcinosarkom, Shay-Chloroleukom).

Auch Carcinophilin rief bei 1stündiger Inkubation in menschlichen und experimentellen Tumoren eine deutliche Hemmung der Hexokinase hervor (Abb. 2a u.b). Als bemerkenswert kann die teilweise vollständige Hemmung des Fermentes nach 1stündiger Inkubation bei einer Endkonzentration von $1{,}66 \times 10^{-7}$ m gelten. Höhere Konzentrationen wirkten bereits unmittelbar nach ihrem Zusatz auf die Hexokinase. Der Hemmeffekt des Carcinophilins auf dieses Ferment ist durch Nicotinsäureamid nicht aufhebbar.

In Anbetracht der Schlüsselstellung des einschleusenden Fermentes der Glykolyse mußte eine Depression der Glykolyse durch Inaktivierung der Hexokinase ernsthaft erwogen werden. Insbesondere BURK hat der Beeinflussung der Hexokinase und dadurch der Glykolyse eine zentrale Rolle in der Chemotherapie maligner Tumoren zugewiesen. Auch die von Hohorst (*10*) nach Endoxan gefundene Erhöhung der freien Glucose- und ATP-Konzentration in Tumoren könnte wesentlich für eine Inhibition der Hexokinasereaktion sprechen.

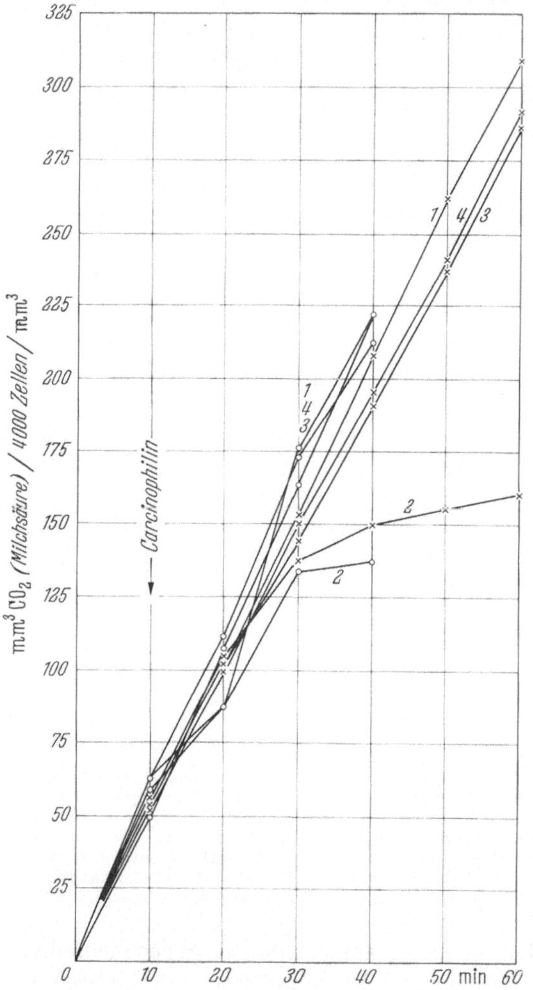

Wenn der eingangs erwähnten Hemmung der Hexokinase eine ursächliche Bedeutung für die Beeinflussung der Glykolyse zukommen soll, muß erwartet werden, daß die Glykolyse von Yoshida-Tumorzellen durch Carcinophilin bei etwa der gleichen Dosierung gehemmt wird. Andererseits dürfte die Galactolyse und Fructolyse der Tumorzellen nicht durch dieses Cytostaticum beeinflußt werden, da der Abbau beider Zucker die Hexokinasereaktion weitgehend umgeht. Wie Abb. 3 zeigt, entfalten Yoshida-Ascitestumorzellen mit 0,4% Glucose als Substrat eine über 60 min anhaltende konstante Glykolyse. Die Stoffwechselquotienten $Q_{CO_2}^{N_2}$ schwankten zwischen 34,5—40,5. Wird im Verlaufe der Glykolyse Carcinophilin zugesetzt, so tritt bei einer Konzentration von $6{,}6 \times 10^{-6}$ m innerhalb von 20 min ein Abfall der Glykolyse ein, der sich nach 30 min als vollständig erweist.

Überraschenderweise ergab die Prüfung der Fructolyse und Galactolyse in Yoshida-Tumorzellen eine Hemmung beider Reaktionen durch Carcinophilin (s. Abb. 4). In Abb. 4 wiedergegebene Befunde weisen einen eindeutigen Hemmeffekt des Carcinophilins auf die Fructolyse und die Galactolyse auf. Die Hemmwirkung setzt 10 bzw. 20 min nach Zugabe des Carcinophilins ein und führt ebenso wie in Versuchen mit Glucose als Substrat zu vollständiger Depression der Glykolyse. In weiteren Versuchen entfaltet Nicotinsäureamid auch bei der Fructolyse und Galactolyse den schon von Versuchen mit Glucose her bekannten Schutzeffekt. Aus diesen Versuchen ging hervor, daß eine generelle Hemmung der Hexokinase als Ursache für



Abb. 4. Hemmung der Galactolyse und Fructolyse von Yoshida-Ascites-Tumorzellen durch $6{,}6 \times 10^{-6}$ m Carcinophilin und Aufhebung der Hemmwirkung durch Zusatz von Nicotinsäureamid (2 mg/ml). x—x: *1* Kontrolle + 4% Fructose, *2* Carcinophilin + 4% Fructose, *3* Kontrolle + 4% Fructose + Nicotinsäureamid, *4* Carcinophilin + 4% Fructose + Nicotinsäureamid; O—O: *1* Kontrolle + 4% Galactose, *2* Carcinophilin + 4% Galactose, *3* Kontrolle + 4% Galactose + Nicotinsäureamid, *4* Carcinophilin + 4% Galactose + Nicotinsäureamid, Konzentration von Carcinophilin = $6{,}6 \times 10^{-6}$ m

die Depression der Glykolyse nicht als wahrscheinlich angenommen werden durfte. Die Verhältnisse sind in Abb. 5 u. 6 schematisch dargestellt.

Wie aus Abb. 5 u. 6 hervorgeht, werden beide Zucker erst nach Umgehung der Hexokinasereaktion in den Stoffwechsel der Glucose eingeschleust. Dies gilt insbesondere für den Stoffwechsel der Fructose.

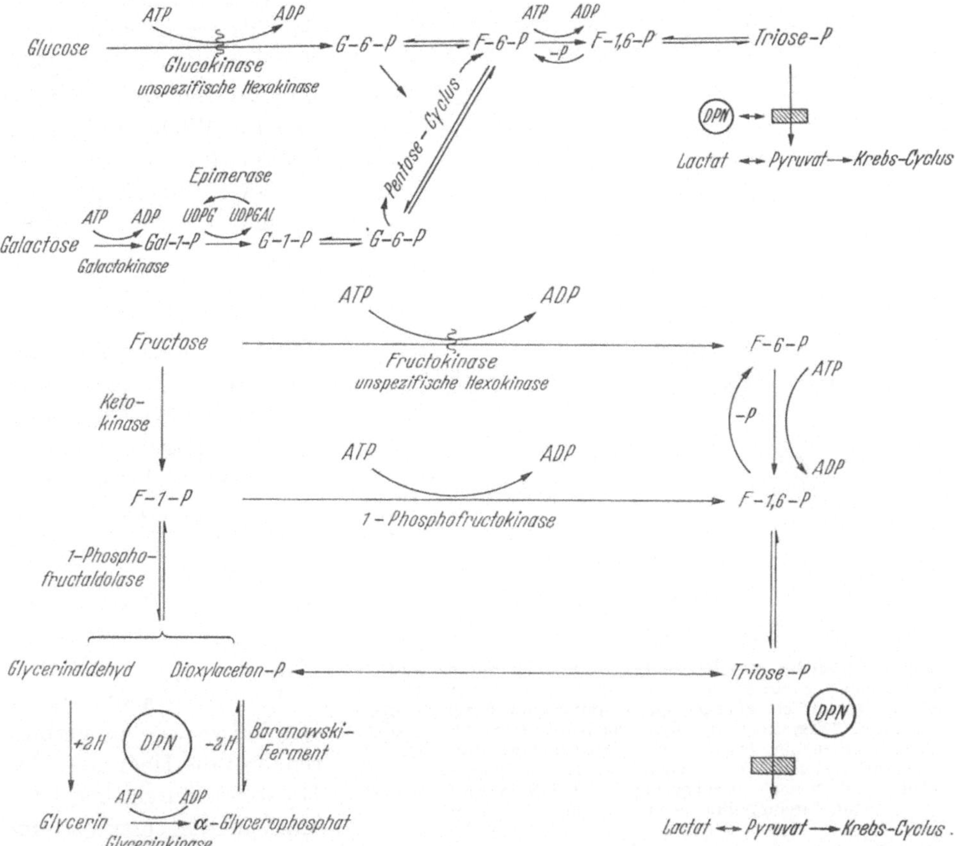


Abb. 5 u. 6. Schematische Darstellung des Fructose- und Galactosestoffwechsels. *Abkürzungen:* *ATP* = Adenosintriphosphat, *ADP* = Adenosindiphosphat, G-6-P = Glucose-6-Phosphat, F-1-P = Fructose-1-Phosphat, F-6-P = Fructose-6-Phosphat, F-1,6-P = Fructose-1,6-Diphosphat, Gal-1-P = Galactose-1-Phosphat, *UDPG* = Uriodindiphosphatglucose, *UDPGAL* = Uridindiphosphatgalactose, *DPN* = Diphosphopyridinnucleotid

Die gemeinsame Hemmung der Glykolyse, Fructolyse und Galactolyse in den Tumorzellen durch Carcinophilin mußte von vornherein einen Angriff des Cytostaticums erst in Höhe oder unterhalb der Einmündung aller 3 Abbauwege auf der Stufe der Triosephosphatdehydrogenierung erwarten lassen. In Anbetracht des erheblichen Fermentüberschusses der glykolytischen Enzyme schien eine direkte Inhibition der Triosephosphatdehydrogenase kaum zu erwarten, so daß besonders das regulierende Coferment DPN Aufmerksamkeit verdiente. Frühere Untersuchungen von ROITT (3) über die Depression der Glykolyse durch TEM hatten einen parallelen Abfall des Cofermentes der Triosephosphatdehydrogenierung ergeben. Die Hemmeffekte waren durch Nicotinsäureamid aufhebbar. Wie

Abb. 3 zeigt, läßt der Verlauf der Glykolyse unter Carcinophilin und Nicotinsäureamid klar erkennen, daß dieses Vitamin in der Lage ist, die durch Carcinophilin induzierte Hemmung der Glykolyse vollständig aufzuheben. Darüber hinaus konnte gezeigt werden, daß der Carcinophilinwirkung keine irreversible Hemmung des Stoffwechsels zugrunde liegt. Wurde nämlich Nicotinsäureamid, welches ein Baustein des DPN ist, den Tumorzellen erst auf dem Höhepunkt der Glykolyse zugesetzt, so erholte sich die Milchsäurebildung bereits 10 min später und erreichte innerhalb von 30 min die ursprüngliche Glykolyserate wieder (Abb. 3, V). In Versuchen ohne Nicotinsäureamid blieb die Unterdrückung der Glykolyse durch Carcinophilin unverändert bestehen (Abb. 3, II). Darüber hinaus konnte in weiteren Versuchen festgestellt werden, daß auch die Hemmung der Fructolyse und Galactolyse durch Nicotinsäureamid aufgehoben wird (Abb. 4).

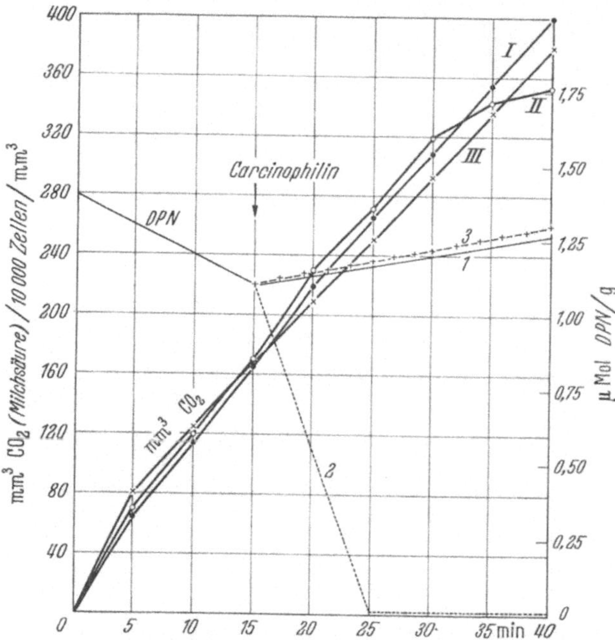


Abb. 7. Abfall der DPN-Konzentration und Hemmung der Glykolyse von Yoshida-Ascites-Tumorzellen nach $6,6 \times 10^{-6}$ m Carcinophilin und Verhinderung der Hemmwirkung durch Nicotinsäureamid (2 mg/ml). *I* Glykolyse der Kontrollen; *II* Glykolyse nach Carcinophilin; *III* Glykolyse nach Carcinophilin + Nicotinsäureamid. 1 DPN-Konzentration der Kontrollen (—), 2 DPN-Konzentration nach Carcinophilin (- - -), 3 DPN-Konzentration nach Carcinophilin + Nicotinsäureamid ( × — × )

In Anbetracht dieser Ergebnisse war zu vermuten, daß die Hemmung der Glykolyse durch das Cytostaticum auf einer Verminderung der stationären DPN Konzentration beruht. Um diese Vermutung zu prüfen, haben wir im Folgenden die DPN-Konzentration von Tumorzellen unter der Einwirkung von Carcinophilin geprüft. Carcinophilin bewirkt in einer zur Hemmung der Glykolyse ausreichenden Konzentration einen markanten Abfall der DPN-Konzentration. Jedoch geht aus diesen Versuchen nicht eindeutig hervor, was in dem diskutierten Zusammenhang zwischen Hemmung der Glykolyse und DPN-Abfall Ursache und Wirkung ist. Da Früheffekte am ehesten Gewähr dafür bieten, diese Frage zu entscheiden, haben wir in Parallelversuchen den zeitlichen Verlauf der Glykolysehemmung und des DPN-Abfalls geprüft. Das Ergebnis fiel eindeutig aus und ergab einen Abfall der DPN-Konzentration bereits 5 min nach Zusatz des Cytostaticums. Der DPN-Abfall geht der Hemmung der Glykolyse zeitlich weit voraus. Die Depression der Glykolyse setzt erst dann ein, wenn DPN in den Tumorzellen auf nicht mehr meßbare Werte erniedrigt ist. In Analogie zu den Versuchen über die Glykolyse vermochte Nicotinsäureamid auch den DPN-Abfall zu verhindern (Abb. 7).

Wenn die aus diesen Ergebnissen gezogene Schlußfolgerung richtig ist, den Abfall der DPN-Konzentration als das Primäre, die Depression der Glykolyse als ein sekundäres Ereignis anzusehen, so mußte durch den nachträglichen Zusatz von Nicotinsäureamid auch die DPN-Konzentration wieder erhöht werden. Dies konnte gezeigt werden. Nach einer 70 min währenden Glykolyse wurden in unbehandelten Yoshida-Ascites-Tumorzellen 1,09 $\mu$Mol-DPN/g gefunden. Dagegen

Tabelle 1. *Glykolysehemmung und DPN-Konzentration in Yoshida-Ascites-Tumorzellen nach m/2000 Jodessigsäure*

| $Q_{CO_2}^{N_2}$ | | DPN-Konzentration ($\mu$Mol/g) | |
|---|---|---|---|
| Kontrolle | Jodessigsäure | Kontrolle | Jodessigsäure |
| 34,7 | 1,1 | 1,42 | 1,38 |

war bereits 15 min nach Zugabe von Carcinophilin DPN nicht mehr nachweisbar. Bei nachträglichem Zusatz von Nicotinsäureamid stieg die DPN-Konzentration erneut auf 0,79 $\mu$Mol/g an. Diese Konzentration ermöglicht bereits die Wiederaufnahme der Glykolyse.

Um ganz sicher zu gehen, daß in der diskutierten Kausalkette Ursache und Wirkung voneinander abgegrenzt werden, bot sich eine Hemmung der Glykolyse durch andere Substanzen an. Wenn die Vermutung zutrifft, daß die Hemmung der Glykolyse durch Carcinophilin Folge der DPN-Erniedrigung ist, so muß umgekehrt eine auf anderem Wege induzierte Depression der Glykolyse ohne Folgen für die DPN-Konzentration sein. Dies trifft, wie die Befunde der Tabelle 1 zeigen, für die vollständige Hemmung der Glykolyse durch Jodessigsäure zu. Unter diesen Bedingungen ist eine Veränderung der DPN-Konzentration nicht erkennbar (s. auch HOLZER, MAASS u. a.). Die Erniedrigung der DPN-Konzentration ist somit ein Sonderfall im Gefolge der cytostatischen Therapie und keineswegs die Folge einer beliebigen Unterdrückung der Glykolyse.

Der Einfluß des Carcinophilins auf den DPN-Gehalt der Tumorzellen kann theoretisch neben einem Eingriff in die Synthese dieses Cofermentes auch in einer Aktivierung des abbauenden Fermentes gesucht werden. Aus diesem Grunde wurde die Einwirkung von Carcinophilin — auch in höheren Konzentrationen — auf die Aktivität der Diphosphopyridinnucleotidase (DPNase) der Yoshida-Tumorzellen untersucht. Die Werte sind in Tabelle 2 zusammengefaßt.

Tabelle 2. *Aktivität der DPNase in Yoshida-Ascites-Tumorzellen nach Inkubation mit $1 \times 10^{-5}$ m Carcinophilin* (Angaben in Aktivitätseinheiten. Eine E DPNase = Fermentaktivität mit einer Spaltung von 1 $\mu$Mol DPN/mg Trockengewebe/std)

| Kontrolle | Carcinophilin |
|---|---|
| 0,64 | 0,71 |

Nach den Ergebnissen der Tabelle 2 hat Carcinophilin selbst in höheren Konzentrationen keinen Einfluß auf die Aktivität der DPNase.

Welche Folgen hat der DPN-Abfall und die nachfolgende Verminderung der Glykolyse für die Tumorzelle ? Carcinophilin ruft eine erhebliche Störung der

Substratphosphorylierung hervor. Sie äußert sich in Verschiebungen der Konzentration an ATP und ADP sowie des Quotienten ATP/ADP in Yoshida-Tumorzellen. Der Quotient ATP/ADP, dessen Bestimmung zu den empfindlichsten Kriterien für Alterationen des Energiestoffwechsels gehört, beträgt in Yoshida-

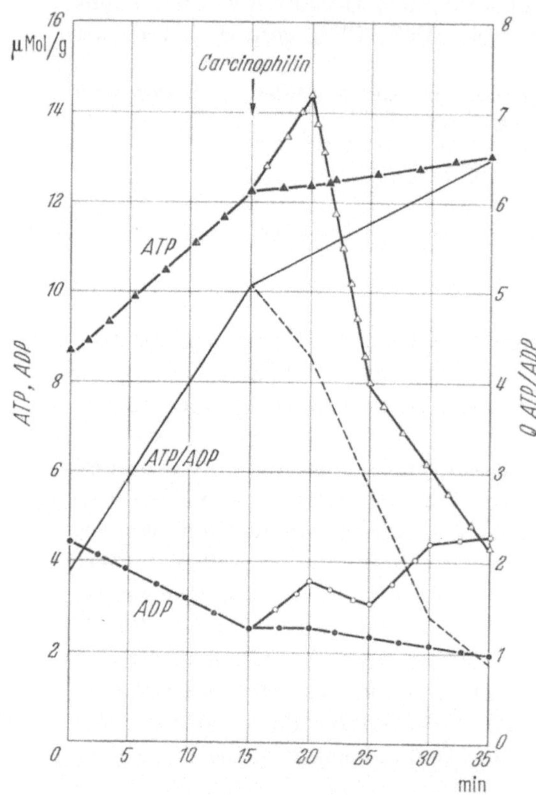


Abb. 8. Konzentration an ATP und ADP sowie Quotient ATP/ADP von Yoshida-Tumorzellen nach Einwirkung von Carcinophilin (6,6 × 10⁻⁶ m). Kontrolle: ▲—▲ ATP, ●—● ADP, —— Q ATP/ADP. *Kontrolle* + *Carcinophilin:* △—△ ATP, ○—○ ADP, - - - - Q ATP/ADP

Ascites-Tumorzellen zu Beginn der Glykolyse im Durchschnitt 3,5. Dies stimmt gut mit Werten von 3,3 überein, die von HOHORST, KREUTZ u. BÜCHER (*11*) in der Leber gefunden wurden. Im Verlauf der Glykolyse steigt die ATP-Konzentration in den untersuchten Yoshida-Tumorzellen an, wobei ADP durch Rephosphorylierung zu ATP entsprechend absinkt. Infolgedessen steigt der Quotient ATP/ADP weiter an und betrug z. B. nach Abschluß der Glykolyse 8 und mehr. Carcinophilin bewirkt einen raschen Zerfall des energetischen Potentials im ATP-System der Tumorzellen (s. Abb. 8). Die Konzentration an ATP fällt rapide ab, gleichzeitig steigt der Gehalt an ADP und an AMP (letzteres nicht eingezeichnet). Dementsprechend sinkt der Quotient ATP/ADP von z. B. 5,1 über 4,3, 2,7, 1,4 auf 0,99. Die Beeinflussung des ATP-regenerierenden Systems der Glykolyse durch Carcinophilin ist zeitlich dem Abfall der Milchsäurebildung vorgelagert, geschieht jedoch 5 min später als der DPN-Abfall.

Im Hinblick auf den frühzeitigen Verlust der ATP-Konzentration von Yoshida-Ascites-Tumorzellen unter dem Einfluß von Carcinophilin mußte an die Möglichkeit gedacht werden, daß die Erschöpfung des ATP-Depots zum Stillstand der Glykolyse führt. Um diese Frage zu entscheiden, wurde der Verlauf der glykolytischen ATP-Resynthese unter der Einwirkung von Carcinophilin und Nicotinsäureamid untersucht. Diese Versuche haben ergeben, daß bei vorherigem Zusatz von Nicotinsäureamid der Verlust der ATP-Konzentration und der Anstieg der ADP-Konzentration in Yoshida-Ascites-Tumorzellen durch Carcinophilin verhindert werden konnte. Wie Abb. 9 zeigt, ist Nicotinsäureamid außerdem in der Lage, den durch Carcinophilin induzierten Abfall der ATP-Konzentration und des Quotienten ATP/ADP wieder aufzuheben. Der Hemmeffekt des Carcinophilins ist somit auch für die Regeneration des ATP-Systems der Glykolyse durch Nicotinsäureamid reversibel. Daraus geht hervor, daß die Verminderung der ATP-Konzentration unter Carcinophilin eng mit der Beeinflussung der DPN-Konzentration verbunden ist.

Tumorzellen benötigen ebenso wie alle anderen Zellen Energie zur Aufrechterhaltung ihrer Heterogenität, zur Entwicklung von Oberflächen und Strukturen sowie zur Durchführung von Biosynthesen. Eine Unterbrechung der Energiebildung muß daher zum Absterben der Tumorzellen führen. Die vorliegenden Ergebnisse erlauben die Schlußfolgerung, daß Tumorzellen ihren Energiebedarf bei entsprechendem Substratzusatz allein durch glykolytische Reaktionen decken können. Nur so ist der Befund zu verstehen, daß im Verlauf der anaeroben Glykolyse in Geschwülsten ebenso viel ATP gebildet wird, wie in der intakten Leber in Gegenwart von Sauerstoff zu finden ist. Dies unterstreicht die Bedeutung der Glykolyse für den Stoffwechsel von Geschwülsten, wie sie seit den früheren Untersuchungen von WARBURG (1) bekannt ist. Gleichzeitig erhellt dieser Befund die therapeutischen Möglichkeiten, die in einer Hemmung der Tumorglykolyse zu suchen sind. Dies gilt nach den vorliegenden Versuchen z. B. für das Carcinophilin.

Dieses Cytostatikum entfaltet folgende Wirkungen auf die Tumorzelle: Hemmung der Glykolyse, Fructolyse und Galactolyse, schneller und eindeutiger Abfall der DPN-Konzentration, Zerfall der ATP-Konzentration mit Abfall des energetisch wichtigen Quotienten ATP/ADP, Hemmung der Hexokinase. Von den aufgeführten Wirkungen des Carcinophilins sind alle mit Ausnahme der Beeinflussung der Hexokinase durch Zugabe von Nicotinsäureamid zu verhindern bzw. aufzuheben.

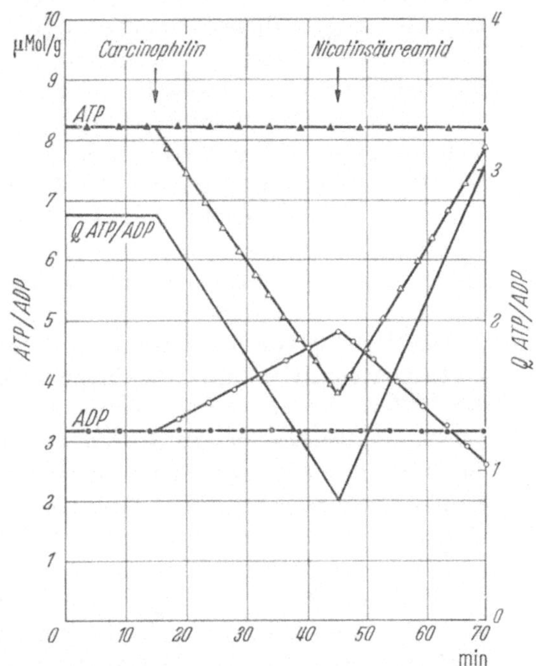


Abb. 9. Abfall der ATP-Konzentration und Anstieg der ADP-Konzentration in Yoshida-Tumorzellen unter der Einwirkung von Carcinophilin. Reversibilität dieses Effektes durch nachträglichen Zusatz von Nicotinsäureamid mit Regeneration der ATP-Konzentration. *Kontrolle:* ▲—▲ ATP, ●—● ADP, *Kontrolle + Carcinophilin + Nicotinsäureamid:* △—△ ATP, ○—○ ADP, —— Q ATP/ADP

Die entscheidende Wirkung dieser Substanz liegt in der eindeutigen Depression der Tumorglykolyse. Zu ihrer Erklärung bieten sich auf Grund der jetzigen Untersuchung 4 Möglichkeiten an:

1. Eingriff in die DPN-Synthese mit Verlust an DPN.

2. Aktivierung der DPNase ebenfalls mit Verlust an DPN.

3. Beeinflussung des ATP-regenerierenden Systems mit Verarmung an ATP und Hemmung der Glykolyse durch Stillstand der ATP-verbrauchenden Phosphorylierungsreaktionen.

4. Direkter Angriff auf der Stufe der Hexokinase.

*Ad. 1.* Die vorliegenden Befunde sprechen für einen frühen Angriff des Carcinophilins auf die DPN-Synthese der Tumorzellen. Es konnte nachgewiesen werden, daß der DPN-Abfall der Depression der Glykolyse zeitlich weit vorausgeht. Diese tritt erst ein, wenn DPN auf nicht mehr meßbare Werte abgesunken ist. Dem Abfall des DPN dürfte demnach eine ursächliche Bedeutung für die Hemmung der Glykolyse zukommen, indem eine herabgesetzte DPN-Konzentration eine verminderte Geschwindigkeit der oxydierenden Gärungsreaktion zur Folge hat. Unter Nicotinsäureamid, welches ein Baustein des DPN ist, blieb die DPN-Konzentration und auch die Glykolyse in Gegenwart von Carcinophilin erhalten. Bei nachträglicher Zugabe dieses Vitamins stiegen die DPN-Konzentration und die Glykolyse wieder an. Neben der bekannten kompetitiven Hemmung der DPNase durch Nicotinsäureamid vermag es dieses Vitamin offensichtlich auch, die DPN-Synthese zu fördern. So führt seine Injektion z. B. zu beträchtlicher Erhöhung des DPN-Gehaltes in der Leber (Ono u. Tomaru (*12*)). Nicotinsäureamid wirkt außer auf die DPNase auch als Inhibitor der durch Äthyleniminchinone aktivierten Ribonuclease von Tumorzellen (Klempien u. Hilz) (*13*). Durch den Zusatz von Nicotinsäureamid kann somit die DPN-Synthese gefördert und der Abbau des DPN durch die DPNase gehemmt werden, so daß wieder genügend Coferment für den Ablauf der oxydierenden Gärungsreaktion vorhanden ist.

Die Wirkung von Nicotinsäureamid auf die Depression der Glykolyse und der DPN-Konzentration durch Carcinophilin kann jedoch nicht durch eine Hemmung der DPNase erklärt werden. Dieses Ferment katalysiert nur den Abbau, nicht jedoch die Synthese des DPN. Eine alleinige Wirkung des Nicotinsäureamids auf die DPNase würde daher den Wiederanstieg der unter Carcinophilin erniedrigten DPN-Konzentration nach Zugabe dieses Vitamins nicht erklären können. Wir vermuten daher eine Verbesserung der DPN-Synthese durch Nicotinsäureamid und ebenso einen Eingriff des Carcinophilins in die Synthese dieses Coferments.

Ähnliches gilt für den Einfluß alkylierender Cytostatica auf den DPN-Stoffwechsel. Unter Einwirkung des Äthylenimin-Derivates Tetramin ist der Einbau markierter Ribose in das DPN-Molekül gegenüber den Kontrollen um die Hälfte vermindert. Unter diesen Bedingungen ist die DPN-Konzentration der untersuchten Ascites-Tumorzellen ebenfalls auf etwa 50% erniedrigt (Kröger, Rotthauwe u. Ulrich) (*14*). Auch der Einbau von radioaktiv markiertem Nicotinsäureamid in das DPN-Molekül wird durch Tetramin vermindert.

*Ad 2.* Eine theoretisch mögliche Verminderung der DPN-Konzentration und anschließende Hemmung der Glykolyse durch Aktivierung der DPNase im Verlaufe der Einwirkung von Carcinophilin konnte experimentell ausgeschlossen werden. Diese Befunde widerlegen auch den möglichen Einwand, daß das Wiedererscheinen von DPN nach Nicotinsäureamid Ausdruck einer unter Carcinophilin ungestört weiterlaufenden normalen DPN-Synthese sei, die erst nach Hemmung der DPNase sichtbar werde. Dies hätte einen überschießenden Abbau von DPN durch die DPNase unter Carcinophilin zur Voraussetzung, was ausgeschlossen werden konnte.

*Ad 3.* Die vorliegenden Ergebnisse haben neben der Verminderung des DPN-Gehalts und der Hemmung der Glykolyse einen Zerfall des energetischen Potentials im glykolytischen ATP-System unter Carcinophilin ergeben. Die nächstliegende Erklärung dieser Vorgänge ist in der Unterbrechung der Glykolyse durch diese Substanz zu suchen. Dadurch wird auch die Substratphosphorylierung und somit die glykolytische Resynthese von ATP unterbunden. Auffallenderweise trat der steile Abfall der ATP-Konzentration in den Tumorzellen unter Carcinophilin jedoch schon vor der manometrisch erfaßbaren Einschränkung der Glykolyse auf.

Es besteht daher noch die Möglichkeit, daß die Substratphosphorylierung durch Carcinophilin direkt beeinflußt wird. Diese Möglichkeit muß noch durch weitere Versuche geklärt werden.

Die Glykolyse weist in der Phosphorylierung von Glucose zu Glucose-6-phosphat durch die Hexokinase und derjenigen von Fructose-6-phosphat zu Fructose-1,6-diphosphat durch die Phosphohexokinase 2 initiale ATP-verbrauchende Phosphorylierungsreaktionen auf. Es liegt auf der Hand, daß eine Verarmung von ATP durch Unterbrechung dieser Reaktion eine Depression der Glykolyse hervorrufen kann. Wahrscheinlich jedoch trifft diese Erklärung für den ATP-Abfall unter Carcinophilin nicht zu. Die vorliegenden Befunde sprechen vielmehr dafür, den ATP-Abfall als sekundäres Phänomen der Glykolysehemmung zu erklären. Dies gilt insbesondere deshalb, weil der DPN-Abfall zeitlich dem ATP-Verlust vorangeht und weil ferner die Erniedrigung der ATP- und Erhöhung der ADP-Konzentration unter Carcinophilin durch die Zugabe von Nicotinsäureamid verhindert werden können. Dies läßt die Vermutung zu, daß unter Carcinophilin folgende Reaktionsfolge eingehalten wird: Eingriff in die DPN-Synthese mit Abfall der DPN-Konzentration durch die laufende Zerstörung dieses Cofermentes durch die DPNase, Verzögerung der oxydierenden Gärungsreaktion und dadurch Hemmung der Glykolyse, die ihrerseits zur Unterbrechung der glykolytischen ATP-Resynthese führt.

*Ad 4.* Weitere Versuche haben eine bemerkenswerte Hemmung der Hexokinase durch Carcinophilin ergeben. Insbesondere BURK (*9*) hat der Beeinflussung der Hexokinase und dadurch der Glykolyse eine zentrale Rolle in der Chemotherapie maligner Tumoren zugewiesen. In der Tat entfalten nach seinen Angaben verschiedene Podophyllotoxin-Derivate sowie nach eigenen Untersuchungen(SCHMIDT) zahlreiche Cytostatica der N-Lost-Reihe und der Äthyleniminchinone eine starke Hemmung der Hexokinase. Auch die von HOHORST (*10*) nach Endoxan gefundene Erhöhung der freien Glucose und ATP-Konzentration könnte wesentlich für eine Inhibition der Hexokinasereaktion sprechen.

Gegen eine Bewertung dieser Befunde als Sitz der primären Glykolysehemmung lassen sich jedoch eine Reihe von Argumenten anführen: a) Die Hemmung der Hexokinase wurde in Homogenatuntersuchungen gemessen, die die Frage der Permeation in vivo und in vitro außer acht lassen müssen. b) Nahezu alle Fermente der Glykolyse sind in so erheblichem Überschuß gegenüber dem tatsächlichen Metabolitdurchsatz vorhanden, daß selbst erhebliche Fermenthemmungen noch ohne Einfluß auf den Stoffwechsel bleiben. c) Carcinophilin hemmt außer der Glykolyse noch die Fructolyse und Galactolyse von Tumorzellen. Beide Zucker umgehen jedoch weitgehend die Stufe der Hexokinasereaktion, da ihre Einschleusung in den Stoffwechsel der Glucose erst später erfolgt. Die Hemmung dieser 3 Reaktionen durch Carcinophilin erfordert daher eine umfassendere Erklärung. Sie ist auf der Stufe der oxydierenden Gärungsreaktion und ihrer Hemmung durch DPN-Verlust für alle 3 Zucker gegeben. d) In unzerstörten Yoshida-Tumor-Zellen vermag Nicotinsäureamid die Folgen der Carcinophilinwirkung aufzuheben. Dies spricht mit überwiegender Wahrscheinlichkeit dafür, daß die geschilderten Folgen auf eine gemeinsame Beeinflussung des DPN-Stoffwechsels zu beziehen sind. Die Hemmung der Hexokinase ist jedoch durch Nicotinsäureamid nicht reversibel. Da andererseits aber die durch Carcinophilin gehemmte Glykolyse durch Nicotinsäureamid voll restituiert wird, muß die Hemmung der Hexokinase als Nebenreaktion angesehen werden.

Die Beeinflussung des DPN-Stoffwechsels unter Carcinophilin gilt nicht für dieses Cytostaticum allein. Sie wurde auch nach der Einwirkung von Äthyleniminen (Roitt) (3) bzw. Äthyleniminochinonen (Holzer u. a.) (5, 6) gesehen. Für das N-Lost-Derivat Endoxan scheint nach neueren Untersuchungen von Grundmann u. a. (15) dagegen der Abfall der DPN-Konzentration erst wesentlich später als das Auftreten morphologisch erfaßbarer Zellschädigungen (Schmidt u. Themann) (16) zu erfolgen. Allgemein verstärkt sich der Eindruck, daß der DPN-Stoffwechsel bzw. die DPN-Bindung in der Zelle besonders vulnerabel sind. In diese Vorstellung fügt sich auch die Depression der DPN-Konzentration nach Röntgenstrahlen (Maass u. a.) (17), der schnelle Verlust von DPN in isolierten Tumormitochondrien (sog. Wenner-Weinhouse-Effekt) (18) und das Absinken der DPN-Konzentration in Ascites-Tumor-Zellen durch Wasserstoffperoxyd (Glogner, Wolf u. Holzer) (19). Die Glykolysehemmung von Tumorzellen durch das nach Röntgenbestrahlung oder Einwirkung von Methylenblau entwickelte Wasserstoffperoxyd beruht auf der Verminderung der DPN-Konzentration. Auch der rasche DPN-Verlust von Lebermitochondrien unter der Einwirkung von Hydrocortison (Gallagher) (20), welcher die Ursache der Inhibition des Oxydationsstoffwechsels und der DPN-spezifischen Dehydrogenasen durch diese Steroide ist, unterstreicht die Empfindlichkeit und Bedeutung dieses Systems.

Die bisherigen Ergebnisse erlauben außerdem noch eine klinisch interessante Schlußfolgerung. Das Vitamin Nicotinsäureamid (PP-Faktor) ist in der Lage, den Hemmeffekt des Carcinophilins auf die DPN-Synthese und die Glykolyse aufzuheben. Da das Vitamin ein ubiquitäres Vorkommen im Organismus aufweist, muß damit gerechnet werden, daß durch seine Gegenwart der Effekt der cytostatischen Therapie eingeschränkt wird. So konnten Holzer und Mitarbeiter (21) eine Annullierung des cytostatischen Effektes von N-Lostderivaten (z. B. Endoxan) durch Injektion von Nicotinsäureamid erreichen. Es liegt daher nahe, die Wirksamkeit der cytostatischen Therapie durch die Applikation von Antimetaboliten des Nicotinsäureamids zu verstärken. Mit derartigen Versuchen haben wir begonnen.

## Literatur

1. Warburg, O.: Über den Stoffwechsel der Tumoren. Berlin: Springer 1926.
2. — Gedanken zur Fermentchemie der Tumoren. Berlin: Akademie-Verlag 1947.
3. Roitt, J. M.: Biochem. J. **63**, 300 (1956).
4. Holzer, H., G. Sedlmayr u. A. Kemnitz: Biochem. Z. **328**, 163 (1956).
5. — P. Glogner u. G. Sedlmayr: Biochem. Z. **330**, 59 (1958).
6. — P. Kröger, P. Scriba, K. Wallenfels u. W. Draber: Angew. Chem. **70**, 439 (1958).
7. Schmidt, C. G.: Klin. Wschr. **1960**, 334.
8. — Oncologia (Basel) **13**, 426 (1960).
9. Burk, D.: Klin. Wschr. **1957**, 1102.
10. Hohorst, H. J.: Zum Stoffwechsel maligner Tumoren. In H. Wilmanns: Chemotherapie maligner Tumoren, S. 26. Stuttgart: Schattauer 1960.
11. — F. H. Kreutz u. T. Bücher: Biochem. Z. **332**, 18 (1959).
12. Ono, T., and T. Tomaru: Gann **50**, 37 (1959).

13. KLEMPIEN, E. J., u. H. HILS: S.-B. Ges. physiol. Chem. Berlin. Ber. ges. Physiol. **215,** 12 (1960).
14. KRÖGER, H., H. ROTTHAUWE, B. ULRICH u. H. HOLZER: Biochem. Z. **333,** 148 (1960).
15. GRUNDMANN, E., H. KRÖGER u. H. HOLZER: Klin. Wschr. **1960,** 546.
16. SCHMIDT, C. G., u. H. THEMANN: Z. Krebsforsch. **63,** 351 (1960).
17. MAASS, H., G. H. RATHGEN, H. A. KÜNKEL u. G. SCHUBERT: Z. Naturforsch. **13b,** 735 (1958).
18. WENNER, C. E., and S. WEINHOUSE: Cancer Res. **13,** 21 (1953).
19. GLOGNER, P., H. P. WOLF u. H. HOLZER: Biochem. Z. **332,** 407 (1960).
20. GALLAGHER, C. H.: Biochem. J. **74,** 38 (1960).
21. HOLZER, H., u. H. KRÖGER: Klin. Wschr. **1958,** 677.

# Über die Grundlagen einer Chemotherapie maligner Tumoren

Von

W. Schulemann (Bonn)

Über die Genese maligner Tumoren und über die Möglichkeiten, sie zu bekämpfen, sind in den letzten Jahren so zahlreiche und so vorzügliche Zusammenfassungen (*1—10*) erschienen, daß es sinnlos wäre, das dort Gesagte hier nochmals zu wiederholen.

Ich möchte heute nur die Frage zur Diskussion stellen, ob es möglich und zweckmäßig ist, daß wir uns mit den uns zur Verfügung stehenden bescheidenen Mitteln und wenigen Mitarbeitern an der Bearbeitung eines speziellen Problems — der Arzneitherapie maligner Tumoren — beteiligen und auf welche Weise und mit welchen Erfolgsaussichten das eventuell geschehen kann.

In den heiligen Büchern des Lamaismus finden sich viele „Mantras" — Zauberformeln —, die man ausruft, um sich des Schutzes und der Hilfe einer der zahlreichen Gottheiten des tantrischen Pantheon zu versichern.

Auch in der modernen Medizin gibt es solche „Mantras". Die Erfolge in der „Arzneibehandlung von Infektionskrankheiten", die kurz als „Chemotherapie" bezeichnet wird, haben dazu geführt, diese Zauberformel auch für andere Zweige der Therapie in Anspruch zu nehmen, in unserem Fall für den Versuch einer Arzneibehandlung maligner Tumoren.

Damit erhebt sich die Frage, welche Parallelen zwischen einer Arzneibehandlung — einer Chemotherapie — von Infektionskrankheiten einerseits, von malignen Tumoren andererseits bestehen. Wie weit dürfen die auf dem einen Gebiet gewonnenen Erfahrungen auf das andere übertragen werden?

Bei den durch Bakterien oder Protozoen verursachten Infektionskrankheiten kommt es darauf an, durch Arzneistoffe den Stoffwechsel der Erreger so weit zu schädigen, daß anschließend die Abwehrkräfte des infizierten Organismus den eingeleiteten Heilvorgang vollenden. Demgegenüber hat die direkte Vernichtung der Infektionserreger — die sog. „Therapia sterilisans magna" — nur Seltenheitswert. Die Entwicklungsschädigung der Erreger ist möglich durch Permeabilitätsänderungen an den Zellgrenzen oder durch Beeinflussung der Enzymfunktionen im Zellinnern — im Protoplasma oder Kern —, die den Zellstoffwechsel regeln.

Auf dem Gebiet der Virusinfektionen wird die Situation schon schwieriger. Nur die größten Viren haben einen eigenen Stoffwechsel, in den ein Eingreifen möglich ist. Die kleinen und kleinsten Viren aber sind Nucleoproteide ohne eigenen Stoffwechsel. Sie treten in Beziehung zu einer Wirtszelle. Unter Adaptation an deren Stoffwechsel, den sie zugleich verändern, gewinnen sie selbst die Fähigkeit zur Autoreproduktion. So entstehen erst nach erfolgter Zellinfektion Stoffwechselvorgänge —sie sind noch dazu dem Stoffwechsel der Wirtszellen sehr angeglichen —, in die wir eingreifen können. Der Chemotherapeut steht also bei der Infektion durch Viren vor einer sehr viel komplizierteren Situation als bei den Infektionen durch Bakterien und Protozoen, die von Beginn an über einen eigenen von dem des Wirtsorganismus recht verschiedenen Stoffwechsel verfügen. Dadurch wird es durchaus verständlich, daß bisher bei den Virusinfektionen vorbeugende und immunisierende Maßnahmen im Vordergrund stehen, während die Behandlung mit Arzneistoffen sich noch ganz im Versuchsstadium befindet.

Ähnlichen und noch größeren Schwierigkeiten stehen wir auf dem Gebiet der malignen Neoplasmen gegenüber.

Schon über die Tumorgenese liegt noch keine einheitliche Auffassung vor. Wir wissen nur, daß grundsätzlich einerseits alle differenzierten Gewebe malign entarten und daß sehr viele und sehr verschiedene Ursachen diese Entartung herbeiführen können.

Zunächst sei auf die Bedeutung der Erbfaktoren hingewiesen, die in ihrer Auswirkung beeinflußt werden durch die allgemeine Stoffwechsellage des Organismus — insbesondere seinen Hormonhaushalt — einerseits, durch Umwelteinflüsse (Ernährung, Haltung, Bittner-Faktor usw.) andererseits. Die Arbeiten auf diesem Gebiet haben zu zwei für unser Problem besonders bedeutsamen Ergebnissen geführt.

Durch Inzucht wurden Tierstämme mit und ohne Erbbelastung entwickelt. So stehen uns heute im Laboratorium erbbelastete Tiere zur Verfügung, an denen wir therapeutische Versuche an „Spontantumoren" ausführen können.

Verwenden wir aber Tierstämme ohne Erbbelastung, so können wir bei ihnen Tumoren erzeugen oder Tumoren auf sie übertragen und sie dann behandeln. Das Arbeiten mit isogenen Stämmen verringert die biologische Streuungsbreite und führt zu meist besser übersichtlichen Versuchsbedingungen. Auf diesem von der Erbforschung geschaffenen relativ sicheren Fundament kann die experimentelle Tumortherapie weiterarbeiten (*11—14*).

An Tierstämmen ohne Erbbelastung können Einflüsse physikalischer, chemischer oder parasitärer Natur zur Entwicklung von Neoplasmen führen. Bezüglich Tiermaterial und Tumorgenese weist HIEGER (*7*, S. 4) zusammenfassend besonders nachdrücklich auf die an sich bekannte Tatsache hin, daß gegenüber den gleichen carcinogenen Reizen sowohl die einzelnen Gewebe eines Individuums wie auch Tiere verschiedener Arten völlig verschieden reagieren können.

Z. B. hat BERENBLUM (*7*, S. 55, *15*) für das 9, 10-Dimethyl-1,2-benzanthracen nachgewiesen, daß dieser aromatische Kohlenwasserstoff ein außerordentlich starkes Carcinogen für die Haut von Mäusen und Kaninchen ist, daß es jedoch beimKaninchen subcutan injiziert, keine malignen Gewebsentartungen erzeugt.

Auch Variationen der Applikationstechnik können zu recht differenten Versuchsergebnissen führen. So kann z. B. ein sonst ganz indifferentes Lösungsmittel in dem einen Falle „co-carcinogen" wirken, im anderen Falle die Wirkung einer sonst sicher carcinogenen Substanz abschwächen oder aufheben (*7*, S. 7, *16*).

Durch die Implantation von Folien von Edelmetallen und von Kunststoffen können bei der einen oder anderen Tierart maligne Tumoren erzeugt werden, dieselben Substanzen als Pulver appliziert aber verhalten sich völlig indifferent (*7*, S. 6, *12—22, 17—19*).

Vor allem aber antworten Species, Stämme und Gruppen von Tieren, selbst Säuglinge derselben Gruppe desselben reinen Mäusestammes auf den gleichen

„carcinogenen Reiz" mit ganz differentem Empfindlichkeitsgrad. So ist z. B. Benzopyren stark carcinogen für Mäuse und wirkt nur sehr schwach bei Affen und Kaninchen. Meerschweinchen aber sind äußerst resistent gegen nahezu alle bisher bekannten carcinogenen Substanzen (7 S. 6).

Aber auch die Empfindlichkeit einzelner Tiere und Tierarten kann geändert werden z. B. bei Heterotransplantationen durch mehrfache Röntgentotalbestrahlungen jugendlicher Individuen oder durch vorherige bzw. gleichzeitige Applikation von Corticosteroiden.

Weiterhin ist von den virusbedingten Tumoren bekannt, daß sie in Zwischen- oder Endstadien ihre Infektiosität zeitweise oder dauernd verlieren können, obwohl sie anfänglich durch Viren erzeugt wurden (7, S. 26, 20—24).

Nach diesem kurzen Ausblick auf das Tiermaterial, das uns im Laboratorium zur Durchführung von Behandlungstesten zur Verfügung steht, muß ich nun zurückkommen auf die Ursachen einer Entstehung maligner Tumoren (25, 26).

Das sind trotz ihrer Vielgestaltigkeit so allgemein bekannte Tatsachen, daß ich sie in diesem Kreise nicht nochmals im einzelnen aufzählen muß (1—10). Aber all diese so verschiedenen Ursachen führen endlich zu einem prinzipiell ähnlichen, in seinem Verlauf allerdings äußerst variablen Krankheitsbild: dem malignen Tumor.

Ein gemeinsames Charakteristikum für alle malignen Tumoren ist es, daß ihre Zellen einen veränderten Stoffwechsel zugleich mit einer besonderen Wachstumstendenz haben, während morphologisch der isolierten Tumorzelle ihre Gut- oder Bösartigkeit nicht anzusehen ist (27, 28).

Der Ablauf des Stoffwechsels in jeder Zelle wird geregelt von den Permeabilitätsvorgängen an den Zellgrenzen und von der Anwesenheit und Funktion von Enzymen im Zellinneren. Wie und von welchen Stellen, die innerhalb oder außerhalb der Zellen liegen, diese Vorgänge koordinierend gesteuert werden, ist weitgehend unbekannt. Von vielen Enzymen der Tumorzellen wissen wir nun, daß ihre Art, Menge und Wirkungsintensität mehr oder weniger verschieden ist von denen der normalen Körperzellen, von denen sie abstammen (9, 29).

Wie weit diese Veränderung des Zellstoffwechsels Ursache für die Entstehung maligner Tumoren oder nur Symptom bzw. Charakteristikum für ihr besonderes Wachstum ist, wissen wir nicht. Das gilt nicht nur für die Energieversorgung der Tumorzelle durch Atmung oder Gärung, sondern für alle Stoffwechselvorgänge, die von Permeabilität und Enzymfunktion abhängig sind.

Jede wahre Therapie strebt an, die Ursache für die Erkrankung zu beseitigen, also kausal zu wirken, nicht aber nur Symptome zu behandeln. Wir wollen den gesamten Stoffwechsel und damit das Wachstum der bösartig gewordenen Zelle wieder normalisieren, gegebenenfalls sie abtöten oder aber doch zum mindesten ihr Wachstum hemmen. Ob es ausreichend sein wird, zunächst nur Teilsymptome zu normalisieren, um damit kausal zu wirken, wissen wir nicht, leider ist es unwahrscheinlich. Noch sind die von der Theorie gegebenen Ansatzmöglichkeiten für eine gezielte Therapie sehr gering. Von um so größerer Bedeutung ist eine denkbar tatkräftige Förderung intensivster Grundlagenforschung, die in dieser Richtung allein hier weiterhelfen kann.

Bisher aber sind wir in unserem Bestreben, zu einer Tumortherapie zu kommen, darauf angewiesen, mehr oder weniger empirisch weiterzuarbeiten. Um so notwendiger ist es, die zur Zeit gegebenen Testmöglichkeiten und Testmethoden vom heutigen Stand der wissenschaftlichen Forschung aus kritisch zu betrachten. Den auch heute noch gelegentlich immer wieder erhobenen Einwand, daß Forschungsarbeiten an malignen Tumoren zwecklos seien, da diese „ganz etwas anderes" seien als maligne Tumoren des Menschen, brauche ich hier nur kurz ablehnend zu streifen. In jeder Richtung sind mehr oder weniger große Ähnlichkeiten bei diesen Erkrankungen der Tiere und des Menschen vorhanden. Das gilt nicht nur bezüglich der Morphologie, des Stoffwechsels und der Wachstumseigenheiten dieser beiden Erkrankungen, sondern darüber hinaus zeigen die malignen Tumoren der Tiere eine solche Fülle von Varianten und damit Variationsmöglichkeiten für die experimentelle Forschung, wie sie beim Menschen nicht vorhanden sind. Aus Forschungsergebnissen, die an der einen Kategorie dieser Erkrankung erzielt worden sind, dürfen — allerdings mit der selbstverständlichen Vorsicht und Zurückhaltung, die wir stets zu üben gewohnt sind — Schlußfolgerungen für die andere gezogen werden.

Erinnern wir uns in therapeutischer Hinsicht daran, daß chemotherapeutische Versuche an Kanarienvögeln, deren Malariainfektion auf den Menschen nicht übertragbar ist, zur Auffindung der synthetisch dargestellten Antimalariamittel geführt haben. Ähnliches gilt für die Therapie einer Infektion von Mäusen mit einem hoch mäusevirulenten, für den Menschen aber fast apathogenen Streptokokkenstamm. So wurde die Wirkung der Sulfonamide entdeckt.

Es ist nur notwendig, daß wir uns aus der großen Zahl der verschiedensten Tiertumoren für den jeweils gewünschten Zweck und unter Berücksichtigung der jeweils gegebenen Arbeitsmöglichkeiten das heraussuchen, was uns zweckmäßig erscheint und was wir experimentell bewältigen können. Viele maligne Tiertumoren mit den verschiedensten Eigenschaften sind bekannt, immer neue kommen und vergehen.

Aus den Berichten z. B. des Sloan-Kettering Institute for Cancer Research in New York und des National Cancer Institute in Bethesda (*30—33*) geht hervor, daß zur chemotherapeutischen Auswertung eine sehr große Zahl von Tiertumoren und auch von Bakterienstämmen (Antimetabolite) verwendet werden. Unter Einsatz von enormen Mitteln wurden und werden Substanzen, deren Zahl sich in geradezu astronomischer Größenordnung bewegt, systematisch — aber auch schematisch und meist von technischen Assistentinnen [s. Danksagungen an diese (*33* I S. 4 u. 62)] — durchgeprüft. Solche Zahlen aber können uns nicht schrecken. Wir kennen Ähnliches auf anderen Gebieten. Das erste praktisch brauchbare von uns synthetisch dargestellte Antimalariamittel, das Plasmochin, war die 30. Substanz dieser Entwicklungsreihe. Im Rahmen des „Committee on Medical Research", des „Office of Scientific Research and Development" (*34*) wurde später das quantitativ etwas weniger giftige Primaquin entwickelt. Es trägt die Nr. SN 13272, unterscheidet sich vom Plasmochin nur durch eine primäre Aminogruppe an Stelle

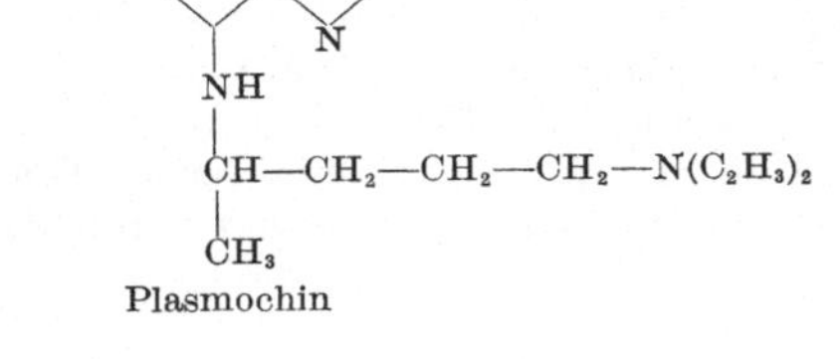

$H_3CO$—[Chinolinring]<br>
NH<br>
$CH$—$CH_2$—$CH_2$—$CH_2$—$N(C_2H_5)_2$<br>
$CH_3$<br>
Plasmochin

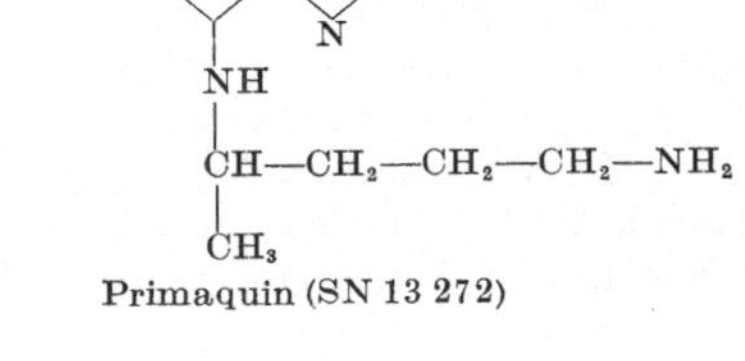

$H_3CO$—[Chinolinring]<br>
NH<br>
$CH$—$CH_2$—$CH_2$—$CH_2$—$NH_2$<br>
$CH_3$<br>
Primaquin (SN 13 272)

einer tertiären, hat aber sonst dieselben chemotherapeutischen Wirkungen, zugleich aber auch dieselben Nebenwirkungen auf den Kreislauf wie das Plasmochin.

Es kam mir darauf an zu zeigen, daß es durchaus möglich ist, auch im engeren Rahmen und mit bescheidenen Mitteln erfolgreiche Forschungsarbeit zu leisten. In welchem Umfang und in welcher Richtung unter der Fülle der vorhandenen Möglichkeiten eine Auswahl zu treffen ist, das muß dem Einzelnen überlassen bleiben.

Dankbar und verehrungsvoll sieht der Chemotherapeut auf die grundlegenden Arbeitsergebnisse von Biochemikern, Pathologen, Zoologen usw., die für ihn richtungweisend sind. Daneben muß er bestrebt sein, engste harmonische Zusammenarbeit mit den Chemikern zu schaffen, die die zu prüfenden Verbindungen isolieren, synthetisieren und in ihrer Konstitution variieren.

Lassen Sie mich meine heutigen Ausführungen, die ja nur eine recht fruchtbringende freundliche Diskussion einleiten sollen, schließen mit einem übersetzten Zitat aus einer Arbeit von Leon Dmochowski (24):

„Nur ein zusammengefaßter Angriff unter Einsatz möglichst vieler technischer Verfahren, die größtenteils heute schon verfügbar sind, kann dazu beitragen, die Rolle der tumorerzeugenden Viren aufzuklären. Das macht unglücklicherweise mehr denn je ‚teamwork and cooperation' hoch ausgebildeter Spezialisten nötig, was immer schwerer zu erreichen ist. Damit soll nicht gesagt sein, daß der ‚einsame Wolf' seine Bedeutung verloren hat, denn zweifellos wird gerade er noch viel zu sagen haben."

## Literatur


1. Bauer, K. H.: Das Krebsproblem. Berlin-Göttingen-Heidelberg: Springer 1949.
2. Butenandt, A.: Biochemische Untersuchungen zum Problem der Krebsentstehung. Verh. dtsch. Ges. inn. Med. **55**, 342 (1949).
3. Oettel, H., u. G. Wilhelm: Wege zur Chemotherapie des Krebses. Arzneimittel-Forsch. **4**, 691—703 (1954).
4. Stock, C. Ch.: Experimental cancer chemotherapy. Advanc. Cancer Res. **2**, 425—492 (1954).
5. Büchner, F., H. Letterer u. F. C. Roulet: Handbuch der allg. Pathologie. Geschwülste Bd. VI/3, Berlin-Göttingen-Heidelberg: Springer 1956.
6. Domenjoz, R.: Tumortherapie mit cytostatischen Pharmaka. Ann. Univ. Saraviensis Med. **4**, 289—314 (1957).
7. *Ciba Foundation* Symposion on Carcinogenesis (Mechanisms of action). London: Churchill Ltd. 1959.
8. Erstes *Internationales Symposium* über antiinfektiöse und antimitotische Chemotherapie. 1959. Genf. Antibiot. et Chemother. 8 (1960).
9. Nowinski, W. W.: Fundamental Aspects of Normal and Malignant Growth. Amsterdam: Elsevier Publishing Co. 1960.
10. Huxley, J.: Krebs in biologischer Sicht. Stuttgart: Thieme 1960.
11. Lacassagne, A.: Les rapports entre les hormones sexuelles et la formation de cancer. Ergebn. Hormon- u. Vitaminforsch. **2**, 259 (1939).
12. Mühlbock, O.: Über die ursächlichen Faktoren bei der Entwicklung des Mammacarcinoms der Maus. Klin. Wschr. **30**, 241 (1952).
13. Dyer, H. M.: An index of tumor chemotherapy. Public Health Service USA, 1949.
14. *Standardised nomenclature* for inbred strains of mice. Cancer Res. **12**, 602 (1952).
15. Berenblum, J.: Carcinogenesis and tumor pathogenesis. Adv. Cancer Res. **2**, 129 (1954).
16. Setälä, K., H. Setälä, L. Merenmies u. P. Holsti: Untersuchungen über die Tumor auslösende Wirkung einiger nicht ionisierbarer oberflächenaktiver Substanzen bei Maus und Kaninchen. Z. Krebsforsch. **61**, 534 (1957).

17. NOTHDURFT, H.: Die experimentelle Erzeugung von Sarkomen bei Ratten und Mäusen durch Implantation von Rundscheiben aus Gold, Silber, Platin oder Elfenbein. Naturwissenschaften **42**, 75 (1955).
18. — Über die Sarkomauslösung durch Fremdkörperimplantationen bei Ratten in Abhängigkeit von der Form der Implantate. Naturwissenschaften **42**, 106 (1955).
19. — Experimentelle Sarkomauslösung durch eingeheilte Fremdkörper. Strahlentherapie **106**, 192 (1956).
20. ROUS, P.: A transmissible avian neoplasma (sarcoma of the commun fowl). J. exp. Med. **12**, 696 (1910).
21. SHOPE, R. E., and E. W. HURST: Infectious papillomatosis of rabbits with note on histopathology. J. exp. Med. **58**, 607 (1933).
22. BITTNER, J. J.: Some enigmas associated with the genesis of mammary cancer in mice. Cancer Res. **8**, 625 (1948).
23. OBERLING, C., and M. GUÉRIN: The role of viruses in the production of cancer. Advanc. Cancer Res. **2**, 353 (1954).
24. DMOCHOWSKI, L.: Viruses and Tumors. Bact. Rev. **23**, 31 (1960).
25. FISCHER, W.: Die Aetiologie der Geschwülste in Handb. d. allg. Path., Bd. VI/3, S. 370. Berlin-Göttingen-Heidelberg: Springer 1956.
26. OETTEL, H.: Cancerogene Substanzen, Berufskrebs und Krebsforschung. Angew. Chemie **70**, 532 (1958).
27. HAMPERL, H.: Die Morphologie der Krebszellen. Wissensch. Tagung d. Gesellschaft zur Bekämpfung der Krebskrankheiten. Düsseldorf 1955.
28. — Die Morphologie der Tumoren. In Handb. d. allg. Path., Bd, VI/3. S. 18 ff. Berlin-Göttingen-Heidelberg: Springer 1956.
29. BUTENANDT, A., u. H. DANNENBERG: Die Biochemie der Geschwülste. In Handb. d. allg. Path., Bd. VI/3, S. 107 ff. Berlin-Göttingen-Heidelberg: Springer 1956.
30. STOCK, C. CH.: Negative date from experimental cancer chemotherapy studies. Cancer Res. **1**, Suppl. (1953); Cancer Res. **2**, Suppl. (1955).
31. SPENCER, C. M.: Cancer Chemotherapy. A bibliography of agents. 1946—1954 Cancer Res. **4**, Suppl. (1956).
32. STOCK, C. CH.: Screening procedures for experimental cancer chemotherapy. Ann. N. Y. Acad. Sci. **76**, 409—970 (1958).
33. LEITER, J.: Cancer chemotherapy screening data. Cancer Res. 18, No 8, Part 2 (1958); **19**, No 3, Part 2 (1959); **19**, No 6, Part 2 (1959).
34. WISELOGLE, F. Y.: A Survey of Antimalarial Drugs. 1941—1945. 3 Bände. Ann. Arbor, Michigan (1946).

# Zur Behandlung transplantabler Tumoren
# mit cytotoxischen Verbindungen*

Von

H. Osswald (Bonn)

Aus den von uns bearbeiteten Themen auf dem Gebiete der Krebsforschung gestattet die zur Verfügung stehende Zeit, nur einen kleinen Ausschnitt von unseren chemotherapeutischen Untersuchungen zu bringen. Therapeutische Experimente an tierischen Geschwülsten schließen die Frage nach dem Verhalten dieser Testmodelle und der Methodik ein. Damit ergibt sich das schon von Herrn Professor Schulemann angeschnittene Problem einer Auswahl der einzelnen Tumorstämme.

Unter den Rattentumoren neigen vor allem das Jensen-Sarkom, seltener das Walker-Carcinosarkom und das Yoshida-Sarkom zu Spontanregressionen (*17, 20*). Besonders beim Jensen-Sarkom können nach eigenen Erfahrungen neben den Spontanregressionen auch äußere Faktoren, wie plötzliche Temperatursenkung zur völligen Resorption großer Geschwülste führen. Demgegenüber zeichnen sich die benzpyren- oder methylcholanthren-induzierten Tumoren der Ratte durch ein malignes Verhalten (Neigung zur Metastasierung) aus. Spontanregressionen treten nicht auf. Ebenso kommen beim Ehrlich-Carcinom, beim Sarkom 37 sowie beim Sarkom 180 Spontanregressionen wie auch Tumorresorptionen infolge einer Temperaturschwankung oder nutritiver Einflüsse nicht vor (*12*).

Zwischen der Neigung zu Spontanregressionen sowie der therapeutischen Beeinflußbarkeit im Tumorwachstum besteht eine deutliche Parallele. Das Jensen-Sarkom reagiert gegenüber schwach wirksamen cytotoxischen Substanzen mit einer deutlichen Hemmung des Tumorwachstums. Das Jensen-Sarkom, Walker-Carcinosarkom wie auch das Yoshida-Sarkom reagieren auf eine Aethyleniminin-therapie mit völligem Geschwulstrückgang, während die mittels polycyclischer Kohlenwasserstoffe induzierten Tumoren durch Aethylenimine nur teilweise oder gar nicht beeinflußt werden. Das Ehrlich-Carcinom, das Sarkom 37 und das Sarkom 180 werden von Aethyleniminen im Wachstum gehemmt (*13*). Ein Geschwulstrückgang läßt sich nicht erreichen.

Für die Auswahl der einzelnen Tumorstämme zu therapeutischen Versuchen läßt sich keine Patentlösung finden. Vielmehr muß die Zusammenstellung der Testtumoren dem verfolgten Ziel und den gegebenen Möglichkeiten entsprechen. Es erscheint unzweckmäßig, eine große Reihe von transplantablen Tumoren, besonders aber leicht beeinflußbarer Geschwülste, zu unterhalten, wenn diesem Aufgebot auf der Gegenseite nicht ausreichende Möglichkeiten der chemischen

---

* Aus dem Pharmakologischen Institut der Universität Bonn (Direktor: Prof. Dr. R. Domenjoz).

Synthese einer großen Zahl von Verbindungen gegenüberstehen. Besonders bei Verwendung therapeutisch leicht beeinflußbarer Neoplasmen besteht die Gefahr, daß Prüfung wie auch Synthese von Verbindungen ohne verwertbare Resultate ins Uferlose gehen. Zwar birgt der Untersuchungsweg mit schwerer beeinflußbaren Tumoren die Gefahr in sich, daß entwicklungsfähige Stoffgruppen von einer weiteren synthetischen Durcharbeitung ausgeschlossen werden. Jedoch gleicht dieses Risiko die Möglichkeit einer gezielten Prüfung verschiedenster Stoffgruppen teilweise aus. Andererseits bieten die unter schärferen Bedingungen gewonnenen positiven Resultate eine größere Aussicht auf Entwicklung therapeutisch verwertbarer Präparate.

Aus diesen Überlegungen haben wir schwerer beeinflußbare Transplantationstumoren gewählt. Für unsere Versuche verwenden wir Mäusetumoren, weil hierdurch das Arbeiten mit großem Tiermaterial auf relativ engem Raum und einer geringen Zahl von Mitarbeitern möglich ist. Außerdem bringt das schnelle Geschwulstwachstum (schon innerhalb von 10—12 Tagen erreichen die Neoplasmen ihre volle Größe), gegenüber den zumeist langsamer wachsenden Rattentumoren einen Zeitgewinn. Hinzu kommt die Tatsache, daß die Mäusetumoren gegenüber Aethyleniminen, den zur Zeit hauptsächlich verwendeten tumorhemmenden Substanzen, keine große Empfindlichkeit aufweisen. Außer dem Ehrlich-Carcinom und dem Sarkom 37 besitzen wir als Testtumoren die Leukose SOV 16, ein durch Methylcholantren induziertes Sarkom MMC 6 sowie eine strahleninduzierte Stammzellenleukämie L VUFB.

Das Ehrlich-Carcinom erhielten wir von Herrn Professor Lettré, das Sarkom 37 und die Leukose SOV 16 überließ uns Herr Professor Graffi. Die Stammzellenleukämie übersandte uns Herr Pujman vom Pharmazeutischen Institut in Prag. Das Sarkom MMC 6 induzierten wir durch intralienale Injektion von Methylcholantren. Unter den von uns verwendeten Tumoren reagiert das Sarkom MMC 6 nur gering auf Cytostatika. Die Stammzellenleukämie wird durch Aethylenimine, nicht aber durch Myleran beeinflußt.

Im allgemeinen prüfen wir die fraglichen Substanzen zuerst am Ehrlich-Carcinom, Sarkom 37 und an der Leukose SOV 16. Bei guter Wirkung werden sowohl das Sarkom MMC 6 als auch die Stammzellenleukämie zur weiteren Prüfung verwendet. Bis auf die Stammzellenleukämie werden alle übrigen Tumoren in Ascitesform gehalten und je nach Bedarf entweder intraperitoneal, intramuskulär oder subcutan transplantiert. Die Ascitesform der Geschwülste ermöglicht eine frühzeitige Übertragung des Tumors. Außerdem wird bei der Transplantation die Übertragung nekrotischer Gewebsteile, wie dies bei Verwendung von Solidtumoren der Fall sein kann, vermieden.

Die frühzeitige Übertragung verhindert die Gefahr der Überalterung des Tumors. Die sog. Überalterung einer Geschwulst zeigt sich in der paradoxen Erscheinung, daß beim therapeutischen Versuch die unbehandelten Kontrolltumoren eine sehr geringe Größe aufweisen, während die mit einer wirksamen Testsubstanz behandelten Tumoren erheblich größer sind. Aus diesem Grunde werden, trotz der genannten Vorkehrungen bei der Tumorübertragung, immer 1—2 Cytostatika neben den anderen zu prüfenden Verbindungen in jedem therapeutischen Versuch mitverwendet. Dadurch ergibt sich neben der Kontrolle des Tumors ein weiterer Vergleich für die Wirkungsstärke der neuen Verbindung. Die Kontrollserie erhält statt eines Medikamentes das Lösungsmittel desselben in der gleichen Applikationsart und Dosis wie die behandelte Serie. Zur Prüfung tumorhemmender Verbindungen wird relativ selten die prophylaktische, am häufigsten die simultane Anwendung der Substanzen versucht. Den klinischen Gegebenheiten entspräche am meisten der Therapieversuch am vollentwickelten Tumor.

Hinsichtlich der Sensibilität dieser Tumoren sei noch erwähnt, daß sich neben der unterschiedlichen Empfindlichkeit gegenüber verschiedenen cytotoxischen Verbindungen deutliche Relationen zwischen der Menge der implantierten Tumorzellen, dem Zeitpunkt der Behandlung und der Dosis ergeben.

Dieses Verhalten der Tumoren warf die Frage auf, ob eine bessere Wirkung der z. Z. im Vordergrund des Interesses stehenden Aethyleniminverbindungen durch Änderung der Dosierung erreicht werden kann. Aus chemotherapeutischen Untersuchungen auf anderen Gebieten ist bekannt, daß oft nur durch eine hohe Dosierung innerhalb eines kurzen Zeitintervalles eine ausreichende Wirkung ermöglicht wird. Als Vorteil erhofften wir, daß die Gefahr der chronischen Vergiftung durch Aethylenimin vermieden werden konnte, zumal die Restitutionsmöglichkeiten nach chronischer Intoxikation zumeist erheblich schlechter als nach akuter Vergiftung sind. Weiterhin lehrte die Beobachtung, daß unterschwellige Aethylenimindosen eine Stimulation des Tumorwachstums hervorriefen. Ob es sich hierbei um die Entwicklung einer Resistenz oder eher um eine Selektion handelte, bleibe dahingestellt. Es schien denkbar, daß die Verwendung einer kurzzeitigen hohen Dosierung auch hierbei wirkungsvoll sein könnte.

Eine Veröffentlichung von Coggins, Ravdin u. Eisman über die klinische Anwendung von Endoxan in kontinuierlicher Dosierung wie auch in Form der Stoßtherapie mit einem behandlungsfreien Intervall von 18 Tagen bewies, daß eine Stoßtherapie mit Aethyleniminen beim Menschen möglich ist. Allerdings ging aus der Veröffentlichung nicht hervor, bei welcher Therapieform die größeren Vorteile lagen. Diese Zusammenhänge wie auch Fragen der Kombinationsmöglichkeit tumorhemmender Substanzen werden im weiteren an Hand der durchgeführten Experimente besprochen.

Für unsere Versuche wählten wir unter den Aethyleniminen 2 Präparate von guter Wirksamkeit: 1. das Trenimon, ein Trisaethyleniminobenzochinon (*11, 18*) und 2. das Endoxan, ein cyclischer N-Lost-Phosphamidester (*1, 2, 3, 4, 8, 9, 22, 23*). Während Trenimon sofort wirkt, ist der Wirkungseintritt von Endoxan verspätet. So beobachteten Holzer und Kröger am Jensen-Sarkom nach Injektion von Aethyleniminobenzochinon einen sofortigen Abfall von Diphosphopyridinnucleotid, während bei Gabe von Endoxan der gleiche Effekt sich erst nach 3—4 Tagen einstellte.

Am Ehrlich-Carcinom wurden 3 Dosierungsarten mit Endoxan erprobt, wobei die Behandlung einen Tag nach der Transplantation erfolgte: 1. Die ein- und ausschleichende Dosierung, 2. die von einer mittleren Dosis auf eine „Erhaltungsdosis" abfallende Therapie, 3. die Stoßtherapie, d. h. eine hohe Dosierung innerhalb kurzer Zeit.

Die Gesamtmenge an Endoxan ist in allen 3 Versuchsreihen gleich. Die Hemmung des Tumorwachstums läßt sich nicht bei der ein- und ausschleichenden Dosierung, jedoch sowohl für die von einer höheren Anfangsdosis absinkenden Therapieform, besonders aber für die Stoßtherapie statistisch sichern. Natürlich läßt sich entgegnen, daß durch die zeitlich unterschiedliche Einwirkung der Gesamtdosis das günstige Ergebnis entstand. Vor allem läßt sich jeder Tumor um so deutlicher chemotherapeutisch beeinflussen, je früher die Behandlung einsetzt.

Aus diesem Grunde änderten wir im folgenden Versuch die Anordnungen. Statt Endoxan benutzten wir das Trenimon, welches sich, wie schon erwähnt, durch eine sofortige Wirkung auszeichnet. Die therapeutischen Schwierigkeiten wurden dadurch erhöht, daß die Behandlung mittels Stoßtherapie erst 10 bzw. 16 Tage nach der Transplantation einsetzte, während die Therapie mit einschleichender Dosierung schon am 7. Tage begann und am 18. Tage endete. Es zeigte

Tabelle 1. *Ehrlich-Carcinom*
Versuchstiere: CFW ♂, Körpergewicht: 24—26 g. Intramuskuläre Implantation von 2,3 Millionen Zellen/Tier
*Dosierungsschema*

| Tag | Kontroll-serie | Endoxan mg sc | Endoxan mg sc | Endoxan mg sc |
|---|---|---|---|---|
| 1 | | | | |
| 2 | | 0,25 | 0,75 | 1,00 |
| 3 | | 0,25 | 0,5 | 1,00 |
| 4 | | 0,25 | 0,25 | 1,00 |
| 5 | | 0,25 | 0,25 | 0,25 |
| 6 | | 0,5 | 0,25 | |
| 7 | | 0,75 | 0,25 | |
| 8 | | 0,5 | 0,25 | |
| 9 | | 0,25 | 0,25 | |
| 10 | | 0,25 | 0,25 | |
| 11 | | 0,25 | 0,25 | |
| 12 | | | 0,25 | |
| 13 | | | | |
| 14 | | | | |
| Anzahl der Tiere | 15 | 15 | 15 | 15 |
| Lebend am Versuchsende | 15 | 14 | 15 | 15 |
| Durchschnittl. Tumorgewicht | 1,33 | 0,86 | 0,68 | 0,13 |
| P | | < 0,1 | < 0,01 | — 0,001 |

sich deutlich, daß nur eine zweimalige Stoßtherapie eine Tumorhemmung bewirkte, während sowohl die einmalige große Dosis am 16. Tage nach der Transplantation als auch die ein- und ausschleichende Dosierung keine statistisch sicherbaren Resultate erbrachten.

Weiterhin ließen sich ähnliche Ergebnisse bei der Stammzellenleukämie nach Endoxan-Behandlung feststellen. Es wurde in diesem Falle so vorgegangen, daß die intermittierende Stoßdosis der einen Serie zu dem Zeitpunkt verabfolgt wurde, an welchem die kontinuierlich behandelte Serie ¾ der Menge der geplanten Stoßdosis erhalten hatte. Die Stoßdosis von 2 mg Tierendoxan wurde im Abstand von 7 Tagen gegeben. Die Überlebenszeit der Kontrollserie betrug 23 Tage, während die mit Endoxan kontinuierlich behandelten Mäuse durchschnittlich 26 Tage überlebten. Die Serie, welche mittels intermittierender Stoßtherapie behandelt wurde, erreichte eine Überlebenszeit von 36 Tagen. Dazu sei bemerkt, daß 3 Tiere von 15 aus dieser Serie überlebten. Die Wiederholung des Versuchs führte zu ähnlichen Resultaten. Es zeigte sich im weiteren, daß nur nach intermittierender Stoßtherapie sowohl bei Endoxan als bei Trenimon ein kleiner Prozentsatz der Tiere

(15—30%) inzwischen über 4 Monate ohne weitere Behandlung am Leben erhalten werden konnte. In diesen Versuchen ließ sich außerdem beobachten, daß eine langdauernde kontinuierliche Zuführung der Aethyleniminverbindungen von den Tieren schlechter vertragen wird als die intermittierende Stoßtherapie. Es kam zu Gewichtsverlusten, Durchfällen und Schädigungen des Knochenmarks. Eine Be-

Tabelle 2. *Ehrlich-Carcinom*

Versuchstiere: CFW ♂, Körpergewicht: 37—40 g. Intramuskuläre Implantation von 5,2 Millionen Zellen/Tier

*Dosierungsschema*

| Tag | Kontroll-serie | Trenimon $\gamma$ sc | Trenimon $\gamma$ sc | Trenimon $\gamma$ sc |
|---|---|---|---|---|
| 1 | | | | |
| 2 | | | | |
| 3 | | | | |
| 4 | | | | |
| 5 | | | | |
| 6 | | | | |
| 7 | | | | 1 |
| 8 | | | | 1 |
| 9 | | | | 1 |
| 10 | | | 7 | 1 |
| 11 | | | | 1 |
| 12 | | | | 1 |
| 13 | | | | 2 |
| 14 | | | | 2 |
| 15 | | | | 1 |
| 16 | | 7 | 7 | 1 |
| 17 | | | | 1 |
| 18 | | | | 1 |
| 19 | | | | |
| 20 | | | | |
| 21 | | | | |
| 22 | | | | |
| 23 | | | | |
| Anzahl der Tiere | 15 | 15 | 15 | 15 |
| Lebend am Versuchsende | 13 | 14 | 15 | 12 |
| Durchschnittl. Tumorgewicht | 5,68 | 4,95 | 3,64 | 5,98 |
| P | | < 0,1 | < 0,01 | |

obachtung, welche sich allgemein nach langdauernder Behandlung der Mäuse mit Aethyleniminen machen ließ.

Die durchgeführten Versuche zeigen deutlich die schon erwähnte Abhängigkeit zwischen Tumorgröße (bzw. Zahl der implantierten Zellen), Zeitpunkt der Behandlung und Dosis. Eine weitere Stütze für die Ansicht, daß deutliche Beziehungen zwischen Tumorgröße und Beeinflußbarkeit bestehen, bilden die Experimente, mittels Kombination von Operation und Chemotherapie eine einwandfreie Heilung bei Rattentumoren zu erreichen. Durch teilweise bewußt unvollkommen durchgeführte Operation (*13*) wird der Tumor verkleinert und reagiert auf die anschließende N-Losttherapie mit völligem Rückgang (*9, 13, 19*), obwohl die Geschwulst nach Erreichung einer gewissen Größe nur gering (*13, 19*) oder gar nicht (*9*) durch N-Lostderivate im Wachstum gehemmt wird.

Tabelle 3. *Sarkom 37*

Versuchstiere: C57/Bl/6 Jax ♂, Körpergewicht: 23—25 g. Intramuskuläre Implantation von 3,6 Millionen Zellen/Tier

*Dosierungsschema*

| Tag | Kontroll-serie | Endoxan mg sc | Endoxan-Sanamycin mg sc $\gamma$ iv | Sanamycin $\gamma$ iv |
|---|---|---|---|---|
| 1 | | | | |
| 2 | | 0,5 | 0,5 | 2 |
| 3 | | 0,5 | 0,5 | |
| 4 | | 0,25 | 0,25 | |
| 5 | | | | |
| 6 | | | | |
| 7 | | 0,5 | 0,5 | 2 |
| 8 | | | | |
| 9 | | | | |
| 10 | | | | |
| 11 | | | | |
| 12 | | | | |
| 13 | | | | |
| 14 | | | | |
| Anzahl der Tiere | 15 | 15 | 15 | 15 |
| Lebend am Versuchsende | 15 | 15 | 15 | 15 |
| Durchschnittl. Tumorgewicht | 1,41 | 0,72 | 0,26 | 1,11 |
| P | | < 0,01 | < 0,001 | |

Tabelle 4. *Ehrlich-Ascitestumor*

Versuchstiere: CFW ♂, Körpergewicht: 24—26 g. Intraperitoneale Injektion von 0,05 ml Ascitestumor

*Dosierungsschema*

| Tag | Kontroll-serie | Endoxan mg sc | Endoxan - Sanamycin mg sc  $\gamma$ iv | |
|---|---|---|---|---|
| 1 | | | | |
| 10 | | 1,75 | 1,75 | 1 |
| 17 | | 1,75 | 1,75 | 1 |
| 24 | | 1,75 | 1,75 | 1 |
| 31 | | 1,75 | 1,75 | 1 |
| Überlebenszeit in Tagen | 16 | 31,3 | 43,4 | |

Ein weiteres Thema bildete, wie schon angedeutet, die Frage, welche Möglichkeiten zur Kombination von Aethyleniminen mit anderen tumorhemmenden Stoffen bestehen. Die allgemeine Erfahrung lehrte bisher, daß die kombinierte Anwendung verschiedener cytotoxischer Substanzen weniger eine Erhöhung der

## 134  H. OSSWALD:

Wirkung als eine Verstärkung der Toxicität zur Folge hat. Es bestand die Aussicht, durch Auswahl von Präparaten unterschiedlicher Angriffspunkte Fortschritte zu erzielen. Im weiteren Verlauf der Untersuchungen erwies sich, daß Actinomycin C (Sanamycin) (*5, 6, 14, 15, 21*) in Kombination mit Aethyleniminen (Endoxan in diesem Fall) sowohl beim Sarkom 37, der Leukose SOV 16, beim Ehrlich-Carcinom als auch der Stammzellenleukämie die Wirkung des Aethylenimins verstärkt.

Tabelle 5. *Sarkom MMC 6*
Versuchstiere: GN ♀, Körpergewicht: 21—23 g. Intramuskuläre Implantation von 3,5 Millionen Zellen/Tier

| Tag | Kontroll-serie | Endoxan mg sc | Endoxan mg sc | DG 428 mg po | Endoxan mg sc | DG 428 mg po | DG 428 mg po |
|---|---|---|---|---|---|---|---|
| 1 | | | | | | | |
| 2 | | 1,00 | 1,00 | 0,1 | 1,00 | | 0,1 |
| 3 | | 1,00 | 1,00 | 0,1 | 1,00 | | 0,1 |
| 4 | | 0,25 | 0,25 | 0,05 | 0,25 | | 0,1 |
| 5 | | 0,25 | 0,25 | 0,05 | 0,25 | | 0,05 |
| 6 | | | | | | 0,1 | 0,05 |
| 7 | | | | | | 0,1 | 0,05 |
| 8 | | | | | | 0,05 | 0,05 |
| 9 | | | | | | 0,05 | |
| 10 | | | | | | | |
| 11 | | | | | | | |
| 12 | | | | | | | |
| 13 | | | | | | | |
| 14 | | | | | | | |
| 15 | | | | | | | |
| Anzahl der Tiere | 15 | 15 | 15 | | 15 | | 15 |
| Lebend am Versuchsende | 11 | 12 | 13 | | 11 | | 12 |
| Durchschnittl. Tumorgewicht | 1,39 | 0,62 | 0,34 | | 0,53 | | 1,13 |
| P | | <0,01 | 0,001 | | <0,01 | | |

Am Beispiel des intramuskulär implantierten Sarkoms 37 seien die Verhältnisse kurz dargestellt. Während Actinomycin C allein keine Tumorhemmung besitzt, vermag es in Verbindung mit Endoxan das Tumorwachstum deutlicher zu beeinflussen als die für diesen Versuch etwas verringerte Endoxan-Menge allein. Es läßt sich für die Kombination von Aethyleniminen und Actinomycin C ein additiver Effekt mit Sicherheit annehmen.

Im folgenden Versuch wurde am Beispiel des Ascitestumors mittels Bestimmung der Überlebenszeit die Wirkung von Sanamycin und Endoxan geprüft. Es läßt sich hier ebenfalls durch Kombination beider Präparate eine Wirkungssteigerung erzielen. Die Messung der Ascitesmenge unterblieb, weil der Tumor in beiden behandelten Serien vorwiegend in Solidform wuchs.

Weiterhin prüften wir die Kombination des Antimetaboliten DG 428 (ein Thyminderivat der Bayer-Werke) (*11*) mit Endoxan. Während der Antimetabolit sich am Sarkom MMC 6 praktisch als wirkungslos erwies, zeigte er bei gleichzeitiger

Anwendung mit Endoxan einen additiven Effekt. Die zeitlich nacheinander folgende Kombination brachte keine so deutliche Wirkung. Die im Versuch auftretenden Tierverluste hängen mit der bei diesem Tumor vorliegenden Neigung zur Metastasenbildung zusammen. In gleicher Art konnten die am Sarkom MMC 6 gewonnenen Ergebnisse auch beim Ehrlich-Carcinom und bei der Leukose SOV 16 sowie beim Sarkom 37 beobachtet werden.

Zusammenfassend läßt sich bezüglich der Therapie mit Endoxan bzw. Trenimon folgendes feststellen:

Die Änderung der kontinuierlichen Dosierung (Darreichung kleiner Dosen über längere Zeit) in eine intermittierende Stoßtherapie (hohe Dosen in größerem zeitlichen Abstand) verbessert den Effekt der untersuchten Aethyleniminpräparate ohne Steigerung der toxischen Nebenwirkungen. Darüber hinaus gelingt es mit Hilfe der intermittierenden Stoßtherapie auch größere Tumoren zu hemmen, welche bisher in diesem Stadium als unbeeinflußbar galten.

Am Beispiel der Kombination von Aethyleniminpräparaten mit Actinomycin C oder dem Antimetaboliten DG 428 ließ sich zeigen, daß unter bestimmten Bedingungen ohne entsprechende Steigerung der Toxicität ein additiver Effekt erreichbar ist. Als interessanter Nebenbefund ergab sich, daß sowohl Actinomycin C als auch das Thyminderivat DG 428 selbst eine sehr geringe Wirkung gegenüber den verwendeten Tumoren aufwiesen. Besonders bei dem Thyminderivat DG 428 ließ sich feststellen, daß die gleichzeitige Anwendung von Aethylenimin und DG 428 eine deutliche Hemmwirkung entfaltete, während sich die vorausgehende Aethyleniminanwendung mit nachfolgender Antimetabolitbehandlung als weniger vorteilhaft herausstellte.

## Literatur


1. ARNOLD, H., F. BOURSEAUX u. N. BROCK: Neuartige Krebs-Chemotherapeutika aus der Gruppe der zyklischen N-Lost-Phosphamidester. Naturwissenschaften **45**, 64 (1958).
2. BROCK, N.: Zur pharmakologischen Charakterisierung zyklischer N-Lost-Phosphamidester als Krebs-Chemotherapeutika. Arzneimittelforsch. **8**, 1 (1958).
3. — u. H. J. HOHORST: Zur Frage der Knochenmarksschädigung durch cancerotoxische Substanzen. Klin. Wschr. **38**, 69 (1960).
4. — u. H. WILMANNS: Wirkung eines zyklischen N-Lost-Phosphamidesters auf experimentell erzeugte Tumoren der Ratte. Chemotherapeutische Wirksamkeit und pharmakologische Eigenschaften von B 518 Asta. Dtsch. med. Wschr. **83**, 453 (1958).
5. BROCKMANN, H.: Chemie und Biologie der Actinomycine. Angew. Chemie **64**, 1 (1954).
6. — A. BOHNE u. H. FRIEDRICH: Zur Entstehungsgeschichte des H.B.F. 386 Actinomycin Bayer. Dtsch. med. Wschr. **79**, 437 (1954).
7. COGGINS, R. P., G. R. RAVDIN u. S. EISMAN: Klinische Pharmakologie und vorläufige Beurteilung von Cytoxan (Cyclophosphamid). Cancer Chemother. Rep. **3**, 198 (1959).
8. DROSTE, R., E. DORSZEWSKI u. E. KOCH: Untersuchungen zur Frage der toxischen Blutschäden bei der Ratte durch hochdosierte zyklische N-Lost-Phosphamidester. Ärztl. Forsch. **13**, 27 (1959).
9. DRUCKREY, H., B. T. KUK, D. SCHMIDT u. D. STEINHOFF: Kombination von Operation und Chemotherapie beim Krebs. Münch. med. Wschr. **100**, 1913 (1958).
10. — D. SCHMÄHL u. J. v. EINEM: Experimentelle Prüfung von Krebsmitteln. Dtsch. med. Wschr. **81**, 293 (1956).
11. DOMAGK, G.: Grundlagen zu einer Chemotherapie der bösartigen Geschwülste. Vortrag vor der Arbeitsgemeinschaft für Krebsbekämpfung, Bochum, 21. November 1958.
12. FROHBERG, H.: Eigenschaften von Impftumoren und deren Bedeutung für die experimentelle Tumorforschung. Z. ges. inn. Med. **12**, 736 (1957).
13. — Wirkung von N-Oxyd-Lost auf Impftumoren. Z. Krebsforsch. **62**, 308 (1958).

14. Hackmann, Chr.: HBF 386 (Actinomycin C) ein cytostatisch wirksamer Naturstoff. Strahlentherapie **90**, 3 (1953).
15. — Zur Frage der medikamentösen Krebsbehandlung. Med. Klin. **49**, 1539 (1954).
16. Holzer, H., u. H. Kröger: Zum Mechanismus der Wirkung von B 518 (Endoxan-Asta) auf das Jensen-Sarkom und zur Hemmung der Chemotherapie von Tumoren durch das Vitamin Nikotinsäureamid. Klin. Wschr. **36**, 677 (1958).
17. Junkmann, K.: Einiges über Impftumoren. Naunyn-Schmiedeberg's Arch. exp. Path. Pharmak. **205**, 276 (1948).
18. Linke, A.: Die medikamentöse Behandlung von Hämoblastosen und malignen Tumoren mit Bayer 3231. 10. Wissenschaftl. Ärztetagung, Nürnberg, 14. 11. 1959.
19. Lo, H. W.: Heilung experimenteller Tumoren durch Operation unter „chemotherapeutischem" Schutz. Z. Krebsforsch. **61**, 621 (1957).
20. Oettel, H., u. G. Wilhelm: Die Bedeutung des „Tumorspektrums" für die Beurteilung zytostatisch wirksamer Substanzen. Dtsch. med. Wschr. **82**, 1461 (1957).
21. Ravina, A., M. Pestel et R. Thielen: Applications cliniques des propriétés cytostatiques et antitumorales de l'actinomycin C (Sanamycin). Intérêt d'une nouvelle methode d'administration. Press méd. **62**, 1159 (1954).
22. Schmidt, C. G.: Zur Frage der Erniedrigung der DPN-(Diphosphopyridinnucleotid-)Konzentration in Tumoren durch Cytostatika. Klin. Wschr. **37**, 91 (1959).
23. — Über elektrophoretische Veränderungen von Aszites- und Blutserum tumortragender Tiere nach zytostatischer Behandlung. Strahlentherapie **41**, 368 (1959).

# Verwendung von Mikroorganismen zu Untersuchungen über die Wirkungsmechanismen von Carcinostatika*

Von

H. M. RAUEN (Münster i. W.)

Mit 6 Abbildungen

Eine umfangreiche Gruppenarbeit von Mitgliedern des Unterkomitees für Mikrobiologie, Screening Panel des Cancer Chemotherapy National Service Center, Bethesda, ergab, daß Substanzen mit Antitumorwirksamkeit am Versuchstier auch cytotoxisch in Zellkultursystemen und cytostatisch in mikrobiologischen Testsystemen wirken (*1, 2, 3*). Das CCNSC empfiehlt daher, unter Beachtung bestimmter Kautelen, die Verwendung mikrobiologischer Teste zur Vorauswahl von Stoffen mit vermutbarer Antitumorwirksamkeit. Als Kriterium wurde für Zellkultursysteme eine Hemmungsdosis 50 (HD$_{50}$) von $1 \times 10^{-4}$ g/ml Nährmedium und für mikrobiologische Testsysteme eine solche von $1 \times 10^{-3}$ g/ml Nährmedium festgesetzt. Da nicht alle Verbindungen bei jedem der geprüften mikrobiologischen Verfahren wirksam sind, wird gefordert, mindestens 3 aus einer Liste von 12 Verfahren simultan zu verwenden. Diese Empfehlung schließt auch die Erfahrung ein, daß sowohl „falsche Positive", als auch „falsche Negative" gefunden werden, d. h. Substanzen, die in mikrobiologischen Testen wirksam, bei Experimentaltumoren aber unwirksam sind und umgekehrt. Der Prozentsatz der ersteren ist viel höher als der der letzteren. Einer Vorauswahl von Substanzen mit mikrobiologischen Verfahren hat aber in jedem Falle die Überprüfung in Zellkultursystemen und bei Experimentaltumoren zu folgen.

Außer zum Aufsuchen „potentieller Carcinostatika" verwenden wir in Münster mikrobiologische Verfahren auch zu Untersuchungen über deren Wirkungsweise nach dem Vorgehen der Hemmungsanalyse. Zunächst haben wir uns vorwiegend des Horizontalwuchstestes mit dem Ascomyceten Neurospora crassa nach RYAN, BEADLE und TATUM (*4, 5*) bedient, später auch andere Mikroorganismen, z. B. Streptococcus faecalis, Leuconostoc citrovorum (Pediococcus cerevisiae), Lactobacillus arabinosus, Saccharomyces cerevisiae u. a. hinzugenommen. Der erstgenannte Test mit N. crassa besitzt besondere Vorteile (*5*), wie sich insbesondere an Untersuchungen über die Wirkungsweise von 4-Äthylenimino-buten(1)-ol(3) (*6*), Äthylenimino-benzochinonen (*7*) und von Actinomycin C und D (*8, 9*) zeigte. Im folgenden wird über die Brauchbarkeit solcher Verfahren sowohl zum Aufsuchen potentieller Carcinostatika als auch zu Untersuchungen über ihre Wirkungsweise berichtet, und zwar an Beispielen von Substanzen aus der Reihe von Äthyleniminobenzochinonen (bzw. -hydrochinonen) und von Pyrimidin-Antimetaboliten.

---

* Physiologisch-Chemisches Institut der Universität Münster in Westfalen.

In Abb. 1 ist die Bestimmung der für jede Substanz charakteristischen $HD_{50}$ erläutert. Sie gibt die Substanzmenge in $\gamma$ bzw. mg je ml Nährmedium an, die das Wachstum um 50% hemmt. N. crassa braucht zum Durchwachsen des 300 mm langen Nährmediums ohne Zusatz etwa 100—108 Std. Steigende Mengen Cytostaticum vermindern die Wuchsgeschwindigkeit bzw. verzögern die Induktionsperiode. Unter den Bedingungen des Horizontalwuchsversuchs, d. h. etwa 100stündige Inkubation bei 25° C (evtl. unter Spontanzersetzung der Hemmsubstanz bei $p_H$ 6,3) erhält man mit dem 2,5-bis-Äthylenimino-benzo-hydrochinon-(1,4) (inneres Salz)[1], in Abb. 1 wiedergegeben, eine dreidimensionale Dosis-Wirkung-Zeit-Beziehung. Sie wird (im Beidiagramm) in eine zweidimensionale Dosis-Wirkung-Beziehung aufgelöst. Aus der bei 150 mm horizontal gezogenen Hilfslinie ergibt sich durch den Schnittpunkt mit der Hemmkurve die $HD_{50}$, in diesem Falle zu 1,2 $\gamma$/ml Nährmedium.

Zum Vergleich der $HD_{50}$ verschiedener Substanzen rechnet man auf $\mu$Mol/ml um. Wie Abb. 2 zeigt, ist das dem Hydrochinon der Abb. 1 korrespondierende 2,5-bis-Äthylen-imino-benzochinon-(1,4) nur halb so wirksam wie das erstere. Die Einführung zweier Chloratome in 3,6-Stellung vermindert die wuchshemmende Wirkung ganz beträchtlich. Merkwürdigerweise ist von den 3 aminoacylsubstituierten Derivaten nur das Propionylamidderivat wirksam. Auch das Hydroxyäthylamidderivat ist nicht wirksam. Dagegen wirken das Äthoxy- und das Äthylmercaptoderivat recht gut wuchshemmend.

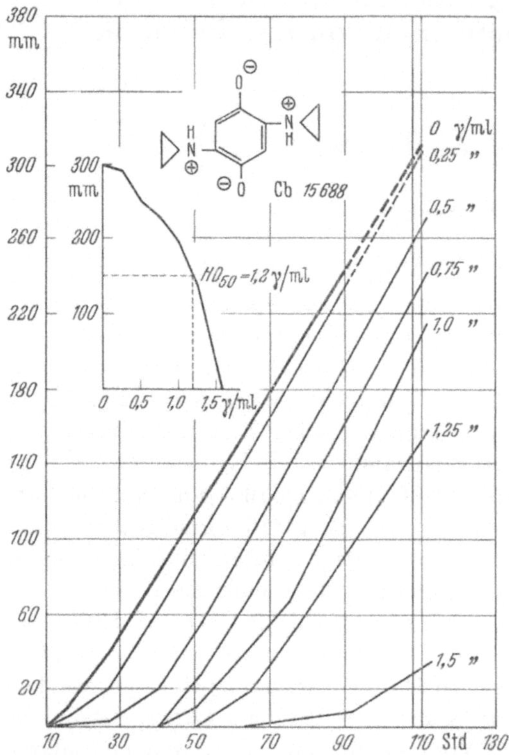


Abb. 1. Die Wirkung von 3,6-bis-Äthylenimino-benzo-hydrochinon-(1,4) (inneres Salz) auf das Wachstum von Neurospora crassa im Horizontalwuchstest. Abszisse: Versuchsdauer in Std, Ordinate: mm Wuchsstrecke. Im Beidiagramm: graphische Ermittlung der $HD_{50}$

Äthyleniminoverbindungen gehören zu den sog. Radiomimetika (10). Ihr Wirkungsmechanismus beruht auf der Spaltung des Äthyleniminringes unter Addition eines nucleophilen Ions oder einer entsprechenden Molekelgruppe. Durch diese Additionsreaktionen werden für die Zellfunktion primär bedeutungsvolle Verbindungen an den funktionellen Gruppen alkyliert. Nach Alexander (10) wirken bifunktionelle Äthylenimine „vernetzend", insbesondere mit den sekundären

---

[1] Diese und die in Abb. 2 aufgeführten Verbindungen verdanke ich Herrn Privatdozent Dr. Marxer, Ciba AG, Basel.

Phosphatgruppen der Ribonucleinsäure (*11*) und den ungeladenen Aminogruppen von Serumalbumin (in vitro-Versuche). Es ist aber auch an die Alkylierung anderer reaktiver Gruppen hoch- oder niedermolekularer Molekeln zu denken, wo-

Cb 15688

HD$_{50}$ ($\mu$Mol/ml): 0,0033

| | HD$_{50}$ ($\mu$Mol/ml) |
|---|---|
| R = H | 0,007 |
| = Cl | 24 |
| = $NHCOCH_3$ | — |
| = $NHCOCH_2CH_3$ | 2,6 |
| = $NHCO(CH_2)_2CH_3$ | — |
| = $NH(CH_2)_2OH$ | — |
| = $OC_2H_5$ | 0,12 |
| = $SC_2H_5$ | 0,094 |

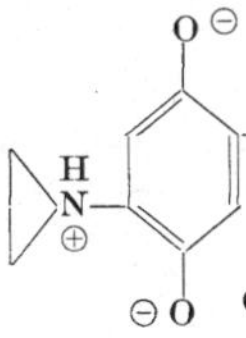

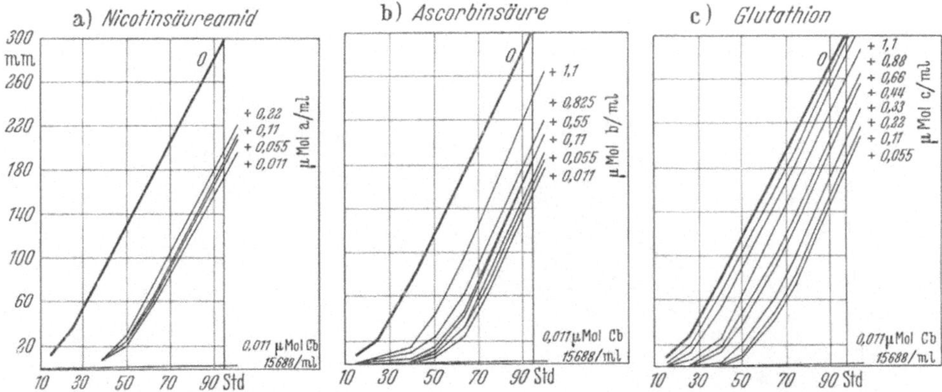

Abb. 2. Vergleich der HD$_{50}$ einer Reihe von 2,5-disubstituierten 3,6-bis-Äthylenimino-benzochinonen-(1,4) mit dem Hydrochinonderivat der Abb. 1

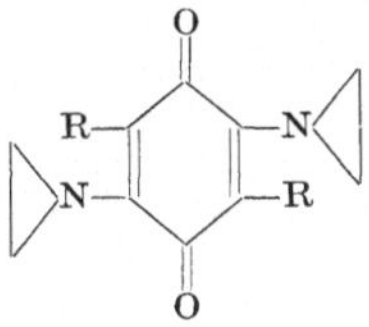

durch z. B. ein latentes Ribonucleinsäure spaltendes Enzymsystem in Ascitestumor-Homogenaten partiell aktiviert wird (*12*). In letzter Zeit wird die cytostatische Wirkung alkylierender Agentien hauptsächlich auf die Reaktion mit der Nicotinsäure bzw. ihrem Amid zurückgeführt (*13, 14, 15, 16*), wobei diese am

Abb. 3. Die partiell enthemmende Wirkung von Nicotinsäureamid (a), Ascorbinsäure (b), sowie die total enthemmende Wirkung von Glutathion (c) auf das durch das Hydrochinonderivat der Abb. 1 gehemmte Wachstum von N. crassa

Pyridin-N alkyliert werden und zur DPN-Biosynthese nicht mehr verfügbar sind. Zu diesen Untersuchungen wurden Äthyleniminochinone verwendet. Wir selbst konnten bei Verwendung von 4-Äthylenimino-buten(1)-ol(3) als Hemmstoff nur einen geringfügig enthemmenden Effekt durch Nicotinsäure und DPN bei N. crassa beobachten (*6*), dagegen einen viel stärkeren bei Anwendung von 2,5-Bis-($\beta$-methoxy-äthoxy)-3,6-bis-äthylenimino-benzochinon-(1,4) (Bayer E 39 solubile) und Tris-äthylenimino-benzochinon-(1,4) (*7*). Die partiell enthemmende Wirkung von Nicotinsäureamid auf das durch 3,6-Bis-äthylenimino-benzohydrochinon-(1,4) gehemmte Wachstum von N. crassa zeigt Abb. 3a. Die gleiche molare Menge an ersterem im Vergleich zu letzterem enthemmt zu 59%, die 20fache Molmenge zu 66%. In noch nicht veröffentlichten Versuchen mit Tris-äthylenimino-melamin (TEM) wirkte Nicotinsäureamid wieder nur geringfügig enthemmend. So hat es

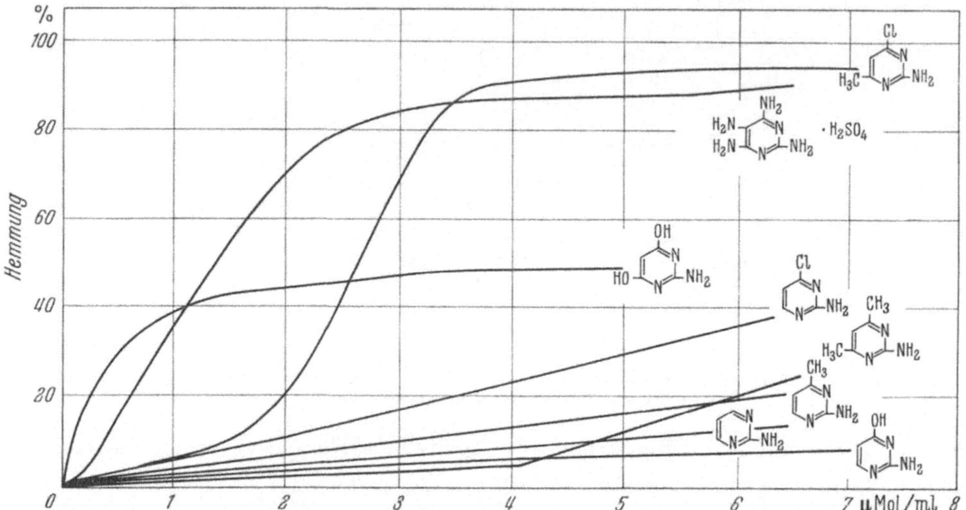

Abb. 4. Die Wirkung von substituierten 2-Amino-pyrimidinen auf den Horizontalwuchs von N. crassa. Abszisse: µMol/ml, Ordinate: Prozent Hemmung (s. [5])

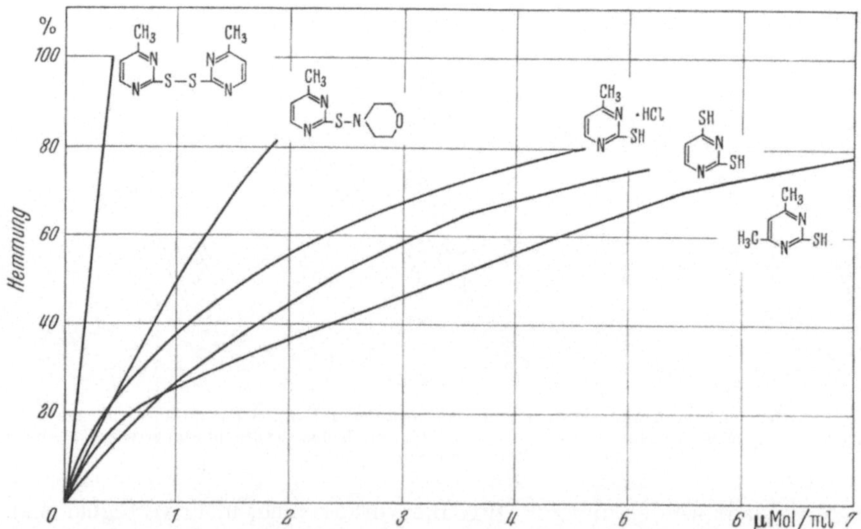

Abb. 5. Die Wirkung von substituierten 2-Mercapto-pyrimidinen auf den Horizontalwuchs von N. crassa. Koordinaten wie in Abb. 4

den Anschein, als ob Nicotinsäureamid nur durch Äthyleniminverbindungen mit Hydrochinon- bzw. Chinonkonfiguration alkyliert würde, dagegen nicht oder nur geringfügig durch Äthyleniminverbindungen anderer Konstitution.

Partiell enthemmend mit dem Cytostaticum der Abb. 3 wirkt auch Ascorbinsäure (und auch Iso-ascorbinsäure); durch eine im Verhältnis zum Hemmstoff gleiche Molmenge zu 52%, durch die 100fache höhere Molmenge zu 81% (Abb. 3b).

Im Vergleich hierzu enthemmt die 10fache Molmenge Glutathion zu 68% und die 100fache Molmenge nahezu zu 100%.

Diese und andere bisher noch nicht veröffentlichte Versuche zeigen, daß wir neben den oben besprochenen Alkylierungen noch andere Reaktionen von Äthyleniminverbindungen mit Zellinhaltsstoffen zu erwarten haben, wobei die Cytostase die gemeinsame Wirkung aller dieser chemischen Vorgänge ist. Von einer spezifischen, an nur einer Substanz oder Stoffgruppe des Zellstoffwechsels ansetzenden hemmenden Wirkung durch Äthyleniminverbindungen kann daher nicht gesprochen werden.

Vom CCNSC sowie vielen anderen Forschergruppen wurden Hunderte von Purin- und Pyrimidin-„Antimetaboliten" auf ihre carcinostatischen Wirkungen untersucht, aber nur wenige fanden Eingang in die Kliniken zu behutsamen Prüfungen. Fast scheint es, als ob die Aera der Antimetabolite zu Ende gehe. Trotzdem prüften wir etwa 90 Pyrimidin-Antimetabolite durch die Hemmungsanalyse mit N. crassa, wobei wir solche Verbindungen aufzufinden trachteten, die weniger in die Biosynthese von Nucleinsäuren als in andere Stoffwechselvorgänge eingreifen. Aus den Versuchswerten von Herrn cand. med. Nonhoff seien hier nur 2 Beispiele

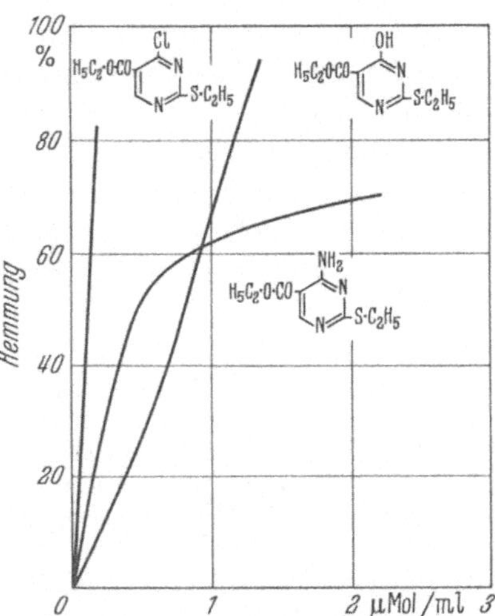


Abb. 6. Der Einfluß der Substituenten in 4-Stellung auf die hemmende Wirkung von 2-Äthylmercapto-5-carbäthoxypyrimidin im Horizontalwuchstest mit N. crassa. Koordinaten wie in Abb. 4

wiedergegeben: die Wirkungen von 2-Aminopyrimidinen und von 2-Mercaptopyrimidinen. Abb. 4 zeigt, daß die Grundverbindung dieser Reihe, das 2-Aminopyrimidin, kaum hemmt. Hydroxylgruppe oder Methylgruppe in 4-Stellung ändern daran kaum etwas. Ein Chloratom in 4-Stellung führt zu einem gegenüber der Grundverbindung stärker hemmenden Derivat. Führt man zusätzlich noch eine Methylgruppe in 6-Stellung ein, so erhält man eine Verbindung mit ausgesprochener cytostatischer Wirkung. 2fache Substitution des Grundkörpers mit Hydroxylgruppen in 4- und 6-Stellung oder 3fache Substitution mit Aminogruppen in 4-, 5- und 6-Stellung führt ebenfalls zu cytostatisch wirksamen Substanzen, wobei allerdings deutliche Unterschiede in der Charakteristik des Hemmungsverlaufes bestehen. Neben geradlinigen Beziehungen zwischen Dosis und Wirkung beobachtet man auch solche mit Wendepunkten sowie Hyperbel- oder Parabelformen.

Auch unter den 2-Mercapto-pyrimidinen — s. Abb. 5 und 6 — gibt es Verbindungen mit verschiedenen Hemmungscharakteristiken, so daß wir folgern dürfen, die geradlinige Dosis-Wirkung-Beziehung ist nicht die Regel, sondern die Ausnahme. Aus Abb. 5 geht noch hervor, daß die am S-Atom substituierten 2-Mercapto-pyrimidine stärker hemmen als die Verbindungen mit freier Sulfhydrylgruppe. Abb. 6 zeigt den Einfluß der Substituenten in 4-Stellung beim 2-Äthylmercapto-5-carbäthoxy-pyrimidin. Die 5-Chlor-Verbindung hemmt am stärksten. Die Wuchshemmung durch 2-Mercapto-pyrimidine wird nicht durch natürliche Pyrimidine oder Purine aufgehoben, sondern partiell durch SH-Gruppen enthaltende Aminosäuren (z. B. Cystein) sowie Peptide (z. B. Glutathion) u. a. Verbindungen, worüber später an anderer Stelle berichtet wird.

Diese Hemmungsversuche mit N. crassa (analoge Versuche mit Lactobacillen, Hefen und Escherichia coli sind im Gange) dürfen als weitere Beweise für die Brauchbarkeit mikrobiologischer Verfahren zum Aufsuchen von cytostatisch wirksamen Substanzen und zu eingehenderen Untersuchungen über deren Wirkungsweise im Zellstoffwechsel angesehen werden. Sie demonstrieren als „Verlaufskurven", daß es in vielen Fällen nicht ausreicht, die hemmende Wirkung einer Verbindung durch eine einzige Zahl, die $HD_{50}$, anzugeben, sondern daß für diese eben die gesamte Dosis-Wirkung-Beziehung charakteristisch ist. Darüber hinaus sind diese Versuche auch schöne Beispiele für das die Pharmakologie seit langem interessierende Problem der Beziehung zwischen chemischer Konstitution und Wirkung.

## Literatur

1. FOLEY, G. E., R. E. McCARTHY, V. M. BINNS, E. E. SNELL, B. M. GUIRARD, G. W. KIDDER, V. C. DEWEY and P. S. THAYER: A Comparative Study of the Use of Microorganisms in the Screening of Potential Antitumor Agents. Ann. N. Y. Acad. Sci. **76**, 413 (1958).
2. HUTNER, S. H., H. A. NATHAN, S. AARONSON, H. BAKER and S. SCHER: General Considerations on the Use of Microorganisms in Screening Antitumor Agents. Ann. N. Y. Acad. Sci. **76**, 457 (1958).
3. FOLEY, G. E., H. EAGLE, E. E. SNELL, G. W. KIDDER and P. S. THAYER: Studies on the Use of in vitro Procedures for the Screening of Potential Antitumor Agents: Comparison of Activity in Mammalian Cell Cultures and Microbiological Assays alone and in Combination with Experimental Antitumor Activity. Ann. N. Y. Acad. Sci. **76**, 952 (1958).
4. RYAN, F. J., G. W. BEADLE and E. L. TATUM: The Tube Method of Measuring the Growth Rate of Neurospora. Amer. J. Bot. **30**, 784 (1943).
5. RAUEN, H. M., G. HESS u. J. MECHERY: Verlaufsformen und quantitative Auswertung des Horizontalwuchstestes mit Neurospora crassa. Z. physiol. Chem. **315**, 46 (1959).
6. — — Die Wirkung von 4-Äthyleniminobuten-(1)-ol-(3) auf Neurospora crassa. Z. physiol. Chem. **317**, 10 (1959).
7. — — Die Wirkung von Äthylenimino-p-benzochinonen auf Neurospora crassa. Z. physiol. Chem. **317**, 19 (1959).
8. — — Die Wirkung der Actinomycine C und D auf Neurospora crassa. Z. physiol. Chem. **315**, 70 (1959).
9. KERSTEN, W., H. KERSTEN and H. M. RAUEN: Action of Nucleic Acids on the Inhibition of Growth by Actinomycin upon Neurospora crassa. Nature (Lond.) **187**, 60 (1960).
10. S. hierzu M. BACQ and P. ALEXANDER: Fundamentals of Radiobiology, S. 190 ff., Butterworth, Sci. Publ. London 1958. Jetzt auch in deutscher Übersetzung bei Georg Thieme, Stuttgart.
11. S. z. B. auch: P. ALEXANDER, A. SWARCBORT and K. A. STACEY: The Reactivity of Radiomimetic Compounds-III. Crosslinking of Nucleoprotein. Biochem. Pharmacol. **2**, 133 (1959).
12. HILZ, H., u. E. J. KLEMPIEN: Über die Einwirkung von cytostatischen Verbindungen und Nicotinsäureamid auf Ascitestumor-Ribonuclease(n). Biochem. Z. **331**, 563 (1959).
13. ROITT, I. M.: The Inhibition of Carbohydrate Metabolism in Ascites-Tumour Cells by Ethylene-imines. Biochem. J. **63**, 300 (1956).
14. HOLZER, H., P. GLOGNER u. G. SEDLMAYR: Zum Mechanismus der Glykolysehemmung durch carcinostatisch wirkende Äthyleniminverbindungen. Biochem. Z. **330**, 59 (1958).
15. — W. DUNTZE u. S. FRANK: Zum carcinostatischen Wirkungsmechanismus von Äthylenimin-Verbindungen: Alkylierung von Nicotinsäureamid am Pyridin-Stickstoff. Angew. Chem. **70**, 746 (1958).
16. GOEDDE, W., u. H. HOLZER: Alkylierung von Nicotinsäure-amid durch carcinostatisch wirksame Äthylenimin-Verbindungen. Angew. Chem. **72**, 47 (1960).
17. S. z. B. D. B. McNAIR SCOTT, I. L. V. ULBRICHT, M. L. ROGERS, E. CHU and C. ROSE: Effect of Substituted Pyrimidines on Growth and Biosynthesis of Microorganisms, Cancer Res. **19**, Cancer Chemotherapy Screening Data II, 15 (1959).
18. S. Publikationen der Cancer Chemotherapy Screening Data in den Cancer Research.

# Die Wirkungsweise von Actinomycinen bei Neurospora crassa und Streptococcus faecalis*

Von

Helga Kersten (Münster i. W.)

Mit 3 Abbildungen

Hackmann (*1*) hat 1953 die tumorhemmende Wirkung von Actinomycin (Sanamycin) beim Ehrlich-Carcinom der Maus, beim Mäusesarkom S 37 und beim Walker-Carcinom der Ratte beobachtet. Diese Befunde wurden kurze Zeit später von Field und Mitarbeitern (*2*), sowie von Oettel (*3*), bestätigt. Vor kurzem fanden Nitta (*4*), Milton u. Goldstein (*5*), die wachstumshemmende Wirkung von Actinomycinen an HeLa-Zellen. Die cytostatische Wirkung von Actinomycin D ($C_3$) haben Foley und Mitarbeiter (*6*) an 12 mikrobiologischen Testsystemen nachgewiesen. Mikroorganismen lassen sich nicht nur zum Nachweis cytostatisch wirksamer Verbindungen heranziehen, sondern können auch zum Studium über deren Wirkungsmechanismus dienen. Die Kenntnis der Wirkungsmechanismen der bis jetzt bekannten Cytostatika kann mit dazu beitragen, neue wirksame Verbindungen zu finden, die zur Chemotherapie maligner Tumoren eingesetzt werden können.

Zu unseren Untersuchungen zum Wirkungsmechanismus von Actinomycin C verwendeten wir Neurospora crassa und Streptococcus faecalis, als Hemmsubstanz Actinomycin C der Farbenfabriken Bayer. Dieses besteht aus 3 verschiedenen Komponenten, den Actinomycinen $C_1$, $C_2$ und $C_3$, deren Konstitution von Brockmann und seinem Arbeitskreis (*7*, *8*) aufgeklärt wurde. Danach sind Actinomycine Chromopeptide, die alle den gleichen Chromophor — ein Phenoxazonringsystem — enthalten. Sie unterscheiden sich lediglich durch die Aminosäurezusammensetzung der Peptidseitenketten. Das Wachstum von N. crassa wurde mit dem Horizontalwuchstest nach Ryan, Beadle u. Tatum (*9*), das von S. faecalis mit Hilfe von Trübungsmessungen bestimmt.

Zur Klärung der Wirkungsweise von Actinomycin C haben wir nach Substanzen gesucht, welche die durch Actinomycin C bewirkte Wuchshemmung in beiden Testsystemen aufheben. Zusatz von Aminosäuren zum Nährmedium bewirkt keine oder nur eine geringe partielle Enthemmung (*10*). Das stimmt überein mit Befunden von japanischen Autoren (*11*), die den Einfluß von Aminosäuren auf die Actinomycinhemmung bei HeLa-Zellen untersucht haben und keine Enthemmung durch Zusatz von Asparaginsäure, Glutaminsäure, $\beta$-Alanin und Phenylalanin fanden. Ferner wurden die Intermediärprodukte des Zuckerstoffwechsels, Hexosen, Pentosen, Hexose- und Pentosephosphate auf eine enthemmende Wirkung

---

* Physiologisch-Chemisches Institut der Universität Münster in Westfalen. (Direktor: Prof. Dr. E. Lehnartz).

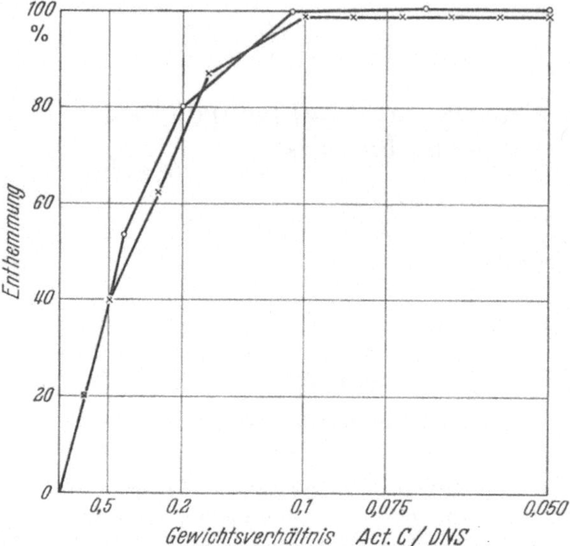

Abb. 1. Aufhebung der Actinomycinhemmung bei N. crassa und S. faecalis durch hochmolekulare DNS (○—○ S. faecalis, ×—× N. crassa)

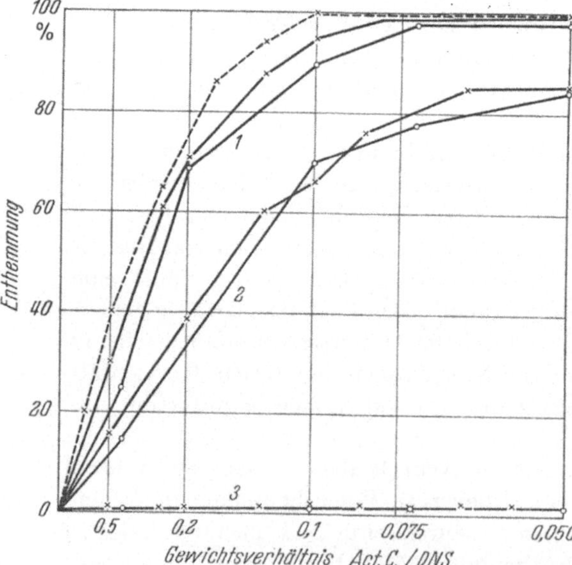

Abb. 2. Aufhebung der Actinomycinhemmung bei N. crassa und S. faecalis durch Hydrolyseprodukte hochmolekularer DNS. *1* Polynucleotide, *2* Nucleotide gewonnen aus DNS nach Behandlung mit DNase, *3* Totalhydrolysat (Purine, Pyrimidine, Desoxyribose und Phosphat). ○—○ S. faecalis, ×—× N. crassa, ----- Vergleich mit hochmolekularer DNS)

geprüft. Die Actinomycin C-Hemmung wird auch durch diese Substanzen nicht aufgehoben. Dagegen enthemmen in hohen Konzentrationen die Bausteine der Nucleinsäuren, Purine, Pyrimidine sowie die entsprechenden Nucleoside und Nucleotide bei N. crassa (*12*), im mikrobiologischen Test mit S. faecalis waren diese Substanzen jedoch unwirksam.

Morphologische Befunde von HACKMANN (*1*) sprechen dafür, daß Actinomycin C während der frühen Stadien der Zellteilung angreift, einem Zeitpunkt also, zu dem gerade die Synthese von DNS und damit auch von RNS beginnt.

Wir haben deshalb untersucht, ob durch Zusatz geringer Mengen DNS oder RNS die Actinomycinhemmung bei N. crassa und S. faecalis aufgehoben werden kann. Der Zusatz artfremder DNS und RNS schien uns sinnvoll, weil WACKER (*13*) gezeigt hat, daß ruhende Bakterien in der Lage sind, auch artfremde Ribonucleinsäuren aufzunehmen.

In beiden Testsystemen läßt sich die Actinomycinhemmung durch Zusatz von DNS und auch von RNS aufheben. Zur Erzielung einer vollkommenen Enthemmung wurde etwa 100mal mehr RNS als DNS benötigt.

Zur Darstellung der Versuchsergebnisse ist die prozentuale Enthemmung in Abhängigkeit von dem Verhältnis Actinomycin C zu DNS aufgetragen. Die Actinomycin C-Konzentration ist konstant und beträgt bei N. crassa 5 $\mu$/ml Nährmedium, bei S. faecalis 0,12 $\mu$g/ml

Nährlösung. Bei dieser Art der Darstellung erhält man in beiden mikrobiologischen Testsystemen identische Enthemmungskurven. Offensichtlich kommt es nur auf das Verhältnis von Actinomycin zu DNS an. Beträgt dieses 0,1, so wird die Wachstumshemmung sowohl bei N. crassa als auch bei S. faecalis vollkommen aufgehoben. Bei der zu diesen Versuchen eingesetzten DNS handelt es sich um hochmolekulare Thymonucleinsäure. Niedermolekulare DNS aus Heringssperma ist ebenso wirksam wie hochmolekulare DNS.

Nach Angaben von SCHMIDT (14), erhält man durch vorsichtige Alkalibehandlung von DNS Hydrolyseprodukte, die vorwiegend aus Polynucleotiden bestehen. Enzymatische Hydrolyse mit DNase ergibt in der Hauptsache Oligonucleotide. Nach Behandlung mit 1,5 n HCl erfolgt der Abbau der DNS bis zu Purinen, Pyrimidinen, Desoxyribose und Phosphat. Die auf diese Weise erhaltenen Hydrolyseprodukte hochmolekularer und niedermolekularer DNS wurden bei der Hemmungsanalyse mit N. crassa und S. faecalis dem Nährmedium zugesetzt. Die Ergebnisse sind in den Abb. 2 u. 3 zusammengefaßt. Die Polynucleotide aus hochmolekularer DNS sind etwa genau so wirksam wie DNS

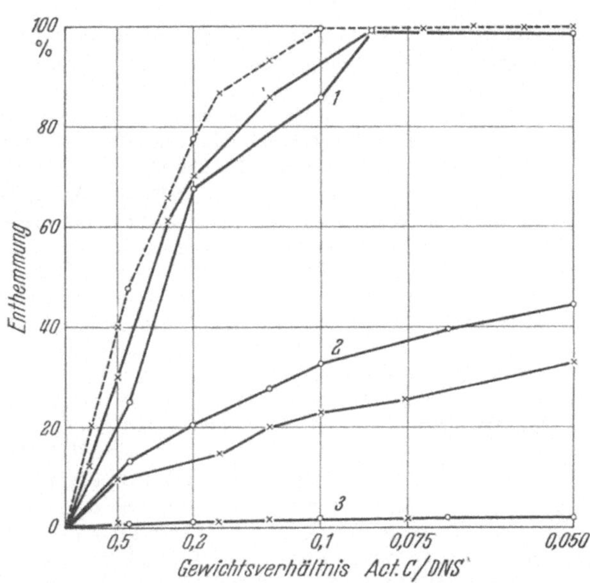

Abb. 3. Aufhebung der Actinomycinhemmung bei N. crassa und S. faecalis durch Hydrolyseprodukte niedermolekularer DNS. *1* Polynucleotide, *2* Nucleotide gewonnen aus DNS nach Behandlung mit DNase, *3* Totalhydrolysat (Purine, Pyrimidine, Desoxyribose und Phosphat). (○—○ S. faecalis, ×—× N. crassa, – – –Vergleich mit niedermolekularer DNS)

selbst, die Oligonucleotide hingegen weit weniger. Letztere enthemmen bei einem Verhältnis Actinomycin C:DNS von 0,1 nur noch zu 30%. Das Totalhydrolysat mit den Bausteinen ist wirkungslos.

Die Polynucleotide und die Bausteine der niedermolekularen DNS verhalten sich genau so wie die entsprechenden Hydrolyseprodukte der hochmolekularen DNS (vgl. Abb. 2 u. 3, Kurven 1). Dagegen unterscheiden sich die Hydrolyseprodukte hochmolekularer und niedermolekularer DNS nach enzymatischer Spaltung deutlich voneinander (vgl. Abb. 2 u. 3, Kurven 2). Offensichtlich haben die Hydrolyseprodukte von niedermolekularer DNS nach enzymatischer Spaltung eine größere Kettenlänge als die der hochmolekularen DNS. Für die enthemmende Wirkung der Polynucleotide scheint danach eine bestimmte Kettenlänge notwendig zu sein.

Zusammenfassend läßt sich sagen: Desoxyribonucleinsäuren, deren Polynucleotide und zum Teil auch Oligonucleotide vermögen die Wachstumshemmung von Actinomycin C bei N. crassa und S. faecalis aufzuheben. Da die prozentuale Enthemmung abhängig ist von dem quantitativen Verhältnis Actinomycin C:DNS, ist eine direkte Reaktion von Actinomycin und der zugesetzten DNS in Betracht zu ziehen. Über die Reaktion von Actinomycin C mit Nucleinsäuren wird im folgenden Referat berichtet.

## Literatur

1. HACKMANN, CH.: HBF 386 (Actinomycin C), ein cytostatisch wirksamer Naturstoff. Strahlentherapie **90,** 3 (1953).
2. FIELD, J. B., F. COSTA, A. BORYCZKA and L. I. SEKELY: Experimentelle Auswertung der tumorhemmenden Wirkung des neuen Antibioticums Actinomycin C. Antibiot. Ann. (1954/55).
3. OETTEL, H., u. G. WILHELM: Vergleichende Prüfung von 14 cytostatisch wirksamen Produkten an 7 Tiertumoren. Naunyn-Schmiedeberg's Arch. exp. Path. Pharmak. **230,** 559 (1957).
4. NITTA, K.: Studies on the Effects of Actinomycetes Products on the Culture of Human Carcinoma Cells (Strain HeLa). II. The Effect of known Antitumor Antibiotics on HeLa Cells. Jap. J. Med. Sci. Biol. **10,** 287 (1957).
5. MILTON, G., N. GOLDSTEIN, J. I. SLOTNICK, M. H. HILLMAN and J. GALLAGHER: Cytochemical and Biochemical Studies on HeLa Cells Sensitive and Resistant to Actinomycin D. Proc. Amer. Ass. Cancer Res. **3,** 23 (1959).
6. FOLEY, G. E., R. E. McCARTHY, V. M. BINNS, E. E. SNELL, B. M. GUIRARD, G. W. KIDDER, V. C. DEWEY and P. S. THAYER: A Comparative Study of the Use of Microorganisms in the Screening of Potential Antitumor Agents. Ann. N. Y. Acad. Sci. **76,** 413 (1958).
7. BROCKMANN, H., u. H. MUXFELDT: Konstitution und Synthese des Actinomycin-Chromophors. Angew. Chem. **68,** 69 (1956).
8. — u. P. BOLDT: Die Aminosäure-Sequenz von Actinomycin $C_3$. Naturwissenschaften **46,** 262 (1959).
9. RYAN, F. J., G. W. BEADLE and E. L. TATUM: The Tube Method of Measuring the Growth Rate of Neurospora. Amer. J. Bot. **30,** 784 (1943).
10. RAUEN, H. M., u. G. HESS: Die Wirkung der Actinomycine C und D auf Neurospora crassa. Hoppe Seylers Z. physiol. Chem. **315,** 70 (1959).
11. PADA SEN, GURU: Effect of Actinomycin C against malignant and normal Epithelial Cells, Absence of Pantothenic Acid Relationship. Naturwissenschaften **46,** 82 (1959).
12. KERSTEN, W., H. KERSTEN and H. M. RAUEN: Action of Nucleic Acids on the Inhibition of Growth by Actinomycin of Neurospora crassa. Nature (Lond.) **187,** 60 (1960).
13. WACKER, A., u. D. PFAHL: DNS-Aufnahme ruhender Bakterien. Z. Naturforsch. **14b,** 220 (1959).
14. SCHMIDT, G.: Chemical and Enzymatic Methods for the Identification and Structural Elucidation of Nucleic Acids and Nucleotides, in COLOWICK-KAPLAN: Methods in Enzymology III, 747 ff. New York: Acad. Press.

# Reaktion von Actinomycin mit DNS und RNS*

Von

WALTER KERSTEN (Münster i. W.)

Mit 3 Abbildungen

Aus der am biologischen Test mit Neurospora crassa und Streptococcus faecalis beobachteten Wechselwirkung zwischen Actinomycin C und Desoxyribonucleinsäure ergab sich die Frage, ob Actinomycin C und DNS in vitro miteinander reagieren. Über die hierzu durchgeführten physikalisch-chemischen Untersuchungen wird im folgenden berichtet.

STEINER u. BEERS (1) haben die Komplexbildung von Acridinorange mit Nucleinsäuren nachgewiesen. LAWLEY (2) fand eine Komplexbildung zwischen DNS und Rosanilin. Die Maxima der Farbstoff-DNS-Komplexe sind gegenüber den Maxima der Farbstoffe zum Langwelligen verschoben. Ganz ähnlich ändert sich die Absorptionsbande von Actinomycin C in Wasser bei 438 m$\mu$ durch Zugabe

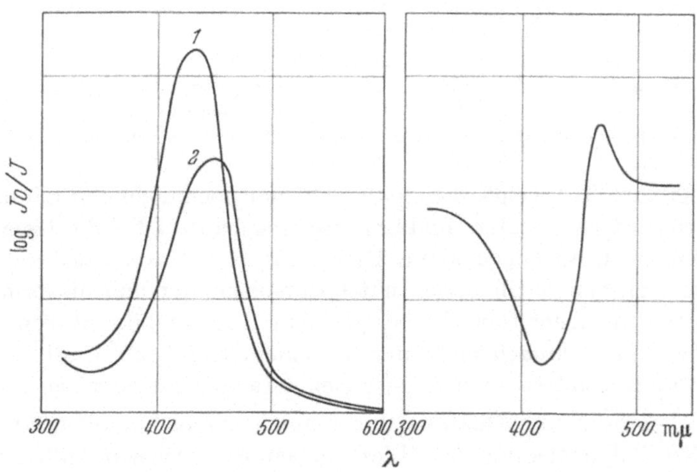

Abb. 1a       Abb. 1b

Abb. 1a. Spektrum. *1* Actinomycin C, *2* Actinomycin C + DNS 1:10
Abb. 1 b. Differenzspektrum zu Abb. 1a

von DNS. Sie wird nach 450 m$\mu$ (vgl. Abb. 1a) verschoben. Abb. 1b gibt das Differenzspektrum wieder, bei dem die Verschiebung klar hervortritt.

Die Verschiebung des Spektrums des Actinomycins ist abhängig von der zugegebenen Menge DNS (Abb. 2). Zugabe von 2,5 Teilen DNS zu einem Teil

* Physiologisch-Chemisches Institut der Universität Münster in Westfalen (Direktor: Prof. Dr. E. LEHNARTZ).

10*

Actinomycin C ergibt nur ein sehr geringes Differenzspektrum. Bei einem Gewichtsverhältnis Actinomycin C:DNS von 0,5 ist das Differenzspektrum wesentlich ausgeprägter, um schließlich bei einem Verhältnis von 0,1 maximal zu sein. Weitere Zugabe von DNS verändert das Spektrum nicht mehr. Es wird offensichtlich 1 Gewichtsteil Actinomycin C von 10 Gewichtsteilen DNS gebunden.

In Gegenwart von RNS wird das Spektrum von Actinomycin C ebenfalls zum Langwelligen verschoben. Zur gleichen maximalen Verschiebung wird jedoch die 100fache Konzentration gegenüber DNS benötigt (Abb. 3).

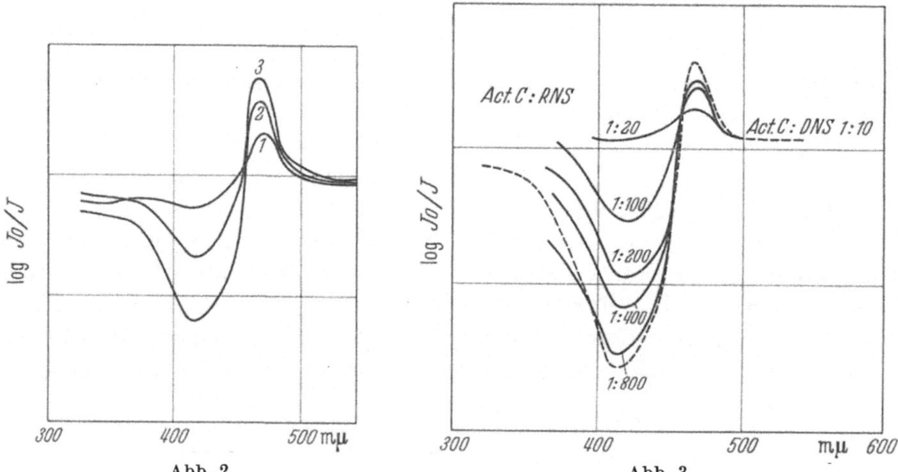


Abb. 2

Abb. 3

Abb. 2. Differenzspektrum. Act. C + DNS (hochmolekular). *1* Act. C: DNS 1:2,5, *2* Act. C: DNS 1:5, *3* Act. C: DNS 1:10 und darüber

Abb. 3. Differenzspektren —— Actinomycin + RNS, – – – – – Actinomycin + DNS

Im biologischen Test zeigte sich, daß nicht nur hochmolekulare, intakte DNS, sondern auch niedermolekulare und teilweise abgebaute DNS die Hemmwirkung von Actinomycin C aufheben kann. Es besteht kein Unterschied zwischen den Differenzspektren von Actinomycin mit hochmolekularer und niedermolekularer DNS bei Einsatz gleicher Gewichtsmengen. Zur Komplexbildung von Actinomycin C mit DNS ist demnach nicht nur die fadenförmige DNS mit Doppelhelixstruktur befähigt, sondern auch niedermolekulare oder hitzedenaturierte DNS.

Durch Behandlung mit Alkali entstehen aus hochmolekularer wie niedermolekularer DNS Polynucleotide (*3*). Diese geben die gleichen Differenzspektren mit Actinomycin C wie die DNS selbst.

Die beim Abbau mit DNase erhaltenen Nucleotide aus hochmolekularer DNS ergeben zwar noch ein Differenzspektrum mit Actinomycin C. Dieses ist aber bei einem Gewichtsverhältnis von Actinomycin C:DNS von 0,1 nur noch ganz schwach ausgeprägt. Die Nucleotide niedermolekularer DNS nach DNase-Behandlung verschieben das Spektrum von Actinomycin C bei demselben Gewichtsverhältnis wesentlich stärker.

Die nach totaler Hydrolyse von DNS mit 1,5 n HCl erhaltenen Bausteine vermögen in vergleichbaren Konzentrationen das Spektrum von Actinomycin C nicht zu beeinflussen.

An Hand der Spektren konnten wir sichern, daß kein Unterschied in der Komplexbildung zwischen Actinomycin C und DNS im pH-Bereich von pH 5,0 bis pH 8,0 besteht.

Die Untersuchungen der Spektren von Actinomycin mit Nucleinsäuren und deren Abbauprodukten haben gezeigt, daß eine exakte Relation besteht zwischen den Ergebnissen des biologischen Testes und der Verschiebung der Spektren.

Das Spektrum von DNS, das im wesentlichen durch die Basen Adenin, Guanin, Cytosin und Thymin bedingt ist und dessen Maximum bei 259 m$\mu$ liegt, wird bei gleichen Versuchsbedingungen durch Actinomycin C nicht beeinflußt. Wo und wie die Bindung zwischen Actinomycin und den Nucleinsäuren erfolgt, können wir noch nicht genau sagen.

Die Verschiebung des Absorptionsmaximums von Actinomycin durch DNS spricht in Analogie zu den Angaben von STEINER u. BEERS (1) sehr für eine Komplexbildung.

Einen weiteren Anhalt für diese Annahme sehen wir in den Ergebnissen der Untersuchungen mit der analytischen Ultrazentrifuge. Wenn ein Farbstoff mit einer hochmolekularen Substanz einen Komplex bildet, muß er mit der Dichtegradientenkurve dieser Substanz im Ultrazentrifugenfeld wandern. Wir haben die Sedimentation von hochmolekularer DNS in Gegenwart verschiedener Konzentrationen Actinomycin C untersucht. DNS in einer Konzentration von 0,2% wandert wegen ihres hohen Molekulargewichts und ihrer Viscosität bei 39460 U pm mit einer scharfen Dichtegradientenkurve. Actinomycin C wandert bei dieser Umdrehungsgeschwindigkeit nicht unter Ausbildung eines Dichtegradienten. Der gelbe Farbstoff ist während der Versuchszeit gleichmäßig zwischen Meniscus und Boden der Zelle verteilt. Aus experimentellen Gründen haben wir bei den Untersuchungen mit der Ultrazentrifuge die DNS-Konzentrationen konstant gehalten und die Actinomycin C-Konzentrationen variiert. Bei einem Verhältnis von Actinomycin C:DNS von 3,3:1 verbleibt ein Teil des Farbstoffes im Lösungsmittel, ein Teil wandert genau mit der Zacke der DNS. Bei einem Verhältnis von 5:1 ist ein wesentlich geringerer Teil des Farbstoffes im Lösungsmittel verblieben, bei einem Verhältnis von 10:1 ist das gesamte Actinomycin C an DNS gebunden und wandert genau mit der Dichtegradientenkurve.

Die entsprechenden Versuche haben wir auch mit niedermolekularer DNS durchgeführt und kommen zum gleichen Ergebnis. Allerdings wandert die niedermolekulare DNS nicht mit einem so gut ausgeprägten Dichtegradienten wegen der sehr viel stärkeren Rückdiffusion. Die Gradientenkurve ist breiter und die Trennung zwischen Actinomycin C und dem Lösungsmittel etwas verwaschener.

Diese Untersuchungen zeigen, daß die im mikrobiologischen Test beobachtete Wirkung von DNS, Polynucleotiden und zum Teil auch Oligonucleotiden auf eine direkte Reaktion zwischen Actinomycin C und der zugesetzten DNS bzw. deren Polynucleotiden zurückzuführen ist. Wir nehmen daher an, daß auch in die Zelle eingedrungenes Actinomycin C mit der zelleigenen DNS in gleicher Weise reagiert wie mit der DNS in vitro, und daß zumindest ein Teil der cytostatischen Wirkung von Actinomycin C auf dem Reaktionsvermögen mit DNS und Polynucleotiden beruht. Wegen des viel geringeren Bindungsvermögens von RNS erscheint uns eine Reaktion zwischen RNS und Actinomycin C in vivo nur von untergeordneter Bedeutung.

## Literatur

1. BEERS, R. F., D. D. HENDLEY and R. F. STEINER: Inhibition and Activation of Poly-nucleotide Phosphorylase through the Formation of Complexes between Acridinorange and Polynucleotides. Nature (Lond.) **182**, 242 (1958).
2. LAWLEY, P. D.: Interaction Studies with DNA. I. The Binding of Rosaniline at low Ratio of Concentrations Rosaniline: DNA, and Competitive Effect of Sodium and other Metal Cations. Biochim. biophys. Acta **19**, 160 (1956).
3. SCHMIDT, G.: Chemical and Enzymatic Methods for the Identification and Structural Elucidation of Nucleic Acids and Nucleotides, in Colowick-Kaplan: Methods in Enzymologie III. p. 747 ff. New York: Acad. Press 1957.

# Methodische Probleme der therapeutischen Krebsforschung*

Von

G. Oberhoffer (Bonn-Venusberg)

Für einen Kreis von Naturwissenschaftlern, die sich vorwiegend mit der Grundlagenforschung beschäftigen, werden Ausführungen über „Therapie" nicht das wichtigste Thema darstellen. Diese Tatsache ist leider zum Teil durch die „Therapie" als Disziplin der Medizin selbst verschuldet, weil bei therapeutischen Untersuchungen und Berichten nur zu oft die Grundregeln eines eindeutigen Schlusses, wie sie in den „exakten Naturwissenschaften" Selbstverständlichkeit sind, entweder überhaupt vernachlässigt werden, oder aber nicht klar mitgeteilt wird, inwieweit diese Regeln einer kritischen Erfolgsbeurteilung *nicht* berücksichtigt werden *konnten*, weil die gegebene klinische Situation dieses nicht zuließ.

Auf der anderen Seite werden die Morphologie, die Biochemie und die Pharmakologie stets an der klinisch-therapeutischen Forschung interessiert und auf sie angewiesen sein, damit die Ergebnisse ihrer Grundlagenforschung eine Bewährungsmöglichkeit in der praktischen Situation erhalten.

Es soll versucht werden, einige wichtige Punkte der *Schwierigkeiten* und *Probleme* einer klaren, rein empirischen *eindeutigen Therapiebeurteilung* und die in der Klinik hierfür bestehenden *Möglichkeiten* der therapeutischen Krebsforschung darzulegen. Diese Ausführungen beziehen sich dabei immer wieder auf die grundlegenden Arbeiten Martinis.

## Allgemeine Gesichtspunkte

Krebs ist — abgesehen von einigen wenigen Ausnahmen (z. B. Hautkrebs) — eine *chronisch progrediente, obligat vorzeitig* zum *Tode* führende Krankheit. Eine den Krebs wirklich *völlig heilende Therapie* wäre deswegen nicht besonders schwer zu erkennen, und deswegen wäre eine *Vergleichsgruppe unbehandelter* Patienten zur Therapiebeurteilung *nicht notwendig*, ja, sie wäre sogar ärztlich-ethisch nicht vertretbar. Aber — und wiederum von wenigen Ausnahmen abgesehen (z. B. Operation bei Krebsfrühstadien) — *bisher* gibt es noch *keine krebsheilende Therapie*, so daß diese eben angedeutete einfache Beurteilungsmöglichkeit an Hand einer völligen Ausheilung nicht besteht. Um aber auch eine schwächer anticanceröse Wirkung einer Behandlungsmaßnahme klinisch erkennen zu können, sind wir daher genötigt, die Therapiebeurteilung auf die Erkennung *geringerer* und *vorübergehender Besserungen* im Krankheitsbild und im Krankheitsverlauf der Krebskranken zu gründen. Je geringer dabei die durch die Behandlung hervorgerufene wirkliche Besserung des Krankheitszustandes ist, um so schwerer wird die *Abgrenzung gegenüber spontan* während des Krankheitsverlaufes *vorkommenden Befund-*

---

* Aus der Medizinischen Universitätsklinik für Innere- und Nervenkrankheiten, Bonn-Venusberg (Direktor: Prof. Dr. A. Heymer).

*änderungen.* Eine solche therapeutische Beurteilung mit Berücksichtigung der vorkommenden Spontanschwankungen wird im wesentlichen nur mit Hilfe eines *statistischen Vergleiches* möglich sein.

## Elemente des klinisch-therapeutischen Urteils

Bei jeder klinisch-therapeutischen Prüfung müssen *3 wesentliche Abschnitte* (Elemente) mit den höchsten Anforderungen an Kritik und Konsequenz beachtet werden, da es sonst nicht möglich sein wird, daß die *klinisch*-therapeutische Forschung mit den *experimentellen* Erfahrungen auf dem Gebiet der Krebsforschung Schritt halten wird.

Diese 3 Abschnitte, die in ihren wesentlichen Punkten und in den Schwierigkeiten, welche sich einer Realisierung ihrer Forderungen in der Klinik entgegenstellen, im Folgenden besprochen werden sollen, sind:

1. Die *Anordnung* des therapeutischen *Vergleiches*,

2. Die *Befunderhebung*, welche voraussetzt, daß vorher *Beurteilungskriterien* definiert wurden, welche den Krankheitsverlauf auch wirklich charakterisieren.

3. Die *Durchführung* des *Vergleiches* und die quantitative Beurteilung des beobachteten Unterschiedes. Hier wird häufig eine *statistische Prüfung* notwendig sein.

Richtige und sinnvolle Ergebnisse eines therapeutischen Vergleiches sind nur dann zu erwarten, wenn alle diese 3 Abschnitte aufeinander abgestimmt sind und einwandfrei und sorgfältig durchgeführt wurden.

## 1. Vergleichsanordnung

Jedes therapeutische Urteil sollte nur auf einen *wirklich durchgeführten Vergleich* aufgebaut werden. Bei der therapeutischen Krebsforschung gibt es hier nur *eine einzige Ausnahme*, die vorhin schon erwähnt wurde, nämlich dann, wenn es wirklich *krebsheilende* Behandlungsmaßnahmen geben würde. In diesem Falle wäre dann die durch die Behandlung eingetretene *Heilung* so offensichtlich im Gegensatz zu dem sonst immer schnellen, tödlichen Krankheitsende, daß keine Irrtumsmöglichkeiten bestehen.

Aber in unserer heutigen Situation, insbesondere der Situation des Internisten, müssen wir uns begnügen, daß wir bisher höchstens das tödliche Ende *hinausschieben* können oder den Krankheitsverlauf, das heißt: den eigentlichen Krankheitsprozeß, *vielleicht bessern* können. Ob aber nun der *tatsächlich unter* der Medikamenteneinwirkung *eingetretene Krankheitsverlauf,* so wie wir ihn am einzelnen Patienten miterleben, wirklich etwas besser und günstiger verlief, als er *ohne* gleichzeitige Medikamentengabe verlaufen wäre, das ist die schwere Frage, die wir möglichst irrtumsfrei beantworten wollen. Grundsätzlich stehen uns hier *2 Möglichkeiten der Vergleichsanordnung bei den Krebskrankheiten* zur Verfügung:

1. Der *individuelle Vergleich* (Martini), bei welchem an ein und demselben Patienten in zeitlich verschiedenen, nacheinanderfolgenden Zeitabschnitten einmal die neue zu beurteilende Behandlung und andererseits die bisherige Standardtherapie (d. h. beim Krebs in unserer heutigen Situation nur allzuoft „rein symptomatische Behandlung") angewandt werden. Die in diesen verschiedenen Krankheitsperioden beobachteten Krankheitsverläufe werden dann miteinander verglichen. Dieses ist die für die cytostatische Behandlung der chronischen Leukosen adaequate therapeutische Vergleichsanordnung.

2. Der *kollektive Vergleich:* hierbei werden Gruppen gleichartiger Patienten gebildet. Die eine Gruppe wird mit dem neuen zu beurteilenden Medikament behandelt, die andere Gruppe erhält die Standardtherapie. Das therapeutische Urteil

Tabelle. *Häufigkeit des Vorkommens der verschiedenen Formen des Bronchialcarcinoms* (Medizinische Klinik Bonn und 49 unbestrahlte Fälle der Städtischen Krankenanstalten Köln-Merheim)

| Behandlung Stadium | histologisch | Nicht bestrahlt | Siebbestrahlt | | | Homogen bestrahlt | | | Operierte | Operiert und nachbestrahlt | Pendel-bestrahlt |
|---|---|---|---|---|---|---|---|---|---|---|---|
| | | | bis 10000 r | 10000—15000 r | über 15000 r | bis 4000 r | 4000—9000 r | über 9000 r | | | |
| I | diff. | 0 | 0 | 0 | 1 | 0 | 0 | 0 | 4 | 2 | 0 |
| | undiff. | 0 | 0 | 0 | 0 | 0 | 0 | 0 | 0 | 0 | 0 |
| | unbek. | 7 | 1 | 0 | 3 | 1 | 2 | 0 | 0 | 0 | 0 |
| II | diff. | 4 | 0 | 0 | 3 | 0 | 0 | 0 | 7 | 1 | 0 |
| | undiff. | 0 | 0 | 1 | 3 | 0 | 0 | 0 | 3 | 0 | 0 |
| | unbek. | 11 | 0 | 1 | 7 | 0 | 0 | 2 | 1 | 0 | 2 |
| III | diff. | 5 | 0 | 2 | 16 | 0 | 2 | 1 | 6 | 3 | 0 |
| | undiff. | 5 | 1 | 1 | 10 | 0 | 0 | 1 | 2 | 1 | 0 |
| | unbek. | 8 | 2 | 3 | 15 | 2 | 1 | 3 | 0 | 0 | 0 |
| IV a (Nah- | diff. | 7 | 0 | 2 | 13 | 0 | 0 | 0 | 4 | 0 | 0 |
| meta- | undiff. | 4 | 2 | 1 | 6 | 1 | 2 | 0 | 1 | 0 | 2 |
| stasen) | unbek. | 16 | 4 | 4 | 20 | 1 | 1 | 7 | 0 | 0 | 0 |
| V (Fern- | diff. | 24 | 0 | 1 | 3 | 1 | 1 | 2 | 1 | 0 | 0 |
| meta- | undiff. | 42 | 2 | 3 | 4 | 1 | 4 | 4 | 0 | 0 | 0 |
| stasen) | unbek. | 30 | 2 | 1 | 8 | 5 | 4 | 4 | 0 | 0 | 1 |
| Alle Stadien I | | 7 | 1 | 0 | 4 | 1 | 2 | 0 | 4 | 2 | 0 |
| Alle Stadien II | | 15 | 0 | 2 | 13 | 0 | 0 | 2 | 11 | 1 | 2 |
| Alle Stadien III | | 18 | 3 | 6 | 41 | 2 | 3 | 5 | 8 | 4 | 0 |
| Alle Stadien IV a | | 27 | 6 | 7 | 39 | 2 | 3 | 7 | 5 | 0 | 2 |
| Alle Stadien IV b | | 96 | 4 | 5 | 15 | 7 | 9 | 10 | 1 | 0 | 1 |
| Alle insgesamt | | **163** | 14 | 20 | **112** | 12 | 17 | 24 | 29 | 7 | 5 |

146<br>
Siebbestrahlte    53<br>
homogen Bestrahlte

163    240 Röntgenbestrahlte<br>
nicht Röntgenbestrahlte

403 Bronchialcarcinome

wird auf dem Vergleich solcher verschieden behandelter Gruppen aufgebaut. (Diese
Vergleichsanordnung ist aus der therapeutischen Forschung der akuten Erkrankungen bekannt).

Dieser kollektive Vergleich führt aber nur dann zu richtigen Ergebnissen, *wenn
die einzelnen Patienten* dieser 2 miteinander verglichenen Kollektive untereinander
*völlig gleichartig* in Hinblick auf Krankheitsstadium und Krankheitsform und individuelle Krankheitsprognose sind. Die Kranken müssen alle untereinander *homogen*
sein, und dürfen sich in den 2 Kollektiven nur dadurch unterscheiden, daß die

einen das zu prüfende Medikament bekamen, die anderen dagegen nicht. Bei den *Krebskrankheiten* ist eine solche Homogenität der Patienten eines Kollektivs nur dann vorhanden, wenn sich die Patienten hinsichtlich *Stadium der Krebserkrankung, histologischem Aufbau* und u. U. auch hinsichtlich ihrer *topographischen Lage* nicht voneinander unterscheiden. Welche praktische Erschwernis diese *Forderung nach Homogenität* bedeutet, soll Ihnen die Tabelle erläutern.

Beim Bronchialcarcinom ist zur therapeutischen Beurteilung einer durchgeführten Röntgensiebbestrahlung an Hand der Überlebenszeiten (s. später) sicher von Bedeutung, daß in den verglichenen, therapeutisch verschieden behandelten Patienten*gruppen* Homogenität in Bezug auf *Krankheitsstadium, Histologie* und evtl. auch in Bezug auf den *Sitz* (peripher oder zentral) besteht. Die Tabelle zeigt, wie weit sich ein relativ *großes* Patientengut, welches schon durch Zusammenarbeit mit den Städtischen Krankenanstalten Köln-Merheim (Dr. Schmitz-Dräger) vergrößert werden konnte, in *kleine Gruppen* aufsplittert, wenn man dieser Forderung nach Homogenität folgt. Von 163 unbestrahlten gegenüber 112 optimal siebbestrahlten Patienten bleiben zum Beispiel als „homogene" Patienten für die Gruppe „Stadium III, histologisch differenziert" nur 5 Unbestrahlte gegenüber 16 Bestrahlten übrig. An solch kleinen Gruppen lassen sich z. B. Unterschiede der Überlebenszeit nur dann irrtumsfrei erkennen, wenn *große* Unterschiede der Überlebenszeit zwischen den beiden Gruppen bestehen. Dieselbe Enttäuschung, daß nach *soviel Arbeit des Zusammenstellens* der Bestrahlungsergebnisse innerhalb vieler Jahre in einer Klinik *nur so kleine wirklich vergleichbare* Patientengruppen herauskommen, werden in jeder anderen Klinik sicher auch gemacht werden. Ohne weiteres wäre aber eine viel bessere Beurteilung des therapeutischen Wertes der Strahlentherapie möglich, wenn man diese für sich allein nur wenig aussagefähigen kleinen Patientengruppen vieler verschiedener Kliniken zu großen homogenen Gruppen zusammenfassen würde. Hieraus ist ersichtlich, daß nur durch eine *Zusammenarbeit* und eine *gemeinsame therapeutische Auswertung vieler Kliniken* eine rationelle und möglichst schnelle therapeutische Urteilsbildung möglich ist. Ich kann mir keine sachliche, organisatorische oder andere Schwierigkeit denken, die eine solche Zusammenarbeit unmöglich machen könnte und die nicht auch überwindbar wäre (s. folgenden Vortrag von Lange). Andere Länder, insbesondere Großbritannien (Medical Research Council) haben hier Vorbildliches geleistet. Auf dem Gebiete der gynäkologischen therapeutischen Krebsforschung sind auch in unserem Lande gute Beispiele einer Zusammenarbeit gegeben worden.

Die Forderung nach Homogenität schließt ebenfalls mit ein, daß alle möglichen *Mitursachen* (therapeutischer oder anderer Art) für eine eingetretene Besserung des Krankheitsbildes ausgeschlossen, oder — wenn das nicht möglich ist — wenigstens auf beide Vergleichskollektive gleichmäßig verteilt werden. Hier ist bei der Krebsbehandlung z. Z. besonders auf evtl. gleichzeitig gegebene Corticosteroide zu achten.

## 2. Befunderhebung

**a) Klinische Beurteilungskriterien.** Jeder Vergleich setzt voraus, daß möglichst *objektive Beurteilungskriterien* vorliegen oder definiert wurden, welche den Krankheitszustand oder den Krankheitsverlauf *charakterisieren* und welche für einen wirklichen therapeutischen Effekt *repräsentativ* sein können. Bei den Krebskrankheiten ist diese Forderung oft sehr schwer zu erfüllen: solange der Tumor selbst gefühlt, gemessen oder im Röntgenbild gesehen werden kann, ist man in einer glücklichen Lage. Aber wie soll man den Krankheitsfortschritt z. B. bei Magencarcinomen, Nierentumoren oder Weichteiltumoren in vivo quantitativ beurteilen? Körpergewicht, Appetit, Hämoglobingehalt oder Schwächegefühl geben zwar Hinweise auf den Krankheitsverlauf, können aber nur schwer quantitativ einen therapeutischen Effekt charakterisieren.

Grundsätzlich stehen bei den Krebskrankheiten folgende Beurteilungskriterien zur Verfügung:

1. *Ausgang* der Krankheit in Heilung oder Tod (bei der heutigen Situation der Krebstherapie praktisch wertlos für die Beurteilung).

2. Zeitdauer, die der Kranke nach der Behandlung noch überlebte = *Überlebenszeit.* Diese ist besonders zur Beurteilung operativer Maßnahmen in Form der *5-Jahres-Überlebensrate* gebräuchlich. Grundsätzlich werden aber für manche Krebsformen andere Zeitintervalle als gerade 5 Jahre Überleben auskunftsreich sein. Besser ist hier die Charakterisierung eines Krankheitskollektivs durch eine „Überlebens- bzw. Absterbekurve" oder durch eine „mittlere Überlebenszeit", und zwar beim Krebs in Form nicht des arithmetischen Mittels, sondern in Form des *geometrischen ( = logarithmischen) Mittelwertes.* Wird die Überlebenszeit als Beurteilungskriterium gewählt, so ist auf eine Homogenität der verglichenen Patientengruppen in Bezug auf die Krankheitsstadien größter Wert zu legen. Existiert für die betreffende maligne Erkrankung keine sinnvolle Stadieneinteilung (z. B. chronische Leukämie), so kann als Ersatz eine Homogenität in Bezug auf die bisher verflossene Krankheitsdauer (Anamnesendauer) vorteilhaft verwendet werden.

3. *Dauer der Besserung* (bzw. einer *provisorischen Heilung*).

4. *Ausmaß einer* erreichten *Besserung.*

5. *Ausmaß* des *verbleibenden* Defektes bei Heilung.

**b) Statistische Kennzahlen** *(Parameter) dieser klinischen Kriterien (Symptome).* Es wird immer die Kunst des Klinikers bleiben, zu einer bestimmten Krebsform die typischsten und auch einen möglichen therapeutischen Effekt an empfindlichsten widerspiegelnden klinischen Beurteilungskriterien zu definieren.

Die weitere, möglichst quantitative Beobachtung und Registrierung (Dokumentation im eigentlichen Sinne) und auch Auswertung dieser Beurteilungskriterien und ihre Kennzeichnung durch Zahlen, welche statistisch weiterverarbeitet werden können, stellt eine nicht so schwere Aufgabe dar. Dabei ist eine sehr enge Zusammenarbeit zwischen Kliniker und Biostatistiker nötig, damit die Statistik keine Voraussetzungen für die Anwendung ihrer Methoden als erfüllt annimmt, die in ihrem klinischen Pendant in Wirklichkeit *nicht* erfüllt waren. Durch Inkongruenz der Vorstellungen und Prämissen an dieser Nahtstelle zwischen Medizin und Mathematik entstehen die meisten Irrtümer. Hierdurch bedingte Irrtümer werden auch am schwersten später erkannt, da einerseits der Mediziner einen viel zu großen Respekt vor dem Urteil „statistisch gesichert" hat und andererseits dem Statistiker häufig die medizinischen Probleme und Zusammenhänge nicht klar genug geworden waren.

### 3. Vergleich

Waren bisher die Vergleichs*anordnung* und die *Befund*erhebung und -*charakteri-sierung* möglichst *durch quantitative, objektive Kriterien* gut durchgeführt, dann will der *Vergleich des unter dem zu beurteilenden Medikament erreichten Krankheitszustandes* (bzw. -*verlaufes*) gegenüber dem *ohne dieses Medikament eingetretenen Krankheitsschicksal* ein Maß für den therapeutischen Wert des Medikamentes finden.

Dieses wird fast immer — wie überall im Bereich der Biologie — ein Vergleich zwischen variablen Werten sein und deswegen fast immer nur einwandfrei mit Hilfe statistischer Methoden möglich sein. So wird man beim Krebs zum Beispiel die Überlebenszeiten zweier homogener Patientenkollektive, die verschieden behandelt wurden, daraufhin prüfen müssen, *ob* der zwischen beiden Gruppen *beobachtete Unterschied der mittleren Überlebenszeit* (geometrisches Mittel!) *größer ist, als durch* die innerhalb der einzelnen Gruppen *beobachteten Schwankungen* allein *zufallsmäßig zu erklären ist*.

Dieses ist immer die *wesentliche* Frage, ganz gleich ob es sich um den Unterschied von Häufigkeiten handelt (wie z. B. „unter Behandlung in 10% gestorben" gegenüber „ohne Behandlung in 90% gestorben") oder ob es sich um quantitativ variable Merkmale handelt (wie z. B. „unter Behandlung Überlebenszeit von durchschnittlich 26 Monaten" gegenüber „ohne Röntgenbestrahlung Überlebenszeit von 12 Monaten").

Man wird immer *nur dann* einen unter der Behandlung eingetretenen *Unterschied als wesentlich und* auf den *therapeutischen* Wert des Medikaments hindeutendes *Kriterium auffassen*, wenn dieser eingetretene Unterschied wesentlich größer als die zufälligen Schwankungen ist; solche Unterschiede dürfen als „*signifikant*" bezeichnet werden. Hierbei bedeutet aber „nicht signifikant" noch nicht „nicht vorhanden", sondern nur: „an Hand dieser Anzahl von Beobachtungen noch nicht zu beweisen". Diese Möglichkeit der klaren Abgrenzung wirklicher Unterschiede von nur zufallsbedingten Unterschieden belohnt die ganze Mühe, die mit der Durchführung eines solch diffizilen Vergleichsverfahrens — wie es hier angedeutet wurde — verbunden ist und soll *einen* Schritt auf dem Wege zur Entwicklung einer rationellen Krebstherapie weiterhelfen.

### Literatur

Boag, J. W.: Maximum Likelihood Estimates of the Proportions of Patients Cured by Cancer Therapie. J. roy. Stat. Soc. **11/B**, 15—53 (1949).

Lange, J., u. F. Bange: Klinische Probleme der cytostatischen Krebstherapie. Vortrag bei der Arbeitstagung des Beratungsausschusses für Krebsforschung beim Kultusministerium des Landes Nordrhein-Westfalen, Düsseldorf, 28. 6. 1960.

Lea, D. E.: The Biological Assay of Carcinogens. Cancer Res. **5**, 633—640 (1945).

Martini, P.: Methodenlehre der klinisch-therapeutischen Forschung. 3. Aufl. Berlin-Göttingen-Heidelberg: Springer 1953. 4. Aufl. in Zusammenarbeit mit G. Oberhoffer u. E. Welte (in Bearbeitung).

Oberhoffer, G.: Über log-normale Häufigkeitsverteilung der Überlebenszeit Krebskranker. Diskussionsbemerk. IX. Internat. Kongreß für Radiologie 1959.

— Konferenzbeiträge zum Thema: Clinical Trials in Malignant Disease. Controlled Clinical Trials. A Conference of the CIOMS, Wien, 23.—27. 3. 1959.

— Über sinnvolle Mittelwerte. Sonderbände zur Strahlentherapie **41**, 104 (1959).

Oberhoffer, G.: Schwierigkeiten bei der Anwendung statistischer Methoden in der therapeutischen Erfolgsbewertung. Vortrag beim Internat. Biometrischen Seminar, Bern, 1959. Med. Doc. (im Druck).

— Grundsätzliches zur Therapiebeurteilung bei Krebskrankheiten. In H. Wilmanns: Chemotherapie maligner Tumoren, S. 92—94. Stuttgart: Schattauer 1960.

— H.-G. Schmitz-Dräger u. P. Thurn: Die Strahlenbehandlung der chronischen Leukämie. (Zugleich ein Beispiel für die Methodik der Therapiebeurteilung bei tödlich verlaufenden chronischen Erkrankungen). Strahlentherapie 108, 325—355 (1959).

Osgood, E. E., A. J. Seaman and R. D. Koler: Natural History and Course of the Leukemias. In Proc. III. Nat. Cancer Conf., Philadelphia 1957 (Lippincott), p. 366—382.

Schmitz-Dräger, H. G., G. Oberhoffer u. P. Thurn: Zur Siebbestrahlung des Bronchialcarcinoms. Strahlentherapie (im Druck).

Tivey, H.: Prognosis für Survival in the Leukemias of childhood. Review of the Literature and the Proposal of a simple Method of reporting survival Data for These Diseases. Pediatrics 10, 48—59 (1952).

# Klinische Probleme der cytostatischen Krebstherapie*

Von

J. Lange und F. Bange (Bonn-Venusberg)

Mit 2 Abbildungen

Im Rahmen der therapeutischen Krebsforschung fällt dem Kliniker die Aufgabe zu, das experimentell Erarbeitete beim krebskranken Menschen anzuwenden und den Erfolg letztlich zu beurteilen. Hieraus leitet sich auch die Berechtigung her, daß am Ende einer Arbeitstagung über die vielschichtige Problematik der Krebsforschung der Kliniker zu Wort kommt. Für ihn ergeben sich zweifellos Probleme spezieller Art, die ich im Folgenden unter besonderer Berücksichtigung der cytostatischen Behandlung darstellen möchte. Meinem Thema entsprechend werde ich Ergebnisse, die nur vorläufige sein könnten, nicht mitteilen. Es kommt mir vielmehr darauf an, Ihnen die Besonderheiten und Schwierigkeiten bei der klinischen Prüfung von anticancerösen Mitteln zu schildern und einen Weg aufzuzeigen, der uns dem Ziel einer objektiven Erfolgsbeurteilung näherbringen kann.

Herr Oberhoffer hat Ihnen in seinem voraufgegangenen Vortrag einige wichtige methodische Grundsätze einer solchen Prüfung erläutert. Sie haben u. a. gehört, daß neben dem kollektiven Vergleich homogener Krankheitsgruppen bei chronischen Krankheiten auch die Beobachtung des Verlaufs im Einzelfall von Bedeutung ist. Allerdings kann sich eine therapeutische Prüfung, wenn sie Anspruch auf Allgemeingültigkeit erheben will, nicht ausschließlich auf solche Einzelbeobachtungen stützen. Hierfür ist wiederum eine größere Zahl von Fällen notwendig.

Für den experimentell arbeitenden Mediziner ist die Bildung genügend großer Kollektive relativ einfach. Ihre Homogenität wird durch die meist exakte Kenntnis der biologischen Eigenschaften des induzierten Tumors und — bei Wahl erblich homogener Tierstämme — auch durch die weitgehend bekannte Reaktionsweise des Tumorträgers gewährleistet. Der Zeitpunkt des Behandlungsbeginns kann im voraus genau bestimmt werden. Daß Mitursachen ausgeschaltet werden, ist im Tierexperiment ebenso selbstverständlich wie die Bereitstellung eines unbehandelten Vergleichskollektivs. Während des Versuches können zusätzliche Kriterien z. B. durch zwischenzeitliche Probeexcisionen zu jedem beliebigen Zeitpunkt geschaffen werden.

Da wir bei einer klinischen Prüfung solche Idealbedingungen niemals erreichen können, sind wir um so mehr dazu verpflichtet, an unsere Kritik, die Folgerichtigkeit unserer Versuchsanordnung und die therapeutische Konsequenz die höchsten Anforderungen zu stellen. Noch weniger als sonst sind bei den Cytostaticis die in vitro und im Tierexperiment erzielten Resultate ohne weiteres auf den Menschen

---

* Aus der Medizinischen Universitätsklinik Bonn (Direktor: Prof. Dr. A. Heymer).

übertragbar. Die Malignome des Menschen sind untereinander und auch im Vergleich zu den Tiertumoren so different, daß eine einheitliche Reaktion auf chemische Substanzen gar nicht zu erwarten ist. Das gleiche gilt für den Tumorträger, der sich — z. B. auch in bezug auf Nebenwirkungen — ganz unterschiedlich verhalten kann. Chemiker und Pharmakologen, denen die Auswahl der Substanzen und deren pharmakologische wie toxilogische Prüfung obliegt, können daher ebensowenig auf die klinische Beurteilung verzichten wie der Kliniker auf die theoretischen und experimentellen Grundlagen.

Eine der Hauptschwierigkeiten bei der klinischen Prüfung von Cytostaticis ist der Umstand, daß uns in operativer und radiologischer Behandlung Methoden mit gesichertem, wenn auch oft nicht kurativem Effekt zur Verfügung stehen. Dies kann von der Chemotherapie der bösartigen Erkrankungen zur Zeit nur sehr bedingt gesagt werden. Solange daher berechtigte Aussicht besteht, den Primärtumor und vielleicht sogar die regionären Metastasen operativ entfernen zu können, muß man sich aus ärztlichen Gründen selbstverständlich hierzu entschließen. Das gleiche gilt von Tumoren mit besonderer Radiosensibilität, solange sie noch leidlich lokalisiert sind. Sie wird man zunächst bestrahlen müssen.

Eine ausschließlich cytostatische Behandlung wird daher nach dem derzeitigen Stand der Dinge nur für die Fälle in Frage kommen, in denen operative und radiologische Maßnahmen nicht mehr möglich sind. Es liegt auf der Hand, daß die Prüfung eines Cytostaticum infolge dieser negativen Patientenauswahl oft unter besonders ungünstigen Voraussetzungen vonstatten gehen muß. Vom ärztlichen Standpunkt ist dies aber gar nicht vermeidbar, und obwohl wir uns in den letzten Jahren der cytostatischen Therapie besonders angenommen haben, sind doch von insgesamt 266 Carcinompatienten nur 68 (25%) ausschließlich chemotherapeutisch behandelt worden.

Wenn trotz dieser erschwerten Bedingungen von uns und auch andernorts gewisse, manchmal sogar erstaunliche Besserungen bei fortgeschrittenen Krebskranken gesehen wurden, so zeigt das zwar, daß ein cytostatischer Effekt auch beim Carcinom des Menschen grundsätzlich erreichbar ist. Zu einer Verallgemeinerung reichen solche Einzelbeobachtungen aber nicht aus, und ich sehe daher keine Notwendigkeit, Ihnen im Rahmen dieses Vortrages derartige Krankheitsfälle zu schildern. Die Kombination einer Chemotherapie mit operativen und radiologischen Maßnahmen stellt an die therapeutische Prüfung besondere Anforderungen, auf die noch einzugehen sein wird.

Die chronischen Hämoblastosen nehmen in mancherlei Hinsicht eine Sonderstellung ein. Sie gelten als Domäne der Strahlentherapie, werden aber seit mehreren Jahren auch mit Cytostaticis angegangen, die hier zweifellos ein besonderes Indikationsgebiet besitzen. Radiologisch erreicht man mehr oder weniger ausgiebige Remissionen, deren Güte an Blutbefunden, Milz- und Drüsengröße, Gewichtsverhalten und Allgemeinbefinden gemessen werden kann. Ganz entsprechende Resultate kann auch eine cytostatische Behandlung zeitigen, wie Ihnen die folgenden Beispiele demonstrieren sollen.

Es handelt sich im ersten Fall (Abb. 1) um eine mit Endoxan behandelte chronische Lymphadenose, die initial gut reagiert und nach 6 Monaten rezidiviert.

Die Abb. 2 zeigt eine chronische Myelose, die nach höher dosierter Initialbehandlung kontinuierlich Myleran erhält und jetzt über 1 Jahr rezidivfrei ist.

Die Milz ist kaum noch vergrößert, das Blutbild weist eine praktisch vollständige quantitative und qualitative Normalisierung auf.

Obwohl hier also offenbar relativ günstige Voraussetzungen für die Cytostatica gegeben sind und mehrjährige Erfahrungen vorliegen, ist ein definitives Urteil

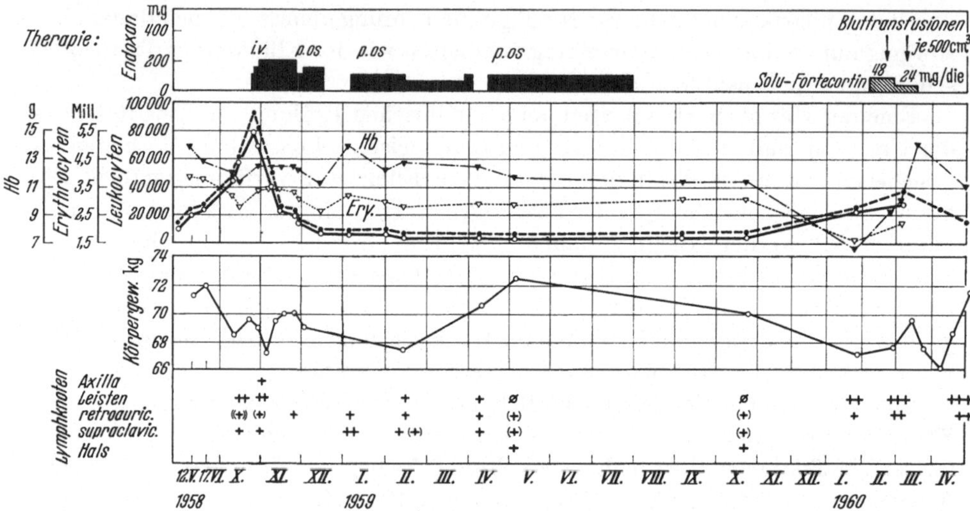

Abb. 1. Chronisch-lymphatische Leukämie unter Endoxanbehandlung ●----● Gesamtleukocyten, ○—○ Lymphocyten

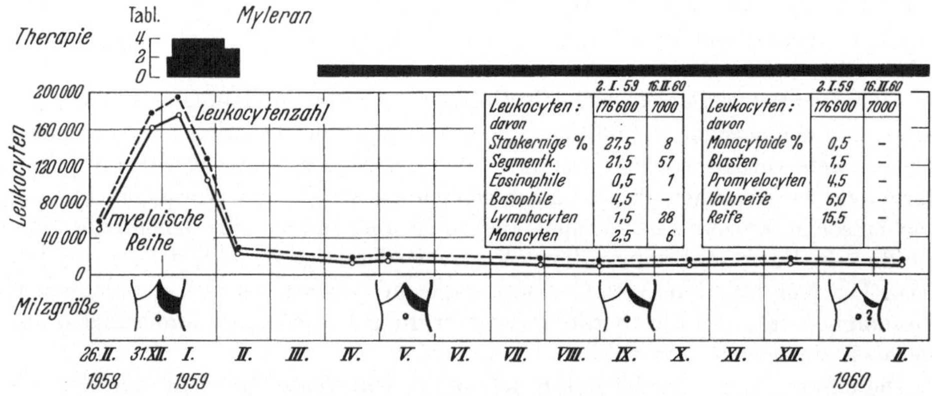

Abb. 2. Chronisch-myeloische Leukämie unter Myleran-Behandlung mit hohen Initialdosen und kleiner Erhaltungsdosis

über ihre Wirksamkeit — auch im Vergleich zur Strahlentherapie — bislang nicht möglich. Von letzterer nahm man lange Zeit eine lebensverlängernde Wirkung an. Oberhoffer und Mitarbeiter konnten an Hand einer sorgfältigen statistischen Untersuchung unseres eigenen Krankengutes von 1923—1957 aber nachweisen, daß eine echte Lebensverlängerung durch die Röntgenbestrahlung der chronischen Leukämien nicht erreicht wird. Um so mehr ist ein Vergleich mit der Wirkung von Cytostaticis lohnend und auch gerechtfertigt.

Ein solcher Vergleich kann sich nur auf genügend große Kollektive stützen. Da eine Stadieneinteilung in der vorhin genannten Form nicht möglich ist, muß der Anamnesendauer bis zur erstmaligen Behandlung besondere Beachtung geschenkt werden. OBERHOFFER und Mitarbeiter konnten zeigen, daß eine Inhomogenität in bezug auf diesen Zeitraum zu falschen Ergebnissen führen muß, wenn man Überlebenszeit und Gesamtkrankheitsdauer als Hauptkriterien der Prüfung nimmt, was ja zwangsläufig notwendig ist.

Die von OBERHOFFER und Mitarbeitern gesammelten 132 Fälle chronischer Leukämie stammen aus einer Beobachtungszeit von fast 35 Jahren. Es muß also eine erhebliche Zeit vergehen, bis eine Klinik allein zu statistisch auswertbaren, d. h. weitgehend homogenen und genügend großen Kollektiven kommt. Eine wie weitgehende Aufsplitterung ein in bezug auf die klinische Diagnose einheitliches Krankengut von über 400 Fällen erfahren kann, wenn man den unabdingbaren Grundsatz der Homogenität so weit beachtet, wie dies für den therapeutischen Vergleich nötig ist, hat Ihnen Herr OBERHOFFER vorhin am Beispiel des Bronchialcarcinoms gezeigt.

In der Schaffung auswertbarer Kollektive sehen wir ein entscheidendes Problem der klinisch-therapeutischen Krebsforschung. Besonders gilt das für die in stetiger Entwicklung befindlichen Cytostatica. Wollte eine Klinik ihr therapeutisches Urteil allein auf ihre Fälle gründen, würde ein so langer Zeitraum vergehen, daß das Ergebnis keine aktuelle Bedeutung mehr besitzt.

Es erhebt sich daher die dringende Forderung nach einer Zusammenarbeit mehrerer Kliniken, die sich unter ganz bestimmten Voraussetzungen zum ,,team work'' zusammenfinden müssen. Eine der Voraussetzungen ist die Festlegung des Indikationsbereichs der cytostatischen Behandlung. Es kommen vorerst in Frage:

1. Lokal und regional begrenzte Tumoren, die aus irgendwelchen Gründen operativ nicht angegangen werden können, und bei denen auch eine Röntgenbestrahlung kaum Aussicht auf Erfolg bietet,

2. generalisiert metastasierte Tumoren,

3. bestimmte oder vielleicht auch alle malignen Systemerkrankungen und

4. ist unter Umständen eine Indikation zur cytostatischen Nachbehandlung nach radikalen und vor allem nicht radikalen Operationen sowie evtl. zur alternierenden Behandlung mit radiologischen Maßnahmen gegeben.

Die zuletzt genannten Indikationen haben bereits jetzt eine gewisse praktische Bedeutung erlangt, ohne allerdings in ihrem wirklichen Wert bewiesen zu sein. Eine Beantwortung der Frage, ob eine solche Kombinationsbehandlung erfolgreicher ist als Operation bzw. Bestrahlung allein, kann nur auf dem Wege des kollektiven Vergleichs erfolgen. An Hand der Beobachtung von Einzelfällen ist kein allgemeingültiges Ergebnis zu erwarten. Der Ansatz derartiger Versuchsreihen muß besonders sorgfältig vorgenommen werden.

Wenn eine Zusammenarbeit erfolgreich sein soll, müssen die Grundsätze der klinisch-therapeutischen Forschung, wie sie von MARTINI entwickelt worden sind, von allen Mitarbeitern als verbindlich anerkannt werden.

Ein wichtiges Problem ist die Klassifizierung des Einzelfalls nach einem bestimmten System und seine Einordnung in eine der im voraus festgelegten Stadien.

In Anbetracht der Vielfalt der Tumoren, mit denen wir es zu tun haben, hat MARTINI in Anlehnung an andere derartige Vorschläge zum Zwecke des therapeutischen Vergleichs eine Aufteilung in 5 Stadien vorgenommen, die in folgender Weise charakterisiert sind:

*Stadium I:* Kleiner, auf das Organ seiner Entstehung beschränkter Primärtumor ohne jegliche Metastasen.

*Stadium II:* Kleiner, auf das Organ seiner Entstehung beschränkter Primärtumor mit ausschließlicher Metastasierung in die regionären Lymphknoten.

*Stadium III:* Großer Primärtumor, der die Organgrenzen erreicht oder überschritten hat, ohne bisher metastasiert zu sein.

*Stadium IV:* Großer Primärtumor mit Überschreitung der Organgrenzen und ausschließlich regionärer Lymphdrüsenmetastasierung.

*Stadium V:* Tumoren mit Metastasen in nahen *und* fernen Lymphdrüsen sowie in tumorfernen Organen.

Diese Stadieneinteilung ist zur Erreichung klinisch homogener Gruppen ausreichend.

Eine weitere und kommentierende Klassifikation ermöglicht das von DENOIX vorgeschlagene TNM-System, das von der International Commission for Stage Grouping in Cancer and for the Presentation of the Results of Treatment of Cancer (I. C. P. R.) 1953 anerkannt worden ist. Daß dieses System, in dem das Verhalten von Primärtumor und Metastasen getrennt gekennzeichnet wird, bei den verschiedenen Malignomen anwendbar ist, haben die Arbeiten von SCHINZ und Mitarbeiter gezeigt, nachdem ein ähnliches System bereits seit vielen Jahren in der radiotherapeutischen Klinik Zürich praktiziert worden war (SCHINZ u. ZUPPINGER).

Zur Erreichung einer weitergehenden Homogenität ist darüber hinaus noch die Kenntnis anderer Faktoren nötig, so die Geschwulstart, der histologische Befund des Primärtumors, die Beschleunigung des bisherigen Wachstums und des Alters der Metastasen.

Dadurch, daß ein Teil dieser Faktoren nicht immer bis in die letzte Konsequenz aufgeklärt werden kann, ist die Homogenität eines größeren Kollektivs fast immer problematisch, so daß die primäre Durchführung individueller therapeutischer Vergleiche unentbehrlich bleibt. Nichtsdestoweniger sind Kollektive aus parallel laufenden therapeutischen Vergleichen wünschenswert und letztlich notwendig, um die Aussagekraft des individuellen Vergleichs zu verstärken (MARTINI).

Um Klassifizierung und Stadieneinteilung so genau wie möglich vornehmen zu können, müssen in den an der Zusammenarbeit beteiligten Kliniken die apparativen und personellen Voraussetzungen zur Stellung einer vollständigen klinischen und histologischen Diagnose gegeben sein. Wichtig ist dabei, daß die Abgrenzungssymptome, welche der jeweiligen Klasse oder dem Stadium zugrunde liegen, besonders genau registriert werden, vor allem dann wenn die Zuordnung zunächst nicht ganz eindeutig möglich ist. Bei den malignen Erkrankungen ohne Primärtumor und eindeutige Stadieneinteilung wie z. B. bei den Hämoblastosen und Systemerkrankungen sind der Anamnesendauer und dem Verlauf vor Einsetzen der Therapie (Spontanremmissionen!) besondere Beachtung zu schenken. Eine nicht ganz vermeidbare Fehlerquelle ist dabei allerdings die Festsetzung des subjektiven Krankheitsbeginns, da die Angaben des Patienten von seinem Verhalten, seiner Mentalität und seiner Einstellung zu Krankheiten ganz allgemein beeinflußt werden können.

Die Fixierung der Befunde erfolgt zweckmäßigerweise in einem speziellen Tumorkrankenblatt, das neben der üblichen Krankengeschichte zu führen ist. Ein bei uns seit längerer Zeit benutztes einheitliches Formblatt für alle Krebskranken hat sich zwar bewährt. Wahrscheinlich ist es aber besser, getrennte Vordrucke je nach Tumorsitz zu benutzen, also z. B. ein Formular für Lungen- und Bronchialgeschwülste, andere für Magen-Darmtumoren, für Systemerkrankungen des Blutes und der Lymphdrüsen usw. Auf diese Weise kann eine sehr viel weitergehende Spezifizierung der für den jeweiligen Tumorsitz typischen Details vorgenommen werden, ohne daß das Krankenblatt dabei zu umfangreich wird. So ist z. B. die vorgedruckte Frage nach eventuellen Veränderungen der Bifurkation für die Stadienzuordnung eines Bronchialcarcinoms von großer Wichtigkeit, während sie bei Magen-Darmtumoren sinnlos ist. Bekanntlich ist ja ein Fragebogen um so unbeliebter, je mehr unnötige Fragen er enthält. Die Folge ist eine unvollständige Ausfertigung, bei der dann evtl. auch wichtige Symptome nicht registriert werden. Weiterhin gewährleistet ein solches spezifiziertes Formblatt bei einer Zusammenarbeit mehrerer Krankenanstalten eine ganz einheitliche Methodik der Diagnostik und Verlaufsbeobachtung, was für die spätere Auswertung unerläßlich ist.

Objektive Kriterien allgemeiner und spezieller Art zur Beurteilung des Verlaufs sind bei den malignen Erkrankungen in ausreichendem Maß vorhanden. Sie sind im voraus ebenso festzulegen wie Art und Zeitpunkt der Kontrolluntersuchungen. Zweckmäßigerweise wird die Überwachung der Krebsbehandlung in die Hände eines Arztes der jeweiligen Klinik gelegt, der auch für die Durchführung der Nachbeobachtung bzw. ambulanten Nachbehandlung zuständig ist. Während sich uns eine Art Tumorsprechstunde bewährt hat, glauben wir, daß bei verständnisvoller Zusammenarbeit auf die Einrichtung spezieller Tumorstationen verzichtet werden kann.

Für die abschließende Erfolgsbeurteilung stehen uns bei den bösartigen Geschwülsten nach MARTINI 5 Kriterien zur Verfügung:

1. der Ausgang in Heilung oder Tod,

2. die Dauer der erreichten Besserung oder provisorischen Heilung,

3. die Güte des durch die Behandlung wiedergewonnenen Zustandes bzw. die Größe des evtl. verbliebenen Defektes,

4. die Dauer der Erkrankung bis zum Einsetzen einer Besserung oder bis zur Heilung und

5. die Beobachtung des Verlaufes sowie der Vergleich verschiedener Perioden.

Ich möchte nähere Ausführungen hierzu nicht machen, sondern vielmehr noch auf ein weiteres, für eine Zusammenarbeit besonders wichtiges Problem eingehen — nämlich das der Mitursachen. Ein in diagnostischer Hinsicht weitgehend homogenes Kollektiv kann dadurch eine entscheidende und oft unnötige zahlenmäßige Schwächung erfahren, daß die Versuchsanordnung in bezug auf die Ausschaltung von Mitursachen nicht konsequent genug gewesen ist.

Unter Mitursachen ist die Einführung einer oder sogar mehrerer zusätzlicher Therapieformen zu verstehen, die mit dem zu prüfenden Mittel gleichzeitig oder alternierend gegeben werden. Die Bösartigkeit der Erkrankungen, mit denen wir es hier zu tun haben, drängt den Arzt zum Handeln ohne Zeitverlust. Dadurch kommt es leicht zu Überschneidungen seiner Verordnungen. Zwar ist das nicht immer vermeidbar. Oft werden solche Zusatzfaktoren aber auch ohne zwingenden Grund in die Therapie eingeführt — manchmal sicher aus einer gewissen Gedankenlosigkeit heraus. Wenn man dem Kranken subjektiv oder gar objektiv helfen kann, ist die Begründung zu solchen zusätzlichen Maßnahmen ärztlich gegeben. Oft handelt es sich dabei aber um Medikamente, deren Wirksamkeit ebenfalls noch nicht bewiesen ist, und von denen man zudem nicht weiß, ob sie die spätere therapeutische Auswertung stören. Handelt es sich — wie oft — nur um die Erzielung eines psychologischen Effektes auf den Kranken, kann man auch Mittel geben, deren rein symptomatische Wirkung gesichert ist.

In der letzten Zeit werden bei Krebskranken relativ häufig Nebennierenrindenhormone gegeben. Wir wissen dabei nicht sicher, ob diese auf Tumor und Metastasen unmittelbar oder auf den Gesamtorganismus ganz allgemein Einfluß nehmen. Ohne daß objektive Prüfungen bisher stattgefunden haben, ist doch der Eindruck eines guten Effektes auf einige subjektive Symptome beim fortgeschrittenen Krebskranken entstanden. Damit ist die ärztliche Indikation zu einer solchen Zusatzbehandlung zunächst gegeben. Auch dann kann man aber die Grundsätze der methodischen Prüfung von Arzneimitteln wahren, wenn man nämlich systematisch vorgeht. Wird z. B. ein Kranker einige Zeit ohne Erfolg cytostatisch behandelt, kann durchaus ein 2. Medikament eingeführt werden, um nunmehr z. B. den Effekt der Kombination von Cytostaticum und Hormon zu beobachten. Oder man kombiniert in kritischer Situation von vornherein. Entscheidend ist immer, daß der eingeschlagene Weg konsequent weiter verfolgt und nicht nach kurzer Zeit wiederum ein neues Mittel eingeführt oder sonst wesentliches an der Therapie geändert wird.

Bei einer Zusammenarbeit mehrerer Kliniken sollten auch andere mögliche Mitursachen beachtet werden. Neben dem ärztlichen Klima können unterschiedliche diätetische und pflegerische Voraussetzungen vielleicht eine solche Rolle spielen. Ein enger persönlicher Kontakt zwischen den Beteiligten ist daher auch aus diesen Gründen nötig.

Die abschließende Auswertung kann bei einer Gemeinschaftsarbeit, wie wir sie uns denken, nicht jedem einzelnen der beteiligten Ärzte überlassen bleiben. Sie muß in einem Gremium durchgeführt werden, dem mindestens ein Kliniker mit speziellen Erfahrungen auf dem Gebiet der klinisch-therapeutischen Forschung und Statistik angehört. Vorbilder dieser Art haben sich in England und Amerika z. B. bei der therapeutischen Erforschung von Rheumatismus und Tuberkulose bereits bewährt und den eingeschlagenen Weg gerechtfertigt.

Sehr wichtig ist übrigens auch die Sammlung der seltenen Fälle, die aus irgendwelchen Gründen nicht operativ, radiologisch oder cytostatisch behandelt worden sind. Die statistische Bearbeitung wird sehr erleichtert und verbessert, wenn ein unbehandeltes Kollektiv zum Vergleich herangezogen werden kann.

Der materielle, personelle und auch persönliche Aufwand für ein Vorhaben der geschilderten Art ist erheblich. Es ist aber ganz offenbar, daß wir auf keinem anderen Weg zu einwandfreien Ergebnissen kommen können. Wenn wir mit der experimentellen Krebsforschung Schritt halten wollen, müssen wir als Kliniker das Stadium der meist unkontrollierten Einzelerfahrung überwinden und auf breiter Basis zusammenarbeiten, um zu allgemein gültigen Schlußfolgerungen zu kommen. Dies ist — zumal in Anbetracht der besonderen Schwierigkeiten auf dem Gebiet der Krebstherapie — nicht möglich ohne das ordnende Prinzip einer methodisch einwandfreien klinisch-therapeutischen Forschung.

## Literatur

BACLESSE, D., et P. F. DENOIX: Présentation du projet de classification clinique des tumeurs malignes du sein. J. Radiol. Életrol. **35**, 173 (1956).

MARTINI, P.: Methodenlehre der klinisch-therapeutischen Forschung. 3. Aufl. Berlin-Göttingen-Heidelberg: Springer 1953. 4. Aufl. in Zusammenarbeit mit G. OBERHOFFER u. E. WELTE in Vorbereitung.

OBERHOFFER, G., H. G. SCHMITZ-DRÄGER u. P. THURN: Die Strahlenbehandlung der chronischen Leukämie. Strahlentherapie **108**, 325 (1959).

SCHINZ, H. R.: Das TNM-System bei den wichtigsten Krebslokalisationen und dessen Ausbau. Sonderbände zur Strahlentherapie **41** (1959).

— u. J. WELLAUER: Das TNM-System bei den wichtigsten Krebslokalisationen und dessen Ausbau. Fortschr. Röntgenstr. **91**, 89 (1959).

— u. A. ZUPPINGER: Züricher Erfahrungen beim Zungenkrebs. Acta Internat. Vereinigung für Krebsbekämpfung, Vol. II (1937) 283.

WELLAUER, J., u. E. MARANTA: Zur Stadieneinteilung des Bronchuskarzinoms nach dem TNM-System. Fortschr. Röntgenstr. **91**, 555 (1959).

## Diskussion

R. NISSEN-MEYER (Oslo):

Ich habe einige Bemerkungen zu der Dosierung von Endoxan:

Wir haben heute gehört, daß in Tierversuchen der Erfolg mit wiederholten hohen Stoß-dosen besser als durch kontinuierliche Behandlung mit kleinen Dosen zu sein scheint, und die Möglichkeit einer solchen Stoßtherapie bei Menschen wurde angedeutet.

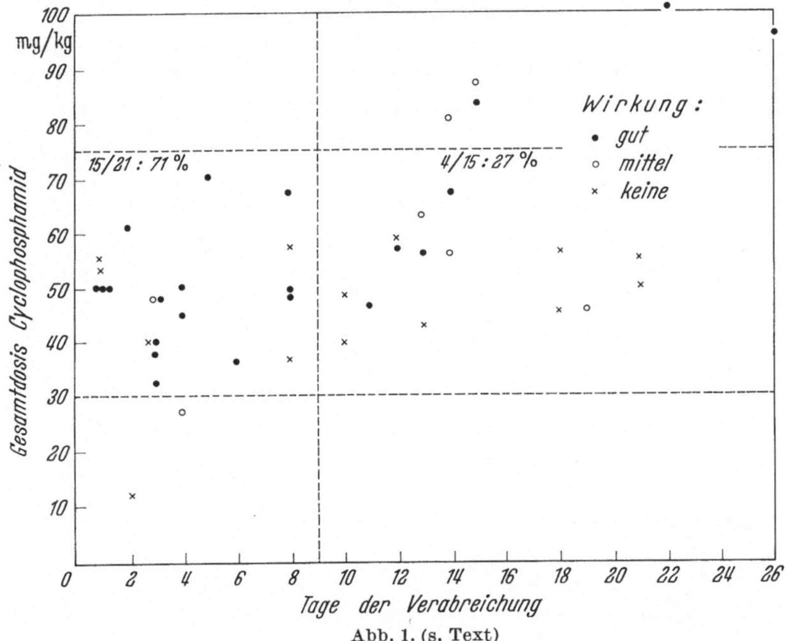


Abb. 1. (s. Text)

In dem Norwegischen Radiumhospital in Oslo versuchen wir zur Zeit, den Effekt und die Nebenwirkungen einer solchen Stoßtherapie klinisch auszuwerten. Wir haben allmählich die Tagesdosen erhöht und die Dauer der Kur abgekürzt, haben jetzt bis zu 55 mg/kg in einer einzelnen Injektion gegeben, und haben noch keine wirklich ernste Nebenwirkungen dabei gesehen. Abb. 1 gibt eine Übersicht des unmittelbaren Erfolges in 43 Kuren mit Endoxan. Wenn wir hier nur die 36 Kuren betrachten, wo die Totaldosis zwischen 30 und 75 mg/kg lag, sehen wir folgendes: Von den 21 Patienten, die diese Totaldosis in 8 Tagen oder weniger be-

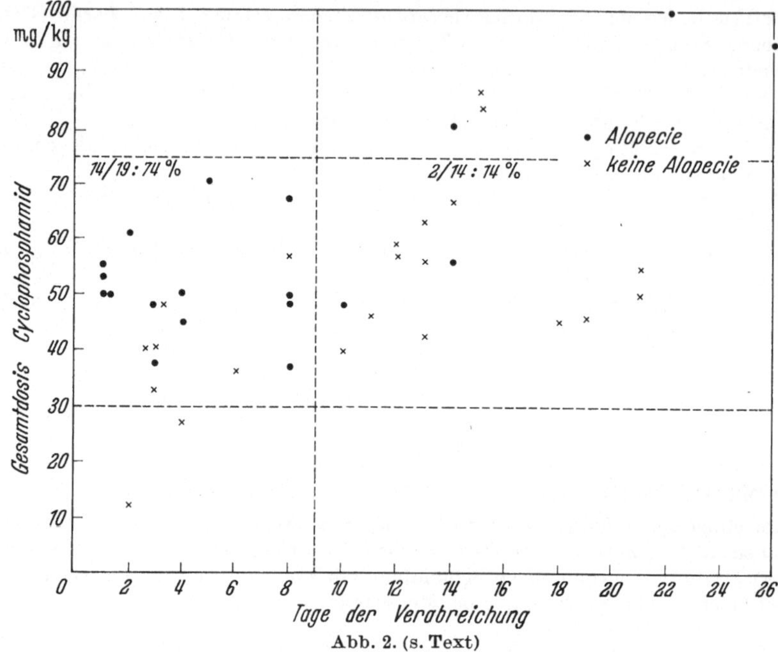



Abb. 2. (s. Text)

kamen, hatten 15 Patienten oder 71% einen guten Erfolg der Therapie. Wenn aber dieselbe Totaldosis über eine Zeit von 10 Tagen oder mehr verteilt wurde, hatte die Therapie nur bei 4 von 15 Patienten einen guten Erfolg, das heißt in 27%.

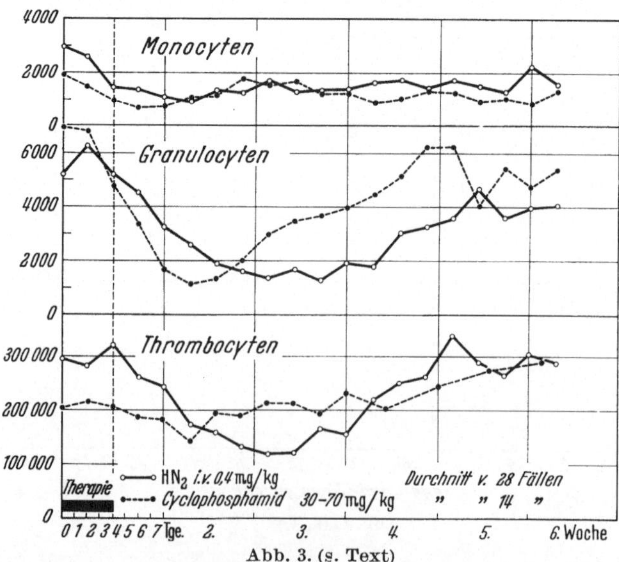



Abb. 3. (s. Text)

Aus Abb. 2 geht zwar hervor, daß auch die Alopecie, der Haarausfall, mit der Stoßtherapie häufiger beobachtet wurde, nämlich in 74% der Fälle, die die genannte Totaldosis in 8 Tagen oder weniger bekamen, gegenüber in 14% der Fälle, wo diese Totaldosis über 10 Tage oder mehr verteilt wurde. Diese Alopecie ist jedoch vorübergehend und bedeutet keine ernste Kontraindikation einer Stoßtherapie.

Die hämatologischen Nebenerscheinungen einer solchen kurzen und intensiven Kur sind aber erstaunlich gering und rasch vorübergehend. Abb. 3 zeigt die Durchschnittswerte von 14 Fällen, die eine Totaldosis zwischen 30 und 70 mg/kg Endoxan in 4 Tagen oder weniger bekamen, verglichen mit den Durchschnittswerten von 28 Fällen, die die gewöhnliche Totaldosis von 0,4 mg/kg $HN_2$ auch in 4 Tagen oder weniger bekamen. Wir sehen, daß die typische Senkung der Granulocytenwerte mit Endoxan viel früher auftrat, aber auch viel früher aufgehoben wurde als mit $HN_2$. Der Einfluß von Endoxan auf die Thrombocytenwerte war sehr gering.

Wir glauben jetzt, daß eine intermittierende Behandlung mit hohen Dosen in etwa 4 Tagen und therapiefreien Intervallen von 2—3 Wochen wirksamer und weniger schädlich ist als eine kontinuierliche Dauertherapie mit kleinen Dosen.

Die ersten Ergebnisse dieser Untersuchungen und eine ausführliche Diskussion werden jetzt veröffentlicht[1, 2].


P. PETRIDES (Duisburg):

Als Kliniker komme ich der Aufforderung von Herrn MARTINI, zu den klaren und richtunggebenden Ausführungen der beiden Bonner Herren Stellung zu nehmen, besonders gern nach. Jeder von uns, der sich täglich vom praktisch-therapeutischen Standpunkt aus mit dem Tumorproblem auseinandersetzen muß, erlebt die größten Schwierigkeiten der Möglichkeit einer Urteilsbildung aus einem eigenen begrenzten Bereich heraus. Es kann deshalb nur mit allem Nachdruck die von den vortragenden Herren postulierte Koordinierung einer klinischen Tumorforschung bejaht und unterstrichen werden. Auf die so produktiv auf diesem Gebiet arbeitenden analogen Einrichtungen der Ausländer wurde im Rahmen dieser Tagung bereits hingewiesen. Wie weitreichend die Erfassung der Erfahrungen im Einzelfall geht, wurde mir dieser Tage deutlich, als mir von der American Medical Association ein wohldurchdachter Fragebogen über die Registrierung von medikamentösen Blutschäden übersandt wurde. Die Nachkontrolle und Beratung der Kranken in einer Tumorsprechstunde, wie sie in Bonn eingeführt ist, erscheint mir außerordentlich nachahmenswert, da die Vielfalt der zu berücksichtigenden Gesichtspunkte der ständig komplizierter werdenden Tumorbehandlung unmöglich allein vom behandelnden Arzt gelöst werden kann. Jeder von uns kennt zahlreiche Beispiele dafür, daß die heutigen lebensverlängernden therapeutischen Möglichkeiten bei Leukosen und anderen Hämoblastosen oft unausgeschöpft bleiben, weil die konsequente und gewissenhafte Weiterbetreuung durch den Hausarzt auf größte Schwierigkeiten stößt. Es ist selbstverständlich, daß eine solche Zusammenarbeit aber in engster Fühlungnahme mit diesem geschehen müßte. Wir selbst haben leider gerade vor kurzem eine schwere Agranulocytose bei einer Patientin mit chronisch-myeloischer Leukämie erleben müssen, bei der die exakt vorgeschriebene ambulante Weiterbehandlung völlig ignoriert worden war.

Ich darf wohl annehmen, daß es ein Hauptzweck unserer besonders auf dem Gebiet der Grundlagenforschung so hervorragenden Tagung sein sollte, eine Brücke zwischen den Theoretikern und dem Kliniker zu schlagen und unsere vielfältigen täglichen Beobachtungen dem Grundlagenforscher für seine Untersuchungen zur Verfügung zu stellen. Ich denke hierbei insbesondere an die Möglichkeiten exakter biochemischer Analysen an intravital gewonnenen Tumorzellen und Tumorgewebe.

Die schönen elektronenmikroskopischen Bilder von Herrn SCHMIDT bilden u. E. eine eindrucksvolle Ergänzung der makroskopischen Beobachtungen über die Wirkungen z. B. der Chinonderivate (DOMAGK) oder der N-Lost-Phosphamidester (BROCK) auf experimentell erzeugte Tiertumoren. Als Kliniker ist man allerdings von der Ähnlichkeit der morphologischen Veränderungen chemisch so differenter und auch bezüglich ihrer Verträglichkeit so unterschiedlicher Substanzen überrascht. Die Identität des Schädigungsausmaßes verschiedener

---

[1] HÖST, H., und R. NISSEN-MEYER: A preliminary clinical study of cyclophosphamide. Cancer Chemotherapy Reports 1960 (im Druck).

[2] NISSEN-MEYER, R., und H. HÖST: A comparison between the hematological side effects of cyclophosphamide and nitrogen mustard. Cancer Chemotherapy Reports 1960 (im Druck).

Stoffe auf das Substrat Tumorzelle erscheint auch aus dem Grunde bemerkenswert, da vereinzelt immer wieder der Grad der Nebenwirkungen dieser Substanzen als Kriterium ihrer Tumorwirksamkeit angesprochen und behauptet wird, es fehle bei einer nur mäßigen Alteration z. B. der Leukopoese auch eine entsprechende cytostatische Wirkung.

Von Interesse wäre für mich deshalb noch die Beantwortung der Frage, ob Herr SCHMIDT seine Untersuchungen auch auf gesundes Gewebe des Tieres und des Menschen und auf menschliches Tumorgewebe ausgedehnt hat und ob sich hierbei irgendwelche morphologischen Veränderungen fassen ließen. Von höchstem Interesse schiene uns schließlich eine Erweiterung auch der morphologischen Analysen auf die verschiedenen Blutzellen, deren wechselnd starke Schädigung unser klinisches Vorgehen so nachdrücklich beeinflußt.


H. OSSWALD (Bonn):

Eine morphologische Klärung des Angriffspunktes von cytotoxischen Präparaten dürfte sehr schwer gelingen, da die Schäden dosisabhängig verlaufen, wie MARQUARDT zeigen konnte. So verursacht Colchicin je nach Dosis eine Hemmung der Zellteilung in der Telophase oder in der Metaphase, im Extremfall kommt es zu einer völligen Hemmung des Teilungsformwechsels. Zur Kombination von cytotoxischen Präparaten eignen sich nach unseren Erfahrungen am besten Substanzen, welche verschiedene Vorgänge der Zellteilung blockieren und unterschiedliche toxische Wirkungen besitzen. Der Versuch hingegen, durch Einsatz von 2 Wirkstoffen den gleichen biochemischen Vorgang zu hemmen, bringt öfter einen erheblichen Zuwachs an Toxicität, weniger an Wirkung.

Zu der Frage von Herrn Professor MARTINI sei erwähnt, daß die DL50 von Endoxan bei den von uns verwendeten Mäusen nach intraperitonealer Gabe 350 mg/kg beträgt, während die verwendete therapeutische Dosis 80 mg/kg nicht überschreitet.

Mit Herrn Dozenten SCHMIDT stimme ich darin überein, daß Endoxan gegenüber Aethyleniminverbindungen den Vorteil einer größeren therapeutischen Breite sowie einer außerordentlich geringen Reizwirkung am Injektionsort aufweist. Aus diesem Grund haben wir die meisten Versuche mit Endoxan durchgeführt. Andererseits gestattet die Verwendung von Trenimon oder TEM bei neoplastischen Erkrankungen, welche nicht das Knochenmark betreffen, eine andere Anwendungsmöglichkeit. Werden diese Präparate intravenös bei gleichzeitiger totaler Ischämie zweier Extremitäten für 15 min verabreicht, dann läßt sich die Dosis ohne Zunahme toxischer Effekte auf die Blutbildungszentren um 30% erhöhen.

Hinsichtlich der klinischen Prüfung wäre zu erwägen, ob nicht bei Patienten, welche palliativ operiert werden müssen, eine anschließende Behandlung mit cytotoxischen Substanzen bessere Erfolge brächte, zumal nach den bisherigen experimentellen Befunden eine deutliche Relation zwischen Tumorgröße und Dosis besteht. Zweifellos weisen die bisherigen Präparate noch unerwünschte toxische Nebenwirkungen auf und können bei längerer Therapiedauer durch Resistenzverminderung des Patienten zu Infektionskrankheiten führen, welche schwer oder im Falle einer Endomykose kaum beeinflußbar sind. In Analogie hierzu gelingt es durch mittlere Lostdosen, bei Versuchstieren eine latente Infektion manifest zu machen.


G. KERSTING (Bonn):

Kurze Darstellung der bei der Prüfung cytostatischer Substanzen in der Gewebekultur menschlicher Hirngeschwülste verwendeten Technik. Die Konstanz der Bedingungen wird durch eine gleichzeitige Explantation verschiedener Gewebsarten in dasselbe Gefäß erreicht. Die unterschiedliche Empfindlichkeit der verschiedenen Geschwulst- und Normalgewebsarten gegenüber dem der Nährflüssigkeit in verschiedenen Verdünnungsstufen zugesetzten Cytostaticum kann unmittelbar beobachtet und festgehalten werden. Die bei getrennter Versuchsanordnung notwendige und bei Gewebskulturen immer sehr schwierige Umrechnung auf Zellzahl oder Trockengewicht ist überflüssig.

Ein anderer technischer Hinweis: Die die nachfolgende elektronenmikroskopische Untersuchung störenden regressiven Veränderungen mit dem Warburggerät untersuchter Zellsuspensionen werden verhindert, wenn man die zu untersuchenden Zellen vor dem Schütteln am Boden der Reaktionsgefäße anwachsen läßt.

**R. Gieseking (Münster):**

Elektronenmikroskopische Untersuchungen an experimentell erzeugten Tumoren bei verschiedenen Laboratoriumstieren, die in Zusammenarbeit mit Mohr durchgeführt wurden, zeigten, daß die in Tumorzellen darstellbaren Viruspartikel nicht in jedem Fall echte onkogene Viren sind, die mit dem Tumorwachstum in kausalem Zusammenhang stehen. Es scheint sich dabei oft nur um unspezifische, apathogene Begleitviren zu handeln. Dafür sprechen besonders die Befunde an Heterotransplantaten des Rous-Sarkoms, das vom Huhn auf Ratten und Mäuse übertragen wurde.

Wir fanden nur in den Tumorzellen des Hühnersarkoms die klassische Form der Viruspartikel, die einen kompakten elektronendichten Kern, eine transparente Zwischenschicht und eine zarte elektronendichte Hülle besitzen. In dem Heterotransplantat bei der Ratte sahen wir vorwiegend fibroblastenähnliche Zellen, in denen nirgends virusartige Partikel nachgewiesen werden konnten. Bei der Maus dagegen stellten wir in fast jeder Zelle des Heterotransplantates zahlreiche kleine globuläre Elemente mit hellem Kern und breiter elektronendichter Schale fest. Diese Elemente lassen sich von den Viruspartikeln im Ausgangstumor des Huhnes deutlich unterscheiden. Sie entsprechen in Form und Größe aber genau den virusartigen Körperchen, die beim zellfrei übertragbaren Mammacarcinom der Maus beschrieben und als morphologisches Äquivalent des Bittnerschen Milchfaktors angesehen wurden. Die gleichen Elemente konnten inzwischen in verschiedenen anderen Tumoren der Maus dargestellt werden. Auch in einem chemisch induzierten Mäusetumor (Benzpyrensarkom) haben wir massenhaft solche Partikel gesehen.

Wir glauben daher, daß es sich bei diesen Virusformen lediglich um apathogene, artspezifische Begleitviren handelt, die im Tumorgewebe besonders günstige Wachstums- und Vermehrungsbedingungen finden, die aber nicht als auslösender Faktor mit dem neoplastischen Prozeß in Beziehung stehen.

**H. Schulz (Düsseldorf):**

Ich habe eine Frage an die Herren Schmidt und Themann, die die elektronenmikroskopischen Befunde über die Beeinflussung der submikroskopischen Strukturen durch Endoxan betrifft. Als Morphologe kann man bei der Pathologie der Mitochondrien nur die Veränderungen der Struktur beschreiben. Wir haben immer den Wunsch, die Strukturveränderungen auch mit den Veränderungen der Funktion zu vergleichen. Auf den demonstrierten Bildern waren die meisten Mitochondrien in Tumorzellen, die mit Endoxan behandelt waren, geschwollen. Geschwollene Mitochondrien haben noch eine vollständig erhaltene Außenmembran, aber die Innenmembranen sind kürzer geworden und die Matrix ist aufgehellt. Aus biochemischen Untersuchungen, die wir am Beispiel der Thyroxineinwirkung mit den Herren Ernster, Löw und Sjöstrand in Stockholm durchgeführt haben, wissen wir, daß geschwollene Mitochondrien noch normal phosphorylieren, noch normal atmen und auch noch einen normalen Elektronentransport durchführen können. Es besteht lediglich eine Labilisierung der Enzymsysteme, d. h. geschwollene Mitochondrien sind empfindlicher gegen Schädigungen geworden.

Bei Stoffwechseluntersuchungen an Tumorzellen prüft man die Verhältnisse der ganzen Zelle. Das Resultat ist also ein zusammengesetzter Wert unbekannter Einzelgrößen. Man könnte versuchen, aus diesen mit Endoxan behandelten Tumoren die Mitochondrien und das von Organellen freie Cytoplasma zu isolieren, um dann die Stoffwechselverhältnisse zu prüfen. In diesen Versuchen werden die Mitochondrien bzw. die Tumorzellen in einer Stickstoffatmosphäre gehalten, und dadurch sind die normalen Verhältnisse, sei es Sauerstoffzufuhr oder das Milieu der Nachbarzellen, nicht mehr garantiert.

**H. Dannenberg (München):**

Wie weit ist der DPN-Abfall unter der Wirkung von Cytostatica charakteristisch für Tumorzellen oder, anders ausgedrückt, bestehen Unterschiede zwischen Normalzellen und Tumorzellen?

Sie haben Ihre Untersuchungen an Asciteszellen durchgeführt und in Suspension gearbeitet, wobei die Konzentration der Cytostatica relativ hoch ist. Würden die therapeutisch verabreichten Mengen ausreichen, um die hemmende Wirkung auf einen soliden Tumor im Organismus zu erklären?

C. G. Schmidt (Münster):

Unsere Untersuchungen an Yoshida-Ascites-Tumoren haben ergeben, daß die Mitochondrien der Geschwulstzellen gut ausdifferenziert sind. Dies gilt hinsichtlich der Grundstruktur, der cristae mitochondriales und der lamellären Membran. Die Bestimmung der Sauerstoffaufnahme dieser Zellen führt zu $Q_{20}$-Werten, die etwa denen der Leber entsprechen. Die Fermente der biologischen Oxydation und die Zellatmung sind strukturell an die Mitochondrien gebunden. Aus Angaben der Literatur ist bekannt, daß die Atmungskettenphosphorylierung von Ascites-Tumorzellen ebenso verläuft wie in normalen Zellen. Für die hier zur Diskussion stehenden Geschwulstzellen kann daher eine gute morphologische und funktionelle Ausdifferenzierung der Mitochondrien angenommen werden.

Nach neueren Untersuchungen von Hohorst u. Brock geht nach Applikation von Endoxan im Tierversuch der Abfall der DPN-Konzentration in Jensen-Tumoren dem DPN-Abfall im Knochenmark zeitlich voraus. Es ist jedoch fraglich, ob in der Verminderung der Konzentration dieses Cofermentes die primäre Wirkung von Endoxan gesehen werden darf, da nach den Ergebnissen von Grundmann, Holzer u. a. die morphologischen Veränderungen an experimentellen Tumoren (Riesenzellbildung, Nekrosen, Vermehrung der RNS) dem DPN-Abfall zeitlich weit vorausgehen. Versuche über das Verhalten der DPN-Konzentration in normalen Zellen unter dem Einfluß von Carcinophilin sind von uns noch nicht gemacht worden.

Unsere Versuche waren so angesetzt, daß die in den Warburggefäßen suspendierten Zellen nach Ablauf der Glykolyse und Enteiweißung mit Perchlorsäure analysiert wurden. Gleichzeitig wurde ein Teil der Zellen während des Versuchs ohne vorheriges Zentrifugieren — was die Mitochondrien schädigt — entnommen und elektronenmikroskopisch untersucht.

Bei der Anwendung von Endoxan haben wir in den Tierversuchen keine Nebenwirkungen gesehen. Dies ist auf das günstige Verhältnis der therapeutischen Dosis zur DL50 für das Endoxan zurückzuführen. Die DL50 beträgt für Endoxan 250 mg/kg, die von uns angewandte Dosis umfaßte 10, bei 2maliger Injektion 20 mg/kg Körpergewicht. Erhebliche Nebenwirkungen sahen wir unter E 39. Sie bestanden in ausgeprägter Leukopenie, hämorrhagischer Diathese mit Hämorrhagien im Darmbereich und dadurch bedingter Exsiccose von durchschnittlich 25%.

Nach den bisherigen Untersuchungen gelingt es nicht, im Warburgversuch einen Effekt des Endoxans auf die Glykolyse zu erzielen. Innerhalb der Versuchszeit von 90 min konnte ein solcher nicht beobachtet werden. Dies stimmt mit der Erfahrung überein, daß Endoxan seine Wirkung offenbar im Organismus erst nach langsamer Umwandlung von der Transportin die Wirkform entfaltet. Nur so ist es auch zu verstehen, daß Tumorzellen, die mit Endoxan inkubiert wurden, mit Erfolg transplantiert werden konnten, während schon kleine Konzentrationen an Äthyleniminchinonen die Transplantabilität aufheben. Nach i. v.-Injektion von Endoxan sahen wir dagegen schon nach 24 Std deutliche elektronenmikroskopische Veränderungen. Außerdem beobachteten wir deutliche Rückbildung von Yoshida-Ascites-Tumoren. Eine Bestätigung dieser Versuche ergab die Kontrolle der Tumordysproteinämie, die unter Endoxan eindeutig beeinflußt wurde.

Obgleich verschiedene Cytostatica (E 39, Endoxan, Carcinophilin) in therapeutischen Dosen regressive Veränderungen an Tumormitochondrien hervorrufen, hatten diese Konzentrationen keinen Einfluß auf die Atmung der Geschwulstzellen. Diese Beobachtung bezieht sich allerdings allein auf die Messung der $O_2$-Aufnahme, nicht jedoch auf die Atmungskontrolle mit ADP bzw. die oxydative Phosphorylierung (P:O-Quotient) der Mitochondrien, die noch bestimmt werden müßten.

Mitochondrien von Geschwulstzellen halten sich in $N_2$-Atmosphäre gut, wenn man den Zellen Glucose als Substrat anbietet. Die im Verlauf der anaeroben Glykolyse sich abspielende Substratphosphorylierung bildet in Tumorzellen ebensoviel ATP wie z. B. eine normale Leberzelle in Gegenwart von Sauerstoff. Infolgedessen steht der Geschwulstzelle unter $N_2$-Atmosphäre genügend Energie in Form von ATP zur Aufrechterhaltung ihres Stoffwechsels und ihrer Struktur (z. B. Mitochondrien) zur Verfügung. Wird dagegen die Glykolyse z. B. durch Carcinophilin blockiert, so bricht das energetische Potential der Zelle zusammen.

# Schlußwort

P. Martini (Bonn): Als der Beratungsausschuß für Krebsforschung den Beschluß faßte, zu unserem heutigen Gespräch einzuladen, da entsprang dies einmal dem Wunsch, die Herren, die wir aus ihren Arbeiten kannten, nun auch persönlich kennenzulernen und so das objektiv Wissenschaftliche mit dem Subjektiven, eben mit dem Persönlichen zu verbinden. Zum anderen aber sollte den Mitgliedern unserer Gemeinschaft Gelegenheit gegeben werden, wenigstens einen Teil ihrer Ergebnisse selbst hier vorzutragen und gemeinsam und gegenseitig diese zu diskutieren.

Bei dieser Tagung von Forschern, denen alle ein großes gemeinsames Thema Anliegen ist, die aber dieses Thema in sehr verschiedenen Stadien und von vielen verschiedenen Richtungen anzugreifen gewohnt sind, haben wir erfahren, daß bei solchen gemeinsamen Gesprächen es noch am ehesten gelingt, Brücken zu schlagen, vorerst vor allem von der Morphologie zur Biochemie und der Hormonologie. Das sind die Gebiete der eigentlichen Grundlagenforschung der Krebse. Und es ist auch heute wieder offenbar geworden, wieviel neue Erkenntnisse die theoretischen Fächer der Medizin in den vergangenen Jahren errungen haben.

Sehr viel schwerer wird der Brückenschlag von ihnen zur klinischen Medizin. Sie kann schon wegen der Multiplizität der Ursachen nichts Direktes zu den Fragen der Ätiologie beitragen, relativ wenig zur Pathogenese und in der Therapie kann sie erst nach langen tierexperimentellen pharmakologischen Vorstadien mit ihren eigenen Studien beginnen. Diesen aber obliegt dann das letzte und entscheidende Urteil, und deshalb ist es so überaus wichtig, daß die Methoden der klinischen Prüfungen sich im Grad und in der Strenge ihrer Wissenschaftlichkeit von keinem der theoretischen Vorstadien übertreffen lassen. Herr Nissen-Meyer hat die Lage von uns Klinikern mit Recht so gekennzeichnet, daß wir heute schon zufrieden sein müssen, wenn wir verschiedene Behandlungsformen vergleichen und auf diese Weise irgendwelche neue Wege ahnen können. Des weiteren scheint mir ein bemerkenswertes Fazit unserer Tagung auch darin zu bestehen, daß die größeren Erfolgsaussichten der Teamarbeiten aus einer ganzen Reihe der Vorträge offenbar wurden — das ist nichts Neues, aber gerade bei uns in Deutschland ist es nach wie vor der Mühe wert, es zu betonen.

Jetzt habe ich mich der angenehmen Pflicht zu entledigen, daß ich im Namen der Mitglieder des Beratungsausschusses Dank sage. Er gilt zuerst allen den Herren, die durch ihre Vorträge die Grundlage unserer Tagung gelegt haben, er gilt aber auch den Diskussionsrednern. Unseres Dankes bitte ich unsere Gäste aus dem Ausland versichert zu sein, sowohl dafür, daß sie die Mühe der Reise nicht gescheut haben, wie für ihre Teilnahme an Vorträgen und Diskussionen, den

Herren DICZFALUSY-Stockholm, MÜHLBOCK-Amsterdam, NISSEN-MEYER-Stockholm, VOGEL-Zürich, WIEST Salt Lake City, aber auch unserem Landsmann HOLLMANN, der in Paris arbeitet. Wenn ich darüber hinaus von unseren inländischen Gästen unseren verehrten Freund HELFERICH aus Bonn und Herrn DANNENBERG vom Max-Planck-Institut für Biochemie besonders nenne, so bin ich sicher, dafür allgemeine Zustimmung zu finden.

Unser besonderer Dank gilt natürlich dem Herrn Kultusminister des Landes Nordrhein-Westfalen, der nicht nur diese Tagung ermöglichte, sondern auch die vorgetragenen Arbeiten förderte.

Wenn ich damit meine Danksagungsliste beenden würde, hätte ich mich einer schweren Unterlassungssünde schuldig gemacht. Seit Jahren tagt unser Beratungsausschuß unter der steten Obsorge von Ministerialrat Freiherrn VON MEDEM. Sie waren auch ein ganz besonders verständnisvoller Fürsprecher und Förderer des Gesprächs, das wir nun geschlossen haben. Deshalb soll unser letztes Wort bei dieser Tagung auch ein besonders herzlicher Dank an Sie, Herr VON MEDEM, sein.

# Sachverzeichnis